心电图案例分析

A CASE-BASED APPROACH

心电图案例分析

A CASE-BASED APPROACH

Curtis M.Rimmerman 著
张水旺 主译

杨丽兰 翻译
冯巧爱
郭文玲
李学文

金盾出版社

图书在版编目（CIP）数据

心电图案例分析 /（美）Curtis M. Rimmerman 著；张永旺译．—北京：金盾出版社，2013.12
Electrocardiography review A case - based approach
ISBN 978-7-5082-8998-4

Ⅰ．①心… Ⅱ．① R… ②张… Ⅲ．①心电图—病案—分析 Ⅳ．① R540.4

中国版本图书馆 CIP 数据核字（2013）第 278784 号

本书提供了药物的适应证、副作用和剂量疗程，可能根据实际情况进行调整。读者须阅读药品包括盒内的使用说明书，并遵照医嘱使用。本书的作者、编辑、出版者或发行者对因使用本书信息所造成的错误、疏忽或任何后果不承担责任，对出版物的内容不做明示的或隐含的保证。作者、编辑、出版者或发行者对由本书引起的任何人身伤害或财产损害不承担任何责任。

著作权合同登记号：图字：军 -2013-041 号

金盾出版社出版、总发行

北京太平路 5 号（地铁万寿路站往南）
邮政编码：100036　电话：68214039　83219215
传真：68276683　网址：www.jdcbs.cn
北京盛世双龙印刷有限公司印刷、装订
各地新华书店经销
开本：889×1194 1/16　印张 20.75　字数：300 千字
2013 年 12 月第 1 版第 1 次印刷
印数：1 ～ 5 000 册　定价：85.00 元

（凡购买金盾出版社的图书，如有缺页、倒页、脱页者，本社发行部负责调换）

译者的话

心电图是患者临床检查的重要内容。在美国，相关专业医生，必须通过美国内科学委员会（American Board of Internal Medicine, ABIM）心血管内科学证书考试才可获得相关专业的行医资格，而心电图考试即为其中考试内容之一。本书即为美国内科学委员会心血管内科学证书考试中的心电图考试的模拟考题参考读物。本书的第一部分，首先介绍了心电图解读推荐路径，罗列了心电图相关基础知识及各类心电图的诊断标准。第二部分，是本书的正文，提供了典型心电图图谱 150 幅及该图患者的相关临床信息。对于每幅图例，首先对该图作仔细描述，然后列出相关诊断，并阐述该图主要考点，最后就该图例可能涉及的鉴别诊断等作进一步评述。如果读者有意检验一下自己的心电图读图水平，可从书中附录中提供的网址下载《美国内科学委员会心电图考试答卷选项表示例》，作一自我测试。书中有附录两件，附录 1 介绍了美国内科学委员会心血管内科学心电图证书考试要点，罗列了计分表中的各项选项内容。附录 2 介绍了心电图案例分析技巧。

尽管本书为美国内科学委员会心电图行医资格考试参考读物，但本书中心电图图例典型规范，图例描述全面细致，解释重点突出，诊断准确，所有名词概念均采用目前规范标准，是一本难得的学习并提高心电图分析技能的参考资料。另一方面，通过本书也可了解美国内科学委员会心电图执业资格考试的方法内容，对国内的相关部门的职业考试可能也有参考价值。

由于水平所限，书中不妥之处望同道指正。

译者

2013 年 12 月

导读

心电图是临床工作中的一项重要的检查方法，一份心电图可在几分钟内记录完成，无害无痛，方便价廉。除了病史及体格检查外，心电图可提供心脏功能及结构信息。

学习心电图的最佳方式是心电图解释要结合患者的临床表现。病史及体格检查结合心电图形成一个证据整体，用于患者的诊断和处理。与其他需要解释的检查一样，心电图表现可简单可复杂，心电图越复杂，提供的信息越丰富。有的表现常在此后更复杂及侵入性检查证实之前出现。

众所周知，患者可能随时来诊，心电图可以随时记录，急性梗死患者之后，可能接着来一位近期出现心房颤动的患者，这就是为什么我坚持以病例为基础的心电图教学，因其最接近临床工作中出现的不可预测性。

希望这些心电图能检查及增加读者的心电图知识及心电图解释基本技能。一旦达到这一目标，即可从患者学习心电图。正是出于这一目的，本书精选了150幅心电图案例，强调概念有别于传统心电图教学课程及医院教学方式。采用这一方法，你将开始步入获得高超的心电图解释技巧的旅程。

案例分析包括临床病史、心电图解释、学习要点及相关临床评论、主要心电图诊断。同时每幅心电图中提供了诊断参考选项以及通过考试的重点。

最后，需进一步强调的是书中专设了一章心电图解释推荐路径方法，采用病例方法路径，将会提高你的心电图理解能力，从而使患者受益。

Curtis M. Rimmerman, MD, MBA, FACC

目录

心电图解读推荐路径

为使心电图的解释准确一致，有必要制定一个系统的解读路径。心电图的诊断不是单纯的图形解释，而是根据心脏传导顺序、心脏解剖、心脏生理学及心脏病理学的知识去解读所有心电图上的各种变化。

每一份心电图系统解读路径应遵循以下推荐顺序：

1. 评价图形是否规范，判断心电图记录导联是否正确
2. 确定心房及心室的频率及节律
3. 确定 P 波及 QRS 波群电轴
4. 测量心脏各个间期
5. 确定心脏腔室是否扩大或肥厚
6. 评价 P 波、QRS 波群及 T 波的形态
7. 结合临床作出正确结论

心脏的不同病理学表现可反映在体表心电图的相应导联。每个导联都是一个“心电学窗口”，提供唯一的心电活动信息。有经验的心电图医生将这些不同的窗口信息综合进行三维评估，准确得出传导系统疾病及结构性心脏病的结论。例如，胸前 V1 导联主要在右心室上，所以这个导联能更好地观察右心室的心电事件。同样，V6 导联在左心室之上，因而这一导联能反映左心室心电事件。

1. 评价图形是否规范，判断心电图记录导联放置是否正确

标准心电图记录纸由 1 毫米 ×1 毫米细线小格组成。5 毫米 ×5 毫米的大方格以粗线表示。以标准速度 25 毫米 / 秒钟走纸时，每一小格水平轴代表 0.04 秒钟（40 毫秒），每一大格代表 0.2 秒钟（200 毫秒）。在定标电压（1 毫伏 /10 毫米）时，每小格纵轴代表 0.1 毫伏，一大格为 0.5 毫伏。必须仔细查看心电图左侧的定标电压（振幅 1 毫伏），确定心电图的电压标准。如有高电压或低电压时，常以半电压或双倍电压标准记录。在此情况下，振幅为 5 毫米或 20 毫米代表 1 毫伏。这种区别非常重要，因为这将影响所有电压标准的解释。本章中电压波幅标准均定为常用标准（1 毫伏 /10 毫米）。

2. 确定心房及心室的频率及节律

确定频率及节律的第一步是确认心房活动。如有 P 波，则测量 P-P 间期，由此确定心房除极频率。在标准 12 导联心电图上快速判断心房或心室率，可以计算两个波形间的大格（即 5 小格）数，然后 300 除以此数即可。例如，P-P 间期为四个大格，则频率为 300 除以 4，即 75 次 / 分钟。

心房活动及频率确定后，需确定 P 波的额面电轴。正常 P 波电轴（即 -0 ～ 75°），为典型的窦性 P 波。确定正常 P 波电轴的简单方法，是确认 Ⅰ、Ⅱ、Ⅲ及 aVF 导联的 P 波向量为正向。P 波电轴异常为异位 P 波或非窦性 P 波。

下面列出的几种情况是心房及交界区心律。按照心脏节律起源部位进行分组，再根据心房率特点分列亚类。

窦房结及心房起源的心律

正常窦性心律

正常窦性心律是起源于窦房结规律的心房除极，频率在 60 ～ 100 次 / 分钟，在 Ⅰ、Ⅱ、Ⅲ、aVF 导联 P 波向量为正向。

窦性心动过缓

窦性心动过缓是起源于窦房结规律的心房除极，频率＜ 60 次 / 分钟，在Ⅰ、Ⅱ、Ⅲ、aVF 导联 P 波向量为正向（与正常窦性心律相同，但心率较慢）。

窦性心动过速

窦性心动过速是起源于窦房结规律的心房除极，频率≥ 100 次 / 分钟，在Ⅰ、Ⅱ、Ⅲ、aVF 导联 P 波向量为正向（与正常窦性心律相同，但是心率较快）。

窦性心律不齐

窦性心律不齐是指起源于窦房结的不规律的心房除极，频率在 60 ～ 100 次 / 分钟，在Ⅰ、Ⅱ、Ⅲ、aVF 导联 P 波向量为正向（与正常窦性心律相似，但 P-P 间期之差＞ 160 毫秒）。

窦性静止或窦性停搏

窦性静止或窦性停搏是指＞ 2.0 秒钟以上无心房活动。这可能是单纯的窦性静止或是继发于一次未下传的房性早搏，这时变形的 T 波中可见 P 波。

窦房阻滞，窦房阻滞同房室结阻滞一样有几种类型。

一度窦房阻滞是指窦房结除极并传出至 P 波出现的时间呈固定延迟。因为延迟固定，体表心电图上无法识别。

二度窦房阻滞有两种类型。Ⅰ型（即文氏型）窦房阻滞，窦房结除极并传出至 P 波出现的时间呈进行性延长。表现为 P-P 间期进行性缩短，直到出现一次停顿，表明窦房结冲动发生传出阻滞。Ⅱ型窦房阻滞，P-P 间期固定伴间歇性停顿，说明窦房结冲动出现传出阻滞。但此时停顿时间与基础 P-P 间期成倍数关系。

三度窦房阻滞，无 P 波出现，即无窦房结冲动的外传。在体表心电图上与窦性停搏并无区别，而窦性停搏时无窦房结活动。

窦房结折返性心律

窦房结折返性心律的特点是，窦房结与其周围组织间形成折返环。因为冲动起源于窦房结，因而 P 波的形态及电轴正常，与正常窦性 P 波无区别。心律规整，心率也在 60 ～ 100 次 / 分钟（除突发突止的特点外，与正常窦性心律类似）。

窦房结折返性心动过速

窦房结折返性心动过速特点是，窦房结与其周围组织间形成折返环。因为冲动起源于窦房结，因而 P 波的形态及电轴正常，与正常窦性 P 波无区别。心律规整，心率≥ 100 次 / 分钟（除突发突止的特点外，与窦性心动过速类似）。

异位房性心律

异位房性心律，是指心房除极节律规整，频率在 60 ～ 100 次 / 分钟，冲动起源于单一非窦性起搏点。心电图上表现为 P 波电轴异常。PR 间期可能缩短，尤其是接近房室结处的低位心房异位起搏点，心房内传导时间缩短。如果心房内传导缓慢，则可能出现 PR 间期正常或延长。

异位房性心动过缓

异位房性心动过缓的特点是，房律规整，心房率≤ 60 次 / 分钟，冲动起自单一非窦性起搏点，心电图上 P 波电轴异常（类似于异位房性心律，但频率较慢）。

房性心动过速

房性心动过速的特点是，冲动起源于心房单一起搏点，心房节律规整，心房率在 180 ～ 240 次 / 分钟。心室节律规整与否取决于房室传导比例。因冲动起源于心房，心电图上 P 波电轴异常（类似于异位房性心律，但频率较快）。

房性游走心律

房性游走心律的特点是，频率在 60 ～ 100 次 / 分钟，冲动来自多个房性兴奋灶， 12 导联心电图上至少可有三种不同形态的 P 波，且 P-P、PR 及 R-R 间期多变。注意勿与心房颤动相混淆，区别在于其房性 P 波清晰可辨。

多源性房性心动过速

多源性房性心动过速的特点是，心房率＞ 100 次 / 分钟，因冲动起源于多个异位房性兴奋灶，12 导联心电图上 QRS 波群之前至少可见到三种形态不同的 P 波，且 P-P，PR 及 R-R 间期多变。因心房除极时间不定及房室传导多变，心室律极不规整。在心室绝对不应期，常有房性 P 波未下传现象。注意勿将此类心律失常与心房颤动相混淆。与心房颤动不同之处在于，其P波清晰可辨（该心律失常类似于房性游走心律，但心房率较快）。

心房颤动

心房颤动的特点是，快速、极不规则及无序的心房除极活动，P 波消失，代之以颤动波，频率在 400 ～ 600 次 / 分钟。

如果无固定的房室阻滞，心室率极不规整。注意勿与房性游走心律及多源性房性心动过速相混淆，与二者的关键区别是无清晰可辨的 P 波。

心房扑动

心房扑动的特点是，快速而规律的心房除极，频率 250 ～ 350 次 / 分钟，系心房内折返环形成所致。心房波称为“扑动波”，呈锯齿状，V1、Ⅱ、Ⅲ及 aVF 导联最明显。

虽然心房节律规整，但心室律规整与否取决于房室传导是否固定。通常房室传导比例为 2:1 和 4:1。

房室结及交界区起源的心律

房室结折返性心动过速

房室结折返性心动过速是房室结内存在两条通道时形成微小折返环而引起的心律失常。其中一条传导途径传导缓慢而另一条途径为单向阻滞。典型发作的表现是，节律规整，心室率为 140 ～ 200 次 / 分钟，呈突发突止。常由房性早搏触发。心房活动的 P 波，可呈倒置 P 波或逆行 P 波，可出现在 QRS 波群之前、之中或之后，以 V1 导联最清晰。QRS 波群可呈正常传导或差异传导图形特点。

房室折返性心动过速

房室折返性心动过速是由房室结通路及房室旁路形成大折返环而引发的心动过速。这一心律失常可由房室结前传，而房室旁路逆传（顺向性房室折返性心动过速）所致；或旁路前传，而房室结逆传（逆向性房室折返性心动过速）引发，与顺向性房室结折返性心动过速不同，P 波总是出现在 QRS 波群之后。逆向性房室折返性心动过速时，QRS 波群为差异传导（宽大畸形）。

交界性早搏

交界性早搏的 QRS 波群提前出现，冲动起源于房室结，逆行 P 波（Ⅱ、Ⅲ及 aVF 导联 P 波向量为负向）可出现在 QRS 波群之前（短 PR 间期）、之中或之后。

房室交界性心动过缓

房室交界性心动过缓的特点是 QRS 波群起源于房室结，节律规整，频率＜ 60 次 / 分钟。因冲动起自下位起搏点，逆行 P 波（Ⅱ、Ⅲ、aVF 导联的 P 波向量为负向）可出现在 QRS 波群之前（短 PR

间期）、之中或之后。

加速性房室交界性心律

加速性房室交界性心律的特点是，QRS 波群的起搏点在房室结，节律规整，频率为 60 ～ 100 次 / 分钟。因为是下位起搏点，逆行 P 波（Ⅱ、Ⅲ、aVF 导联的 P 波向量为负向）可在 QRS 波群之前（短 PR 间期）、之中或之后（该心律失常与房室交界性心动过缓类似，只是心率较快）。

房室交界性心动过速

房室交界性心动过速的特点是，QRS 波群的起搏点在房室交界区，节律规整，频率为 100 ～ 200 次 / 分钟。这一心律失常起自房室交界区，成为心脏主导起搏心律时，心率异常加快。逆行 P 波（Ⅱ、Ⅲ、aVF 导联的 P 波向量为负向）可在 QRS 波群之前（短 PR 间期）、之中或之后（该心律失常与房室交界性心律类似，只是心率更快）。

心室起源的心律

室性自主心律

室性自主心律是起自心室的逸搏心律，节律规整，QRS 波群宽大畸形（＞ 100 毫秒），频率＜ 60 次 / 分钟。该心律失常常见于高度房室阻滞，此时心室成为下位起搏点。

室性并行心律

室性并行心律是一种独立的心室自身节律，起自心室的独立起搏点，规律发放冲动使心室除极，QRS 波群宽大畸形。这一心律独立且不被抑制，因此室性并行心律的特点是，偶联间期多变，但异位搏动之间 R-R 间期不变。当并行心律冲动与心室自身除极同时发生时，可形成室性融合波。当心室处于绝对不应期时，虽然室性并行心律仍按规律发放冲动，但体表心电图上记录不到相应表现。

加速性室性自主心律

加速性室性自主心律的特点是，节律规整，起搏点在心室，QRS 波群宽大，频率 60 ～ 100 次 / 分钟。常见于高度房室阻滞时，心室成为下位起搏点，可见于冠状动脉再灌注时。（加速性室性自主心律与室性自主心律类似，只是心率较快）。

室性心动过速

室性心动过速是起自心室的持续性心律，典型频率为 140 ～ 240 次 / 分钟。要与室上性心动过速伴差异传导相鉴别。下列特点提示室性心动过速：

- 房室分离
- 融合波或夺获
- QRS 波群宽大畸形（右束支阻滞图形时，QRS 波群时限 ≥ 140 毫秒，左束支阻滞图形时 QRS 波群时限 ≥ 160 毫秒）
- QRS 波群电轴左偏
- 胸前导联 QRS 波群主波方向一致
- QRS 波群的形态与当前或既往的室性早搏形态相似
- 室性心动过速由一次室性早搏触发
- 如为右束支阻滞图形，常为 RSr' 型（与 rSR 型相反）

多形性室性心动过速

多形性室性心动过速是一种阵发性室性心动过速，但 R-R 间期不固定，心室率 200 ～ 300 次 / 分钟，QRS 波群极性及振幅反复交替变化，类似正弦波（尖端扭转）。这一心律失常开始时常与 QT 间期延长有关。

心室颤动

心室颤动是终末期心脏心律，心室除极波杂乱无序。

3. 确定 P 波及 QRS 波群电轴

正常 P 波电轴介于 0° ～ 75°，但一般在 45° ～ 60°。正常电轴时，P 波在 Ⅰ、Ⅱ、Ⅲ、aVF 导联直立，aVR 导联倒置。P 波电轴异常常提示非窦性心律、右位心及肢体导联反接等原因。

为确定 QRS 波群额面电轴，要评价每个肢体导联的 QRS 波群向量。推荐的方法是，先找到一个等电位的肢体导联（即 R 波下的正面积与 Q 波或 S 波上的负面积相等）。QRS 波群额面电轴垂直于等电位肢体导联，这样电轴就只有两个可能中的一种（就是等电位导联的顺时针 90° 方向或逆时针 90° 方向）。然后再检查哪个导联向量接近于两个可能电轴中的那一个。根据这个导联 QRS 波群主波为正向或负向，可决定电轴在顺时针或逆时针方向上。

下面是可供选择的方法：

1. 分析 Ⅰ、aVF 导联 QRS 波群向量，如均为正向，则 QRS 波群电轴在 0° ～ +90°，电轴正常。

2. 如 QRS 波群向量 Ⅰ 导联为正向，aVF 导联为负向，应分析 Ⅱ 导联 QRS 波群向量。如 Ⅱ 导联为正向，则 QRS 波群电轴介于 0° ～ -30°，虽然电轴左偏，但并不是病理性偏移。如 Ⅱ 导联 QRS 波群为负向，则 QRS 波群电轴介于 -30° ～ -90°，QRS 波群电轴异常左偏。

3. 如 QRS 波群向量在 Ⅰ 导联为负向，aVF 导联为正向，则 QRS 波群电轴为异常右偏。

4. 如 QRS 波群向量在 Ⅰ 导联及 aVF 导联均为负向，电轴介于 -90° ～ -180°，则 QRS 波群电轴为显著右偏。

4. 测量各个心脏间期

PR 间期

正常 PR 间期在 120 ～ 200 毫秒，为 P 波起始至 QRS 波群起始间的时间。PR 间期代表心房内及房室结的传导时间。短 PR 间期（＜ 120 毫秒）提示心房内或房室结传导加快，使心室提前激动。PR 间期延长（＞ 200 毫秒）反映心房内或房室结传导延迟。若 PR 间期多变，表示有传导阻滞或房室分离。

R-R 间期

R-R 间期与心室除极频率成反比。如果房室传导正常，心室率与心房率相同。

房室阻滞

一度房室阻滞

一度房室阻滞，PR 间期延长（＞ 200 毫秒），每个 P 波后面均跟随一个 QRS 波群，典型特点是，PR 间期固定不变。

二度房室阻滞，莫氏 Ⅰ 型（文氏型）

二度 Ⅰ 型房室阻滞的特点是，PR 间期逐渐延长，直至 P 波之后脱落一个 QRS 波群。然后，正常顺传恢复后，再次出现 PR 间期逐渐延长。周而复始，形成“成组心搏”模式。最常见的表现为，R-R 间期逐渐缩短（不包括 P 波未下传的间期），是典型的房室结内希氏束以上传导阻滞的表现。

二度房室阻滞，莫氏 Ⅱ 型

二度 Ⅱ 型房室阻滞的特点是，规律的 P 波后间断出现 QRS 波群脱落，而非房性早搏未下传。脱落的 QRS 波群前后 R-R 间期是下传 QRS 波群 R-R 间期的两倍。这是典型的希氏束以下的房室阻滞，有演变为更严重房室阻滞的倾向。

要注意房室传导比例为2:1时不能明确区分Ⅰ型及Ⅱ型房室阻滞，需要更长时间的心电图记录、适当活动及心内电生理检查来鉴别。QRS波群宽大支持莫氏Ⅱ型，但有时不易确定。

三度房室阻滞（完全性心脏阻滞）

三度房室阻滞（完全性心脏阻滞）的特点是，心房心室活动完全独立，心房率快于心室率。因P波与QRS波群分离，PR间期多变。典型的表现是，心室律可为交界性心律（窄QRS波群）或室性心律（宽QRS波群）；应注意与房室分离相鉴别。房室分离的特点是，心房与心室活动各自独立，但心室率快于心房率。

QRS波群时限

QRS波群时限最好在肢体导联测量，自R波开始（如有Q波自Q波开始）至S波结束。正常QRS波群时限＜100毫秒。

如QRS波群时限介于100～120毫秒，必须再确认以下形态特征：

1. 不完全性右束支阻滞：QRS波群时限100～120毫秒，呈右束支阻滞波形，R'波时限≥30毫秒（V1导联呈rsR'型；Ⅰ、aVL及V6导联S波粗钝）。

2. 左前分支阻滞

■ QRS时限＜120毫秒

■ 电轴显著左偏（-45°～-90°）

■ QRS波群向量Ⅰ导联为正向，下壁导联（Ⅱ、Ⅲ、aVF）为负向

■ 除外其他引起电轴左偏的因素，如下壁心肌梗死或原发孔型房间隔缺损

3. 左后分支阻滞：早期激动从左前分支开始，在Ⅰ导联及aVL导联产生r波，在下壁导联产生q波。中后期激动沿左后分支方向扩散，在下壁导联产生高大R波，在Ⅰ导联及aVL导联产生较深的S波。QRS波群电轴右偏。

■ QRS波群时限＜120毫秒

■ 电轴右偏（＞120°）

■ 无引起电轴右偏的其他临床原因，如肺动脉高压及右心室肥厚

■ Ⅰ、aVL导联QRS波群呈rS型

■ 下壁导联QRS波群呈qR型

如果QRS波群时限＞120毫秒，必须进一步确认以下形态特征：

1. 右束支阻滞：右束支阻滞时，早期除极向量与正常时左心室早期除极向量相类似，Ⅰ、aVL、V5及V6导联上可见早期室间隔除极Q波，而V1、V2导联呈RS波形。因为右束支阻滞，左向右除极延迟，可在V1及V2导联见到宽大R'波，在Ⅰ、aVL、V5及V6导联出现宽而深的S波等特征性波形。

■ QRS波群时限≥120毫秒

■ V1甚至V2导联呈rsr'、rsR'或rSR'波形

■ Ⅰ及V6导联可见宽大S波（＞40毫秒）

■ 常有V1及V2导联T波倒置，ST段下斜型压低

2. 左束支阻滞：左束支阻滞使左心室除极顺序发生改变，而右心室仍沿右束支顺序除极。右心室除极后，冲动缓慢通过室间隔从右至左传导，然后左心室除极。因左心室的除极开始是通过左心室传导系统的终末分支，因此左心室的除极顺序发生改变，使QRS波群时限延长。

■ QRS波群时限≥120毫秒

■ aVL、V5及V6导联R波宽大粗钝而有切迹

■ Ⅰ、aVL、V5及V6导联无室间隔除极Q波

3. 室内传导延迟

■ QRS波群时限＞100毫秒

■ 波形变异，不符合左束支阻滞或右束支阻滞诊断标准

QT 间期

QT 间期的长短与心率有关。QT 间期直接与 R-R 间期成比例。心率加快时，则 QT 间期缩短。为除外心率变化的影响，应计算校正 QT 间期（QTc 间期）。QTc 等于 QT 间期除以 R-R 间期的平方根。有心率及不同性别 QT 间期正常值表可供参考。正常 QTc ＜ 440 毫秒。简捷方法是直接测量Ⅱ导联的 QT 间期。如果其值＞ R-R 间期的 50%，则提示 QT 间期延长。此时就有必要计算 QTc。

QT 间期延长见于下列情况：

■ 先天性（特发性 Jervell-Large-Nielsen 综合征、Romano-Ward 综合征）
■ 医源性（精神药物、抗心律失常药物，抗菌药物等）
■ 代谢疾病（低钙血症、低钾血症、甲状腺功能减退、低镁血症等）
■ 应特别注意低钙血症时 QT 间期延长的形态学特点：ST 段延长，使 QT 间期平直延长，但 T 波无明显增宽
■ 神经源性，如颅内出血
■ 缺血

5. 确定心脏腔室是否扩大或肥厚

如果患者为窦性心律，可根据Ⅱ、V1 及 V2 导联上 P 波形态对心房进行评估。因窦房结位于右心房的右上方，右心房除极要先于左心房除极。体表心电图上 P 波的前半部分代表右心房除极。在Ⅱ导联上，如果 P 波为双峰状，则第一个峰代表右心房除极，第二个峰代表左心房除极。V1 及 V2 导联上 P 波为双向。前半部分向上，说明右心房除极指向 V1 及 V2 导联。后半部分向下，说明左心房除极背向上述导联。

右心房异常

右心房扩大、扩张或心房内传导减慢可致右心房激动延迟，导致右心房除极与左心房除极电势叠加，典型表现为Ⅱ导联 P 波高尖（≥ 2.5 ～ 3 毫米）。

左心房异常

左心房扩大、扩张或心房内传导减慢可引起左心房激动延迟，Ⅱ导联上 P 波增宽（≥ 110 毫秒）并可见切迹，或 V1、V2 导联可见 P 波倒置加深。

■ V1 或 V2 导联 P 波终末负向部分时限≥ 40 毫秒，且振幅≥ 1 毫米
■ Ⅱ导联 P 波呈双峰状，双峰间的时限≥ 40 毫秒（这一指标敏感性欠佳，但特异性很高）

右心室肥厚

右心室肥厚时，右心室除极电势占优势，因此右胸导联可见高大 R 波，左胸导联可见深 S 波。有以下一条或几条表现时提示右心室肥厚：

■ QRS 波群电轴右偏（＞ +90°）
■ V1 导联 R/S ＞ 1
■ V1 导联 R 波振幅≥ 7 毫米
■ V6 导联 R/S ＜ 1
■ 右胸前导联 ST-T 呈“劳损型”改变，T 波非对称性倒置
■ 右心房异常

要排除以下情况：
■ 后壁心肌梗死
■ W-P-W 综合征

- 逆钟向转位
- 右位心
- 右束支阻滞

左心室肥厚

左心室肥厚有多个诊断标准，心电图上有下列表现时可诊断左心室肥厚：

1. Sokolow 和 Lyon 标准：V1 导联 S 波振幅 +V5 或 V6 导联 R 波（选择最高者）振幅≥ 35 毫米

2. Cornell 标准：aVL 导联 R 波振幅 +V3 导联 S 波振幅，男性＞ 28 毫米，女性＞ 20 毫米

3. Romhilt Estes 标准：这是一个评分系统，总分为 4 时为“疑似左心室肥厚”。总分≥ 5 时为“确诊左心室肥厚”。

- 电压标准 =3 分
  肢体导联 R 波或 S 波振幅≥ 20 毫米；
  V1 或 V2 导联 S 波振幅≥ 30 毫米；
  V5 或 V6 导联 R 波振幅≥ 30 毫米

ST-T 呈典型劳损型改变（ST 段或 T 波向量指向 QRS 波群向量的相反方向）=3 分（如患者服用洋地黄时只算作 1 分）

- 左心房异常 =3 分
  V1 导联 P 波终末部分时限≥ 40 毫秒，振幅≥ 1 毫米
- 电轴左偏 =2 分
  电轴左偏≥ -30º
- QRS 波群时限 =1 分
  QRS 波群时限≥ 90 毫秒
- 类本位曲折（室壁激动时间）=1 分
  V5 或 V6 导联 QRS 波群起始至 R 波顶点的时限≥ 50 毫秒

双心室肥厚

有以下几点表现时提示双心室肥厚：

- 心电图同时满足左心室及右心室均肥厚诊断标准，这是最可靠的标准
- 胸前导联电压显示左心室肥厚，但 QRS 波群额面电轴右偏（＞ +90º）
- 胸前导联电压提示左心室肥厚，但肢体导联显示右心房异常

6. 评价 P 波、QRS 波群及 T 波的形态

对心率、心律、电轴、各个间期及腔室大小评价后，应进一步仔细辨别那些可能提示病理状态的各种形态学特点。尽管形态标准各异，病理状态多变，这里只对一些最常见及最重要的内容进行讨论。

心电图异常及其鉴别诊断

导联错接

心电图导联连接错误最常见于肢体导联，表现为Ⅰ、aVL 导联 P 波向量为负向，而胸前导联 R 波递增正常。

低电压

肢体导联低电压是指标准肢体导联（Ⅰ、Ⅱ及Ⅲ导联）QRS 波群波幅均＜ 5 毫米。全导联低电压是指肢体导联低电压加各个胸前导联 QRS 波群波幅均＜ 10 毫米。

心电图上低电压可能为心肌自身原因或继发于组织传导阻抗增高。

鉴别诊断：

- 心肌病（浸润性或限制性）
- 心包积液
- 胸腔积液
- 全身水肿

- 肥胖
- 黏液性水肿
- 慢性阻塞性肺疾病

Q 波

Q 波是指 QRS 波群起始的负向波。病理性 Q 波定义为深度≥ 1 毫米（0.1 毫伏）及时限≥ 40 毫秒。Q 波异常最常见于心肌梗死。要诊断心肌梗死，Q 波必须出现在两个相邻导联：

- 下壁导联—— Ⅱ、Ⅲ及 aVF 导联
- 前间壁导联——V2 及 V3 导联
- 前壁导联——V2、V3 及 V4 导联
- 侧壁导联——V5 及 V6 导联
- 高侧壁导联—— Ⅰ及 aVL 导联
- 后壁导联——V1 及 V2 导联（R 波振幅＞ S 波振幅）

心电图上相邻区域包括以下情况：

- 下壁、后壁及侧壁
- 前间壁、前壁及侧壁
- 侧壁及高侧壁

引起 Q 波的其他病因包括：

- “室间隔”Q 波（室间隔由左向右除极向量形成的 q 波）——Ⅰ、aVL、V5 及 V6 导联
- 肥厚型心肌病——任何导联
- 左前分支阻滞——Ⅰ及 aVL 导联
- W-P-W 综合征——任何导联

ST 段抬高

ST 段抬高是指 QRS 波群终末处至 T 波起始之间水平段的抬高。ST 段抬高是相对于 T 波结束至 P 波开始前的 TP 段而言。

ST 段抬高原因有以下几种：

- 急性心肌损伤：至少有两个相邻心电图导联 ST 段弓背向上抬高
- 冠状动脉痉挛（Prinzmetal 心绞痛，即变异性心绞痛）：ST 段一过性抬高，其形态特点类似于急性心肌损伤
- 心包炎：普遍导联 ST 段凹面向上抬高，而不仅仅局限于相邻心电图导联
- 左心室室壁瘤：梗死区域 ST 段弓背向上抬高，最常见于右胸前导联，自心肌梗死后可持续数月甚至数年
- 左束支阻滞：与 QRS 波群向量方向不一致
- 过早复极：J 点抬高，ST 段正常，最常见于侧壁胸前导联
- Brugada 综合征：右胸前导联 ST 段抬高，伴右心室传导延迟
- 低体温：Osborne 波（Osborne 波又称为 J 波，是指 QRS 波群与 ST 段起始之间的一个十分缓慢的波形—译者）

ST 段压低

最常见的 ST 段压低的原因如下：

- 心肌缺血或非 ST 段抬高型心肌梗死：水平型或下斜型 ST 段压低对心肌缺血诊断最具有特异性，心脏生物标志物阳性可鉴别心肌缺血及心肌梗死
- 心室肥厚：左心室或右心室肥厚时，均常见非对称性 ST 段下斜型压低及 T 波倒置

T 波高尖

T 波高尖的最常见原因如下：

- 高钾血症
- 急性心肌梗死超急性期
- 急性短暂心肌缺血（Prinzmetal 心绞痛，即变异性心绞痛）

U 波

U 波是紧跟在 T 波后的波形。最常见于 V2、V3 及 V4 导联，典型 U 波，振幅约为 T 波的 1/4。显著 U 波，振幅≥1.5 毫米（0.15 毫伏）。

U 波增高常见于以下情况：

- 低钾血症
- 心动过缓
- 某些药物所致

病理状态及其相应心电图异常

心肌损伤及心肌梗死

- 急性心肌梗死：出现 Q 波及 ST 段抬高。常可见镜像导联的 ST 段压低，但并非一定出现
- 近期心肌梗死：Q 波伴缺血性 T 波改变，常为倒置 T 波；ST 段不再继续抬高
- 时间不确定的心肌梗死：永久性 Q 波，缺乏 ST 段抬高及缺血性 T 波改变
- 急性心肌损伤：区域性 ST 段抬高，但无 Q 波

急性心包炎

急性心包炎的心电图特点是，普遍导联 ST 段抬高和 / 或 PR 段压低，典型表现为 aVR 导联 PR 段抬高，这一表现具有高度特异性。

- 普遍导联 ST 段抬高
- 普遍导联 PR 段压低，aVR 导联 PR 段抬高
- ST 段抬高消失后出现 T 波倒置

心包积液

心包积液的心电图表现是因电信号通过心包腔内液体时阻抗增加及心包腔内的心脏摆动引起电信号改变所致。表现如下：

- 电交替
- QRS 波群低电压

洋地黄效应

- 最常见表现为 ST 段及 T 波改变
- V5、V6 导联可见 ST 段凹面向下压低（常不伴 J 点压低）
- PR 间期延长
- T 波低平及 QT 间期缩短

洋地黄中毒

洋地黄中毒是洋地黄使心肌自律性增高，窦房结及房室结起搏功能抑制。表现为传导异常及心律失常，但不仅限于此：

- 房性心动过速
- 加速性交界性心律
- 一度、二度或三度房室阻滞
- 双向性室性心动过速（发作时，QRS 波群呈右束支及左束支阻滞形态交替出现）
- 心室颤动

高钾血症

- T 波高尖，基底狭窄
- PR 间期延长
- 进展的传导阻滞
- 心房静止或停搏
- QRS 波群增宽，可逐渐演变成正弦波形
- 室性心动过速或心室颤动

低钾血症

- V2、V3 及 V4 导联可见显著 U 波
- ST 段压低
- T 波低平
- P 波振幅增高，时限延长

高钙血症

- QTc 缩短，主要因 ST 段时限缩短

低钙血症

- QTc 延长，主要是 ST 段时限延长及变直，而 T 波时限无明显增加

病态窦房结综合征

病态窦房结综合征有以下特征：

- 显著窦性心动过缓
- 窦性停搏
- 房性早搏或房性心动过速后窦房结恢复时间延长
- 心动过缓与心动过速交替出现

急性肺心病

以下情况提示急性肺心病：

- 窦性心动过速
- 胸前导联 T 波倒置（V1-V3 导联）
- 右心房异常
- QRS 波群电轴右偏
- 肢体导联呈 SⅠQⅢTⅢ波形
- 右束支阻滞（可能为一过性）

房间隔缺损（继发孔型）

以下心电图表现提示继发孔型房间隔缺损：

- QRS 波群电轴右偏
- 不完全性右束支阻滞
- 右心室肥厚
- 右心房异常
- PR 间期延长

房间隔缺损（原发孔型）

以下心电图表现提示原发孔型房间隔缺损：

- QRS 波群电轴左偏
- PR 间期延长
- 不完全性右束支阻滞

右位心

以下心电图表现提示右位心：

- 胸前导联 R 波递减（V1-V6 导联 R 波振幅逐渐降低）

- Ⅰ及 aVL 导联 P 波向量为负向

W-P-W 综合征

以下心电图提示 W-P-W(Wolf-Parkinson-White) 综合征：

- PR 间期缩短（＜ 120 毫秒）
- 代表心室预激的 δ 波（QRS 波群起始部顿挫）
- QRS 波群可增宽，说明心室除极发生改变

肥厚型心肌病

以下为肥厚型心肌病的心电图表现：

- QRS 波群高电压
- Q 波深大，不符合相关冠状动脉定位范围
- ST-T 改变，包括 T 波深倒置

低体温

以下心电图表现提示低体温：

Osborne 波（J 点抬高与低体温程度成比例）
- 心动过缓
- PR 间期、QRS 波群时限及 QT 间期延长

黏液瘤

以下心电图表现提示黏液瘤：

- 窦性心动过缓
- PR 间期延长
- QRS 波群低电压

7. 结合临床作出正确结论

心电图结合患者症状及既往内、外科病史有极大的临床意义，对于完善疾病的诊断及治疗计划的制订具有重要意义。

心电图案例分析

A CASE-BASED APPROACH

心电图案例 #1

临床病史

女性，54 岁，常规体格检查。

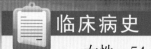

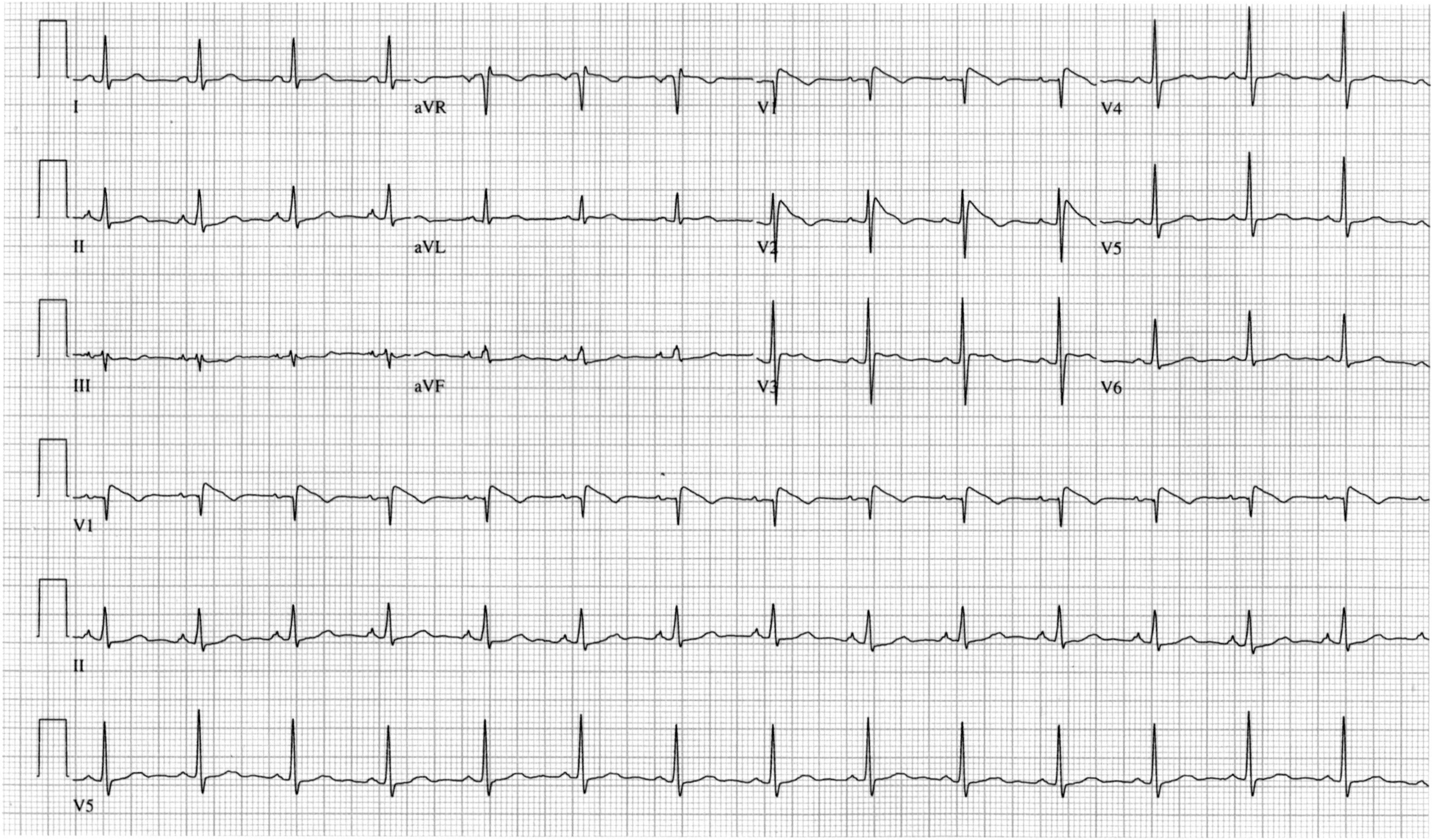

笔记：

心电图案例 #1

心电图解释

心电图为正常窦性心律，心房率约 80 次 / 分钟。V1 及 V2 导联可见 J 点及 ST 段抬高，这些形态改变提示右心室终末部分传导延迟，尤其出现在右胸导联，要诊断 Brugada 综合征。但要注意，Ⅰ、aVL、V5 及 V6 导联上 QRS 波群终末部分并无右心室传导延迟时的宽大 S 波。

学习要点

■ Brugada 综合征如本图所示，V1 及 V2 导联可描记到特征性波形。

■ 识别这一图形之所以极为重要，是因为 Brugada 综合征患者可出现致死性室性心律失常，处于心源性猝死高危状态。

主要诊断

■ 正常窦性心律
■ Brugada 综合征

综合评述

Brugada 综合征是重点考试内容。其他考点有 Brugada 综合征患者监护方案，心电图特点，患者处理的最佳方式。Brugada 综合征应考虑置入心脏除颤器。

心电图案例 #2

临床病史

男性，46 岁，阵发性剧烈前胸痛两周，现因持续气短就诊。

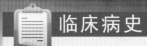

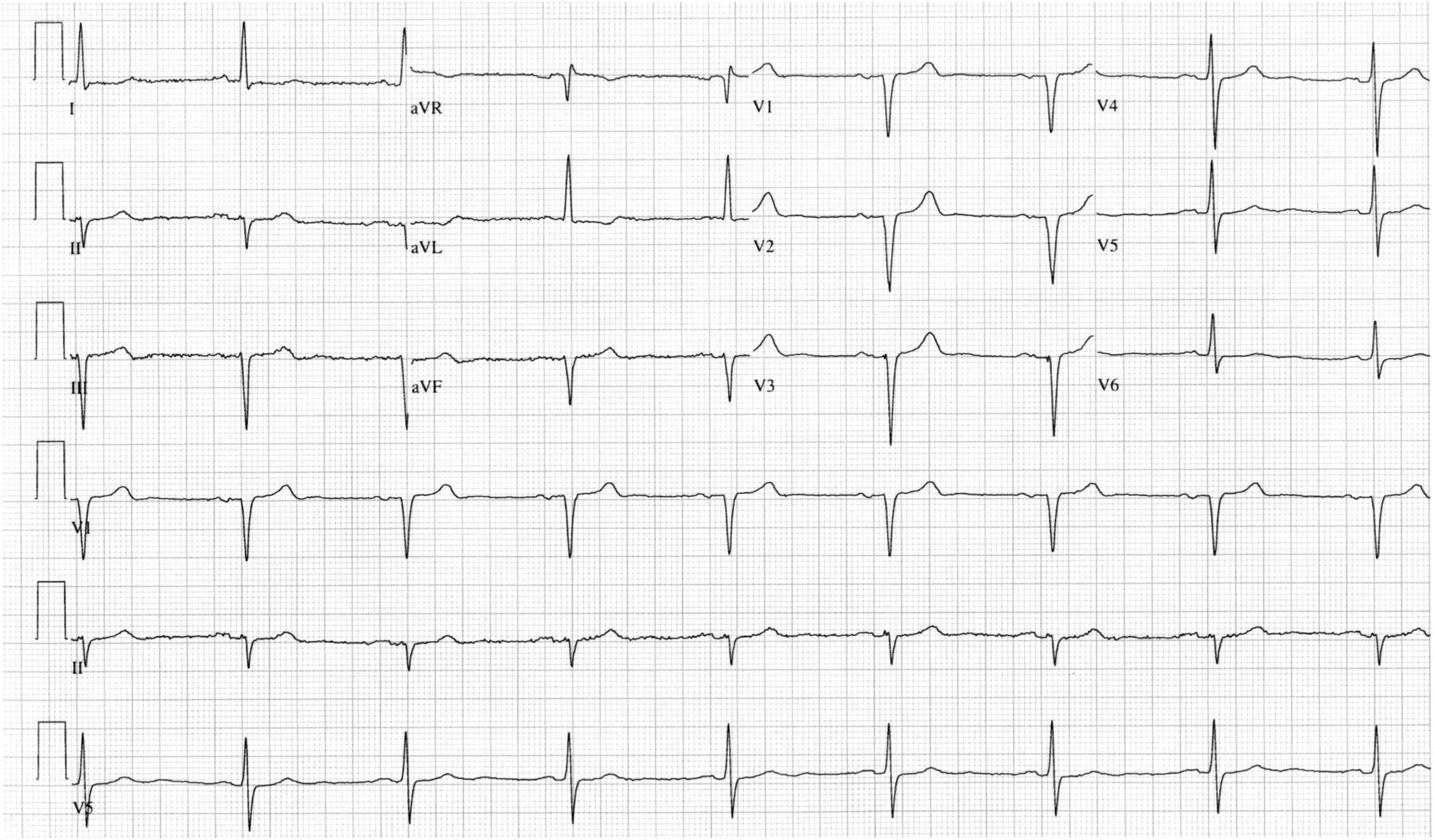

笔记：____

____

心电图解释

心电图示窦性心动过缓，心房率约 55 次 / 分钟。II 导联的 P 波呈双峰状，时限延长，可疑左心房异常。也有左前分支阻滞表现，I 导联的 QRS 波群向量为正向，II、III及 aVF 导联 QRS 波群有小 r 波，向量为负向。V1、V2 及 V3 导联可见 Q 波。V3 导联 Q 波有小顿挫，是时间不确定的前间壁心肌梗死的特异表现。

主要诊断

- 窦性心动过缓
- 左心房异常
- 左前分支阻滞
- 时间不确定的前间壁心肌梗死

学习要点

- II 导联可见右心房先除极随后左心房除极形成双峰 P 波，提示心房传导减慢。
- V1、V2 及 V3 导联可见 Q 波，证实为时间不确定的前间壁心肌梗死。V3 导联 QRS 波群示，短暂的起始负向波，称作碎裂 Q 波（splinter Q wave）、继以小 r 波及较深大 S 波，更提高了诊断心肌梗死的特异性。有时，这一心电图表现是支持缺血性心脏病的唯一依据。

综合评述

诊断左前分支阻滞，要确认 QRS 波群时限≤ 100 毫秒，且电轴≥ -45°，若 aVL 导联 QRS 波群向量为显著正向，II 导联 QRS 波群向量为显著负向，极易确定。如 Q 波仅出现在 V1 及 V2 导联，则不能诊断为前间壁心肌梗死，V3 导联必须有明确的 Q 波，有左前分支阻滞时尤为重要，因这时 QRS 波群起始向量向后和向下。此幅心电图中，V3 可见典型的碎裂 Q 波，QRS 波群起始向量为负向。当胸前导联 Q 波时限≤ 25 毫秒时，不能作为诊断心肌梗死的依据，但这一碎裂 Q 波仅作为短时限 Q 波诊断心肌梗死的特例。总之，诊断选项包括窦性心动过缓、左心房异常 / 扩大、左前分支阻滞及时间不确定的前间壁心肌梗死。

心电图案例 #3

临床病史

女性，72 岁，已知冠心病两次心肌梗死病史，最近一次约为记录本图前 3 年，因冠状动脉前降支病变引起心肌梗死。

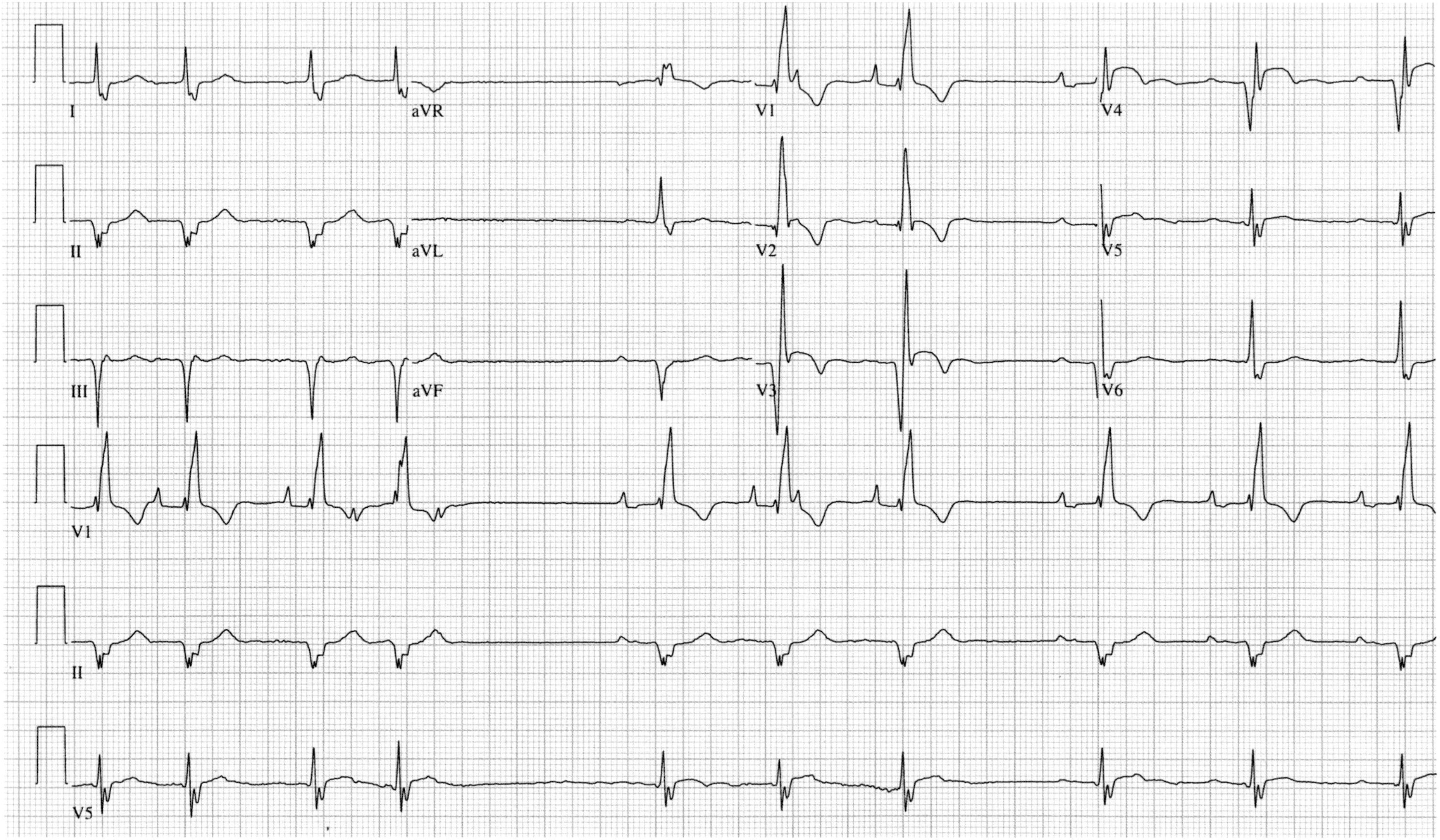

笔记：____

____

心电图解释

心电图示窦性心动过缓，心率约为55次/分钟。长V1导联右侧可见自身窦性P波，P波高尖，时限延长提示右心房异常；P波终末部分呈负向且延长，提示左心房异常。长V1导联左侧，可见下传及未下传的房性早搏，P波形态多变。Ⅱ、Ⅲ及aVF导联可见Q波，为时间不确定的下壁心肌梗死。PR间期延长，为一度房室阻滞。V1及V2导联QRS波群呈rsR'型，Ⅰ、aVL、V5、V6导联QRS波群终末部分可见传导延迟的深大S波，且QRS波群时限＞120毫秒，为完全性右束支阻滞。V3、V4导联可见有诊断意义的宽大Q波，考虑为时间不确定的前壁心肌梗死。结合既往心电图，持续ST段抬高符合患者已知的左心室室壁瘤病史。

学习要点

■ 这份心电图提示为冠心病多支病变，至少累及右冠状动脉及左冠状动脉左前降支。

■ 左心室室壁瘤的线索为，患者目前无缺血症状，有既往心肌梗死病史，显著Q波，ST段弓背向上抬高及J点抬高且无急性心肌损伤的临床病史及生化指标证据。

■ 图中无后壁心肌梗死表现，起始部可见微小R波。当有显著R'波的完全性右束支阻滞时，应避免误诊后壁心肌梗死。此时，小R波或心室初始向量反映的是左心室除极。

主要诊断

- 窦性心动过缓
- 右心房异常
- 左心房异常
- 房性早搏
- 房性早搏未下传
- 时间不确定的下壁心肌梗死
- 一度房室阻滞
- 完全性右束支阻滞
- 时间不确定的前壁心肌梗死
- 左心室室壁瘤

综合评述

要注意本幅心电图中Ⅱ、Ⅲ、aVF导联无R波，这一表现并非左前分支阻滞，而支持时间不确定的下壁心肌梗死。确定自身窦性P波十分重要。心电图上P波大多起源自窦房结，但并非全部。一旦确认窦性P波，即可识别异位P波，并确定是早搏还是逸搏，本图为房性早搏。考试时全面评价心律极为重要，包括异位激动，下传及未下传者。考试选项中未纳入左心室室壁瘤。如无既往前壁心肌梗死，病情不稳定，该心电图应选择急性前壁心肌梗死。如确认V5导联Q波时限满足诊断标准，则提示急性前侧壁心肌梗死。考试诊断选项包括窦性心动过缓、右心房异常/扩大、左心房异常/扩大、房性早搏、时间不确定的下壁心肌梗死、一度房室阻滞、完全性右束支阻滞及时间不确定的前壁心肌梗死。

心电图案例 #4

临床病史

男性，34 岁，先天性主动脉瓣二叶式畸形及重度主动脉瓣反流。

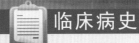

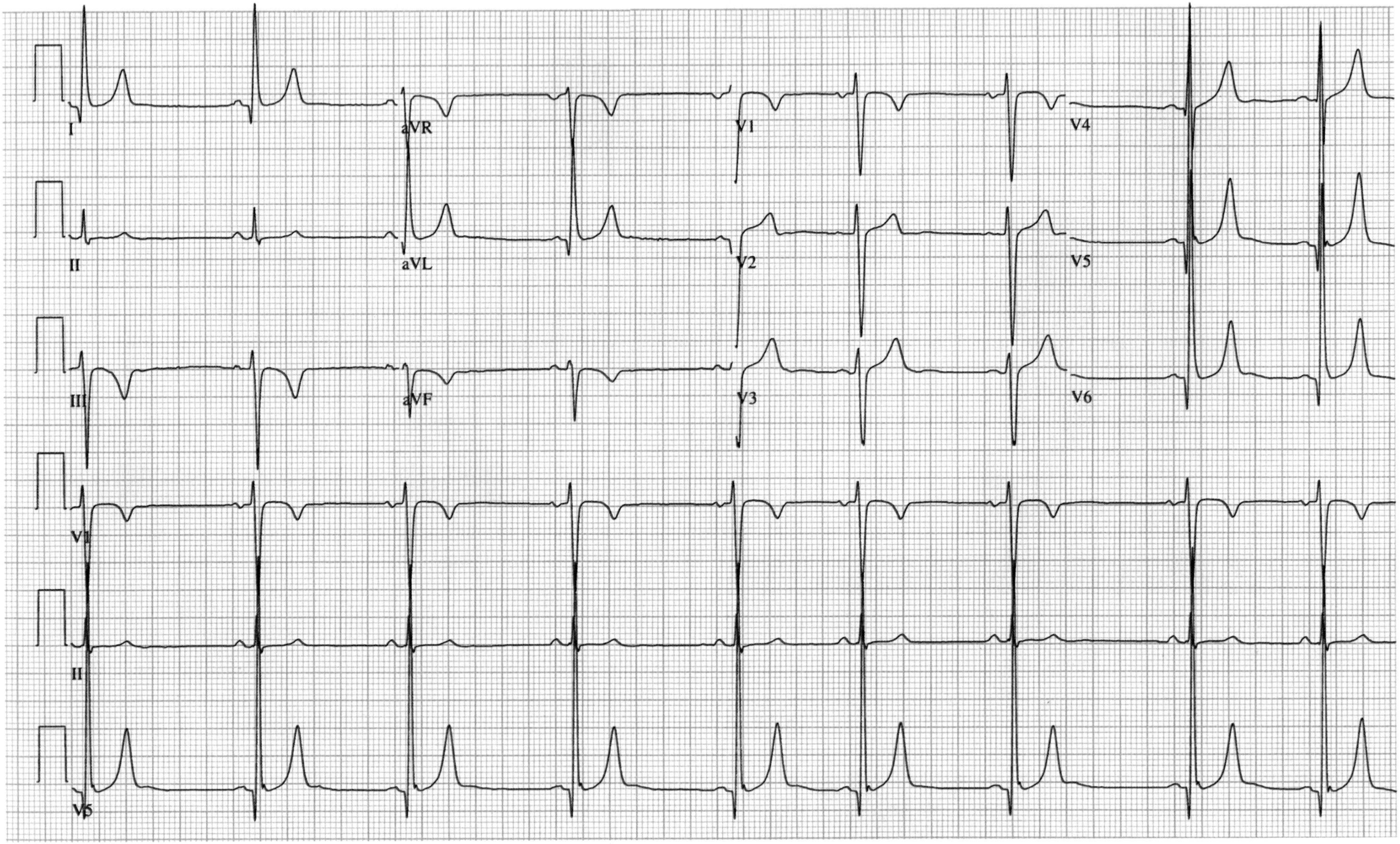

 笔记：

心电图案例 #4

心电图解释

心电图示窦性心动过缓伴窦性心律不齐，心率约 50 次 / 分钟。V4、V5 及 V6 导联 QRS 波群电压显著增高。V5 、V6 及 Ⅰ、aVL 导联可见明显窄 Q 波。这是一例年轻患者患主动脉瓣二叶式畸形伴关闭不全，左心室容量负荷过重，左心室肥厚的典型病例。在此情况下，可见左胸前导联电压增高，但无非对称性 T 波倒置，即无常见的复极改变或心肌劳损。这是左心室肥厚，左心室容量负荷过重的极典型表现，可见于严重的主动脉瓣反流或二尖瓣反流。

主要诊断

- 窦性心动过缓
- 窦性心律不齐
- 左心室肥厚

学习要点

- 区别常见的左心室压力负荷过重及容量负荷过重非常重要，以便了解左心室质量增加的病理生理原因。
- 正如本图所示，左心室肥厚容量负荷过重时，侧壁胸前导联可见明显窄而深的室间隔 Q 波。此外，图中无非对称性 T 波倒置或明显的复极改变，支持左心室容量负荷过重。

综合评述

并不是所有左心室肥厚均有 ST 段异常。考试时应熟记，左心室肥厚应与继发于肥厚的 ST 和 / 或 T 波改变分别选择。当存在 ST 和 / 或 T 波改变时，除心室肥厚外，一定要选择此项诊断。另外有心室肥厚时，应密切注意 QRS 波群额面电轴及 P 波形态，尤其注意有无心房扩大图形。本图考试诊断选项包括窦性心动过缓、窦性心律不齐及左心室肥厚。

心电图案例 #5

临床病史

女性，54 岁，间断心悸、头晕目眩 6 个月。

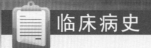

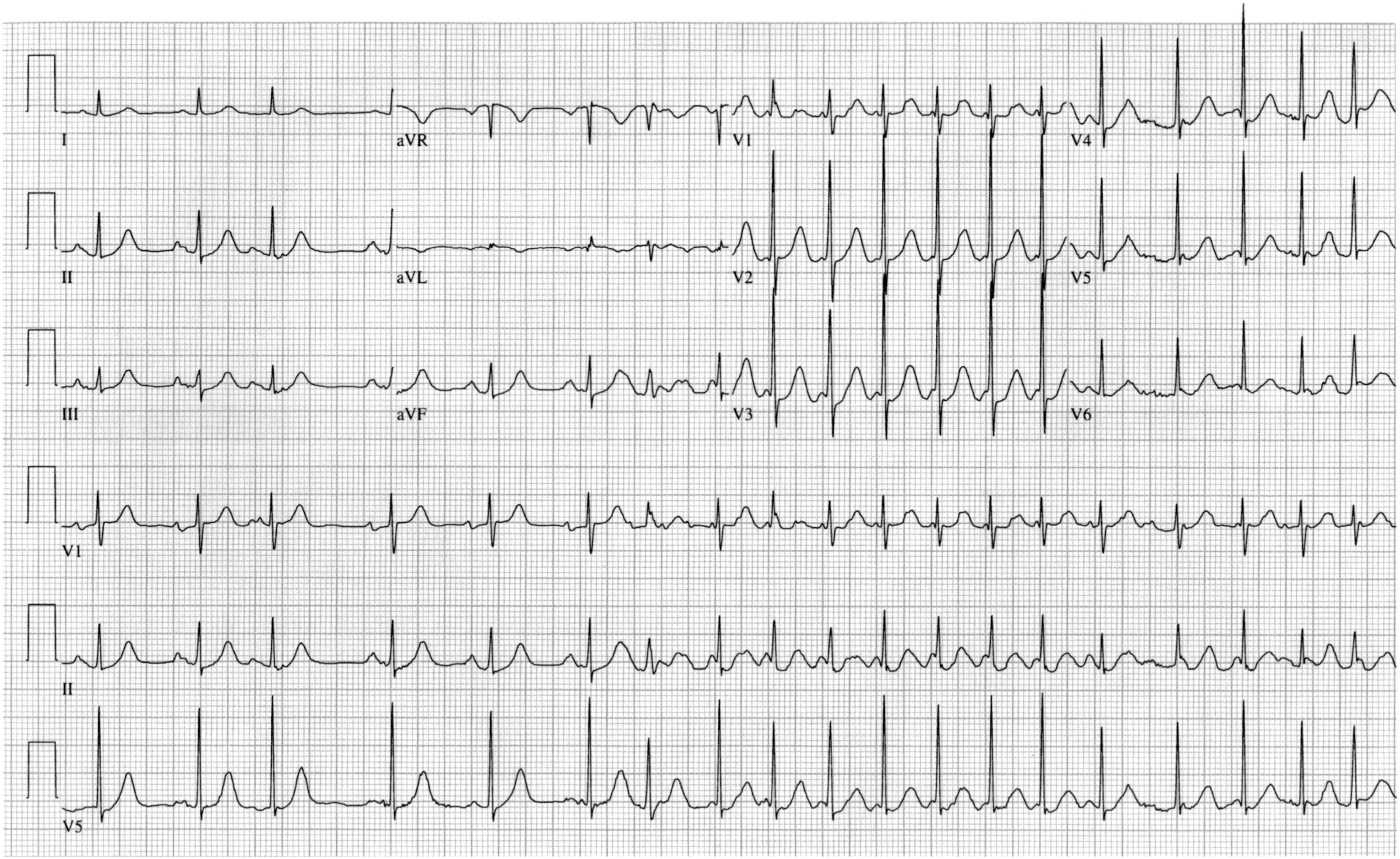

笔记：

心电图案例 #5

心电图解释

心电图的左侧部分，特别是Ⅰ、Ⅱ、Ⅲ肢体导联，为正常窦性心律，心率约80次/分钟。第3个P波后继以QRS波群，为房性早搏。与此类似，第7个P波也为房性早搏，其后的QRS波群伴有差异传导。接着室上性心动过速发作，心率约为150次/分钟。心房扑动波以长Ⅱ导联最清楚。长V1导联及Ⅱ导联心电图后半段，可见异位房性P波，与正常P波形态不同，随后为短阵心房扑动。值得注意的是，Ⅱ导联可见正常P波， P波有第二个成分，形成双峰状，提示心房内传导缓慢，可能是引发房性心律失常的基础。

主要诊断

- 正常窦性心律
- 心房扑动
- 房性早搏
- 差异传导

学习要点

■ 房性心律失常，如心房扑动及心房颤动常由房性早搏引发，如本图所示。

■ 务必小心，勿将宽大QRS波群误认作室性早搏。如本图所示，宽大QRS波群是因室上性激动传导至心室时出现差异传导，在心室内传导减慢所致。最重要的线索是，宽大QRS波群之前可见心房提前除极。

综合评述

如有功能性（频率依赖性）差异传导，一定要予以选择。本例中，是因为心率加快而部分传导系统处于不应期所致。本幅心电图ST段正常。快速性心律失常可能伴有ST段及T波改变，这时应选择非特异性ST和/或T波异常，除非另有其他可引起ST和/或T波改变的特异性原因。考试诊断选项应包括正常窦性心律、心房扑动、房性早搏及差异传导。

心电图案例 #6

临床病史

男性，61 岁，择期肺癌切除术前。

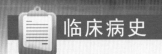

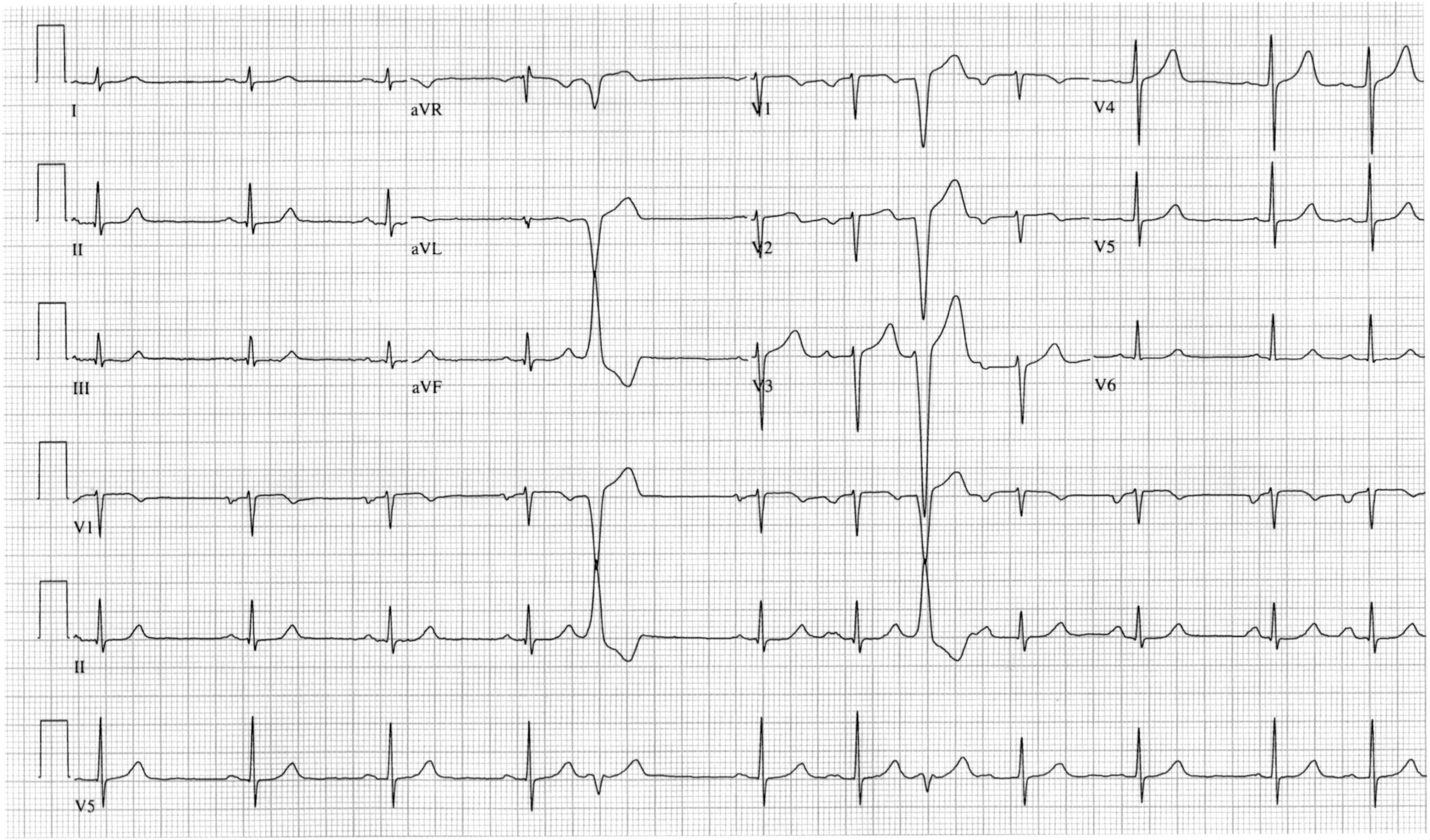

 笔记：

心电图案例 #6

心电图解释

本幅心电图左侧部分显示正常窦性心律。图中可见两个室性早搏，均为完全性左束支阻滞图形，说明早搏起源于右心室。第1个室性早搏与前一个正常QRS波群偶联间期较短，待长间歇后，窦房结重整。在心电图的中间部分，第2个室性早搏之前的P波形态发生变化，出现异位房性心律。异位房性心律发作期间出现的室性早搏形态与之前早搏相似。早搏与其前的QRS波群偶联间期较长，随后的异位房性P波后PR间期延长，提示早搏引起室房隐匿传导，至少影响到房室结，甚至心房传导系统。

主要诊断

- 正常窦性心律
- 异位房性心律
- 室性早搏
- 隐匿传导

学习要点

■ 有室性早搏时，常可见到其后PR间期延长，此为12导联心电图上最常见到的隐匿性传导的实例。

■ 评价P波形态及P波电轴非常重要。形态异常且多变的P波是重要诊断根据，可能预示将要发生房性心律失常，如心房扑动及心房颤动等。

综合评述

本幅心电图要求选择出两种心房节律，正常窦性心律及异位房性心律。有趣的是，异位房性心律不包括在考试选项中。较可能包括的选项有阵发性房性心动过速，P波电轴不同于正常窦性P波。此处的要点是，早搏可影响心室及心房的不应期。本例中，早搏为室性早搏，第2个早搏有完整的室房传导，因而影响了下位起搏点的功能。此外，因窦性P波终末负向面积接近1平方毫米，超声心动图检查可能有左心房异常。要避免根据异位心房波作出左心房异常诊断，而应根据正常窦性P波来确定。内科学委员会考试的选项包括窦性心律及室性早搏。

心电图案例 #7

临床病史

男性，78 岁，近期有头晕及一次晕厥发作。

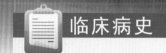

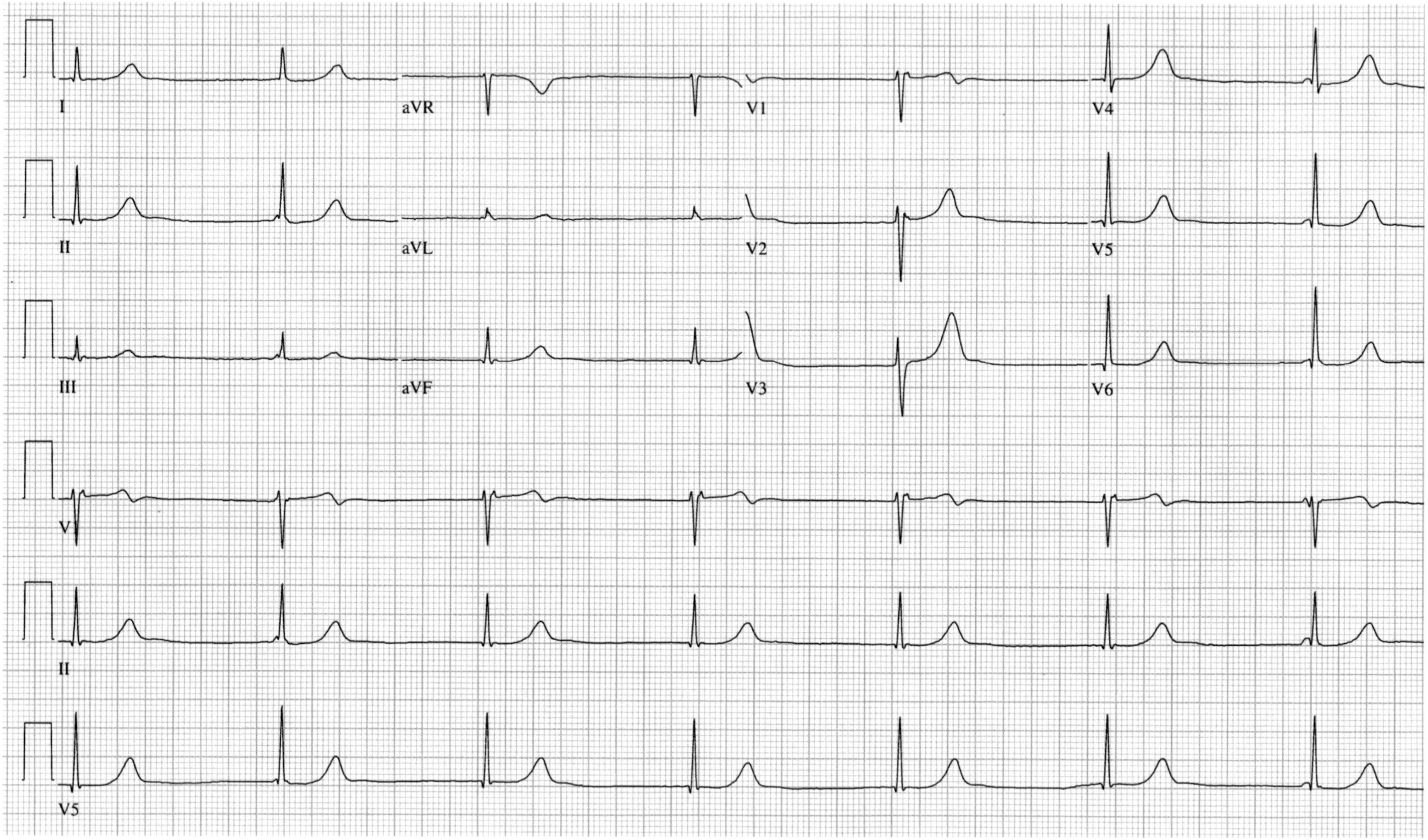

笔记：

心电图解释

本幅心电图示交界性心动过缓，R-R间期固定，心室率<40次/分钟。在长V1导联上，QRS波群形态稍有变化，易误认作间歇性不完全性右束支阻滞。最后一个QRS波群之前可见一P波，说明为房性心律，最有可能为窦性心动过缓伴交界性心动过缓。图中可见房室分离，应该描记更长心电图，看是否为完全性心脏阻滞。未见支持房室顺传的PR段。因交界区至心房的传导时间不同，逆行P波出现在QRS波群之前、之中或之后，使QRS波群增宽。Ⅰ、Ⅱ、V5及V6导联还可见轻微ST-T段下移。

主要诊断

- 交界性心动过缓
- 窦性心动过缓
- 非特异性ST-T改变
- 房室分离

学习要点

- 交界性心律时，注意有无并存房性心律非常重要。
- 如确认无房室顺向传导的PR段时，应描记更长心电图或行Holter监测，以确定有无完全性心脏阻滞。
- 心电图中，可能有两种心脏节律存在的最主要线索是，QRS波群形态多变。既然提示有不完全性右束支传导延迟，更应仔细辨别有无心房活动。

综合评述

本图是选择心脏两种节律并存的又一个重要实例。如为交界区心律，应仔细检查心电图的各个方面，确定P波特点。如可见P波，应判断其是否为逆行传导；如果是，则下壁导联应该为负向P波向量，且与其前QRS波群偶联间期固定。如有房室分离，则心室心房偶联间期多变，应分开另行选择心房心律。本图粗略浏览时，提示不完全性右束支阻滞，这实际上是错误的，表面上看QRS波群终末段传导延迟多变，其实为QRS波群与P波重叠所致。最有说服力的是，图中最后一个QRS波群之前可见P波。诊断选项应包括房室交界性心律、窦性心动过缓、非特异性ST和/或T波异常及房室分离。

心电图案例 #8

临床病史

男性，78 岁，有冠心病史，两年前曾患心肌梗死。

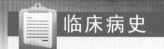

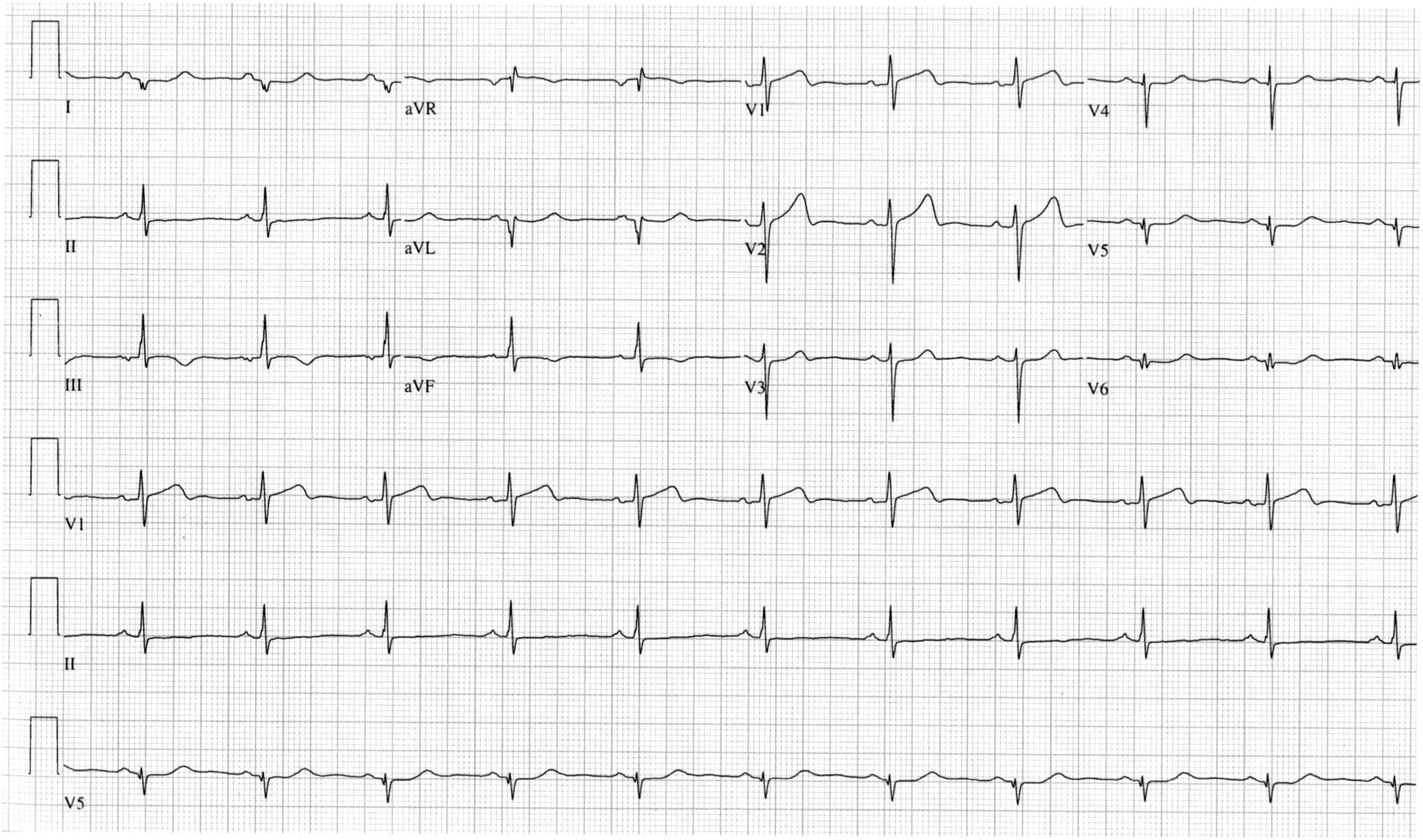

 笔记：

心电图案例 #8

心电图解释

心电图示正常窦性心律，心率为 68 次 / 分钟。Ⅱ、Ⅲ及 aVF 导联可见非特异性 ST-T 改变。V1 导联 R 波高大。胸前导联 V2-V6 的 R 波逐渐递减。Ⅰ、aVL 导联及 V5、V6 导联可见 Q 波。这些表现提示时间不确定的后侧壁及高侧壁心肌梗死。V1 导联 R 波显著时，应考虑后壁心肌梗死、右心室传导延迟、逆钟向转位及右心室肥厚等诊断。本图中，高侧壁及侧壁导联均可见 Q 波。虽然这两个部位在心电图上有一定距离，但在解剖上是相邻的心肌范围。因而，本图中提示闭塞性冠状动脉疾病的最大线索是 V1 导联 R 波高大。最后，W-P-W 综合征也值得考虑。W-P-W 综合征时，应有 PR 间期缩短，特别是有心室预激波（δ 波）。而本图中并未见到这些表现。

学习要点

■ 心电图胸前导联 R 波递减是一种异常表现，常有一定含义。

■ 熟悉心电图的相邻心肌范围非常重要。本例中，高侧壁Ⅰ、aVL 导联与 V1 导联及 V5、V6 侧壁导联相邻。

主要诊断

- 正常窦性心律
- 非特异性 ST-T 改变
- 时间不确定的后侧壁心肌梗死
- 时间不确定的高侧壁心肌梗死

综合评述

内科学委员会考试时，应将时间不确定的后壁及侧壁心肌梗死分开诊断。须注意，如 V4 导联有 R 波时，则可否定前侧壁心肌梗死的可能性。心导管检查显示左回旋支完全闭塞。后壁及侧壁心肌梗死为一处心肌梗死代表两个相邻区域。内科学委员会考试中，二者应分别选择。并无提示急性心肌损伤的 ST 段抬高。Ⅱ、Ⅲ及 aVF 导联中 R 波为主，因而无右冠状动脉病变。如发现后壁或侧壁心肌梗死时，要评价有无下壁心肌梗死，因为它也是相邻范围。内科学委员会诊断考试应包括正常窦性心律、时间不确定的后壁及侧壁心肌梗死。

心电图案例 #9

临床病史

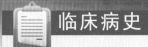

男性，69 岁，近期有头晕症状。

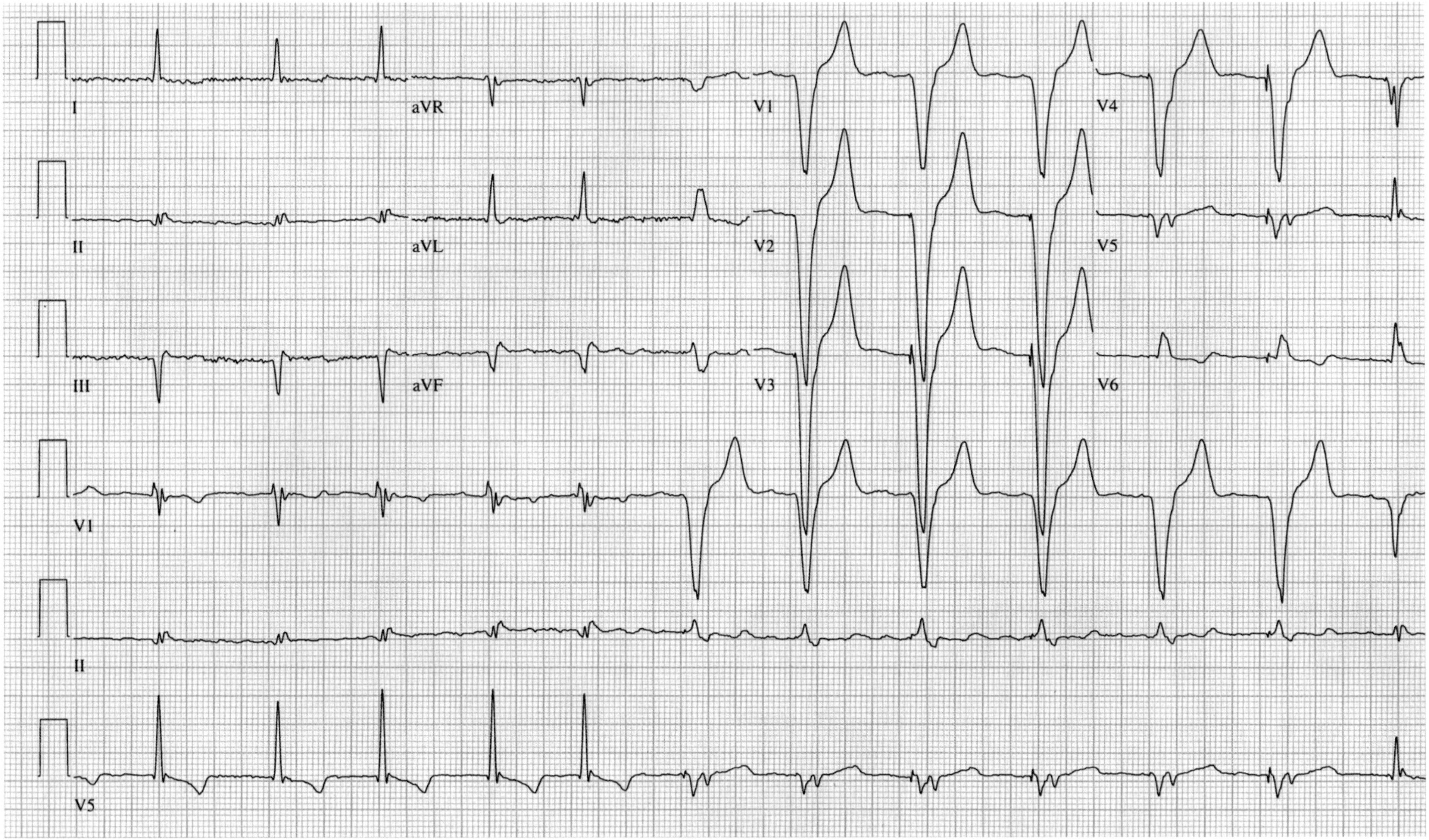

 笔记：

心电图解释

该心电图左侧部分显示为心房颤动。此外，Ⅱ、Ⅲ、aVF导联可见诊断性Q波，符合时间不确定的心肌梗死特点。QRS波群终末部分传导延迟，特别是Ⅱ、Ⅲ、aVF导联，提示存在指向梗死区的梗死周围阻滞或传导延迟。图中约一半QRS波群宽大，V3、V4及V5导联可见起搏信号。因为心室起搏电极位于右心室心尖部，QRS波群形态为完全性左束支阻滞图形，符合短阵心室起搏图形。最后一个QRS波群为起搏融合波，为自身传导系统及起搏器冲动同时使心室除极所致。在心室起搏的同时，心房颤动依然清晰可见。从长V1导联可见基线起伏，但未见独立的心房除极的证据。可注意到aVF导联有明显的诊断意义的Q波。但在起搏QRS波群中，未见有诊断意义的Q波。此外，因有起搏波群，下壁相邻区域后壁或侧壁无法评价有无心肌梗死。

主要诊断

- 心房颤动
- 时间不确定的下壁心肌梗死
- 梗死周围阻滞
- 心室起搏

学习要点

- 心室起搏可掩盖时间不确定的心肌梗死的诊断。
- 心室起搏时，仍可辨认ST段抬高的急性心肌损伤。
- 心室起搏时，尽可能准确判断基础心房节律非常重要。
- 间歇心室起搏时，可提供分析自身QRS波群形态及心脏各间期的机会，否则会被心室起搏掩盖。

综合评述

这可能是一道典型的内科学委员会心电图考试例题。图中可见两种心脏节律，心房颤动及心室起搏心律。某些考试者可能忽视心室起搏信号，误认作完全性左束支阻滞。有些人可能未辨认出时间不确定的下壁心肌梗死，或非特异性室内传导障碍。Ⅰ及aVL导联可见非特异性的ST和/或T波异常，这并非重点选项，但如为选项，也不予扣分。考试选项应包括心房颤动、时间不确定的下壁心肌梗死、非特异性心室内传导障碍及心室按需起搏（VVI），功能正常。

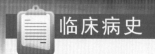

心电图案例 #10

临床病史

女性，74 岁，近期起搏器置换术后，持续性气短。

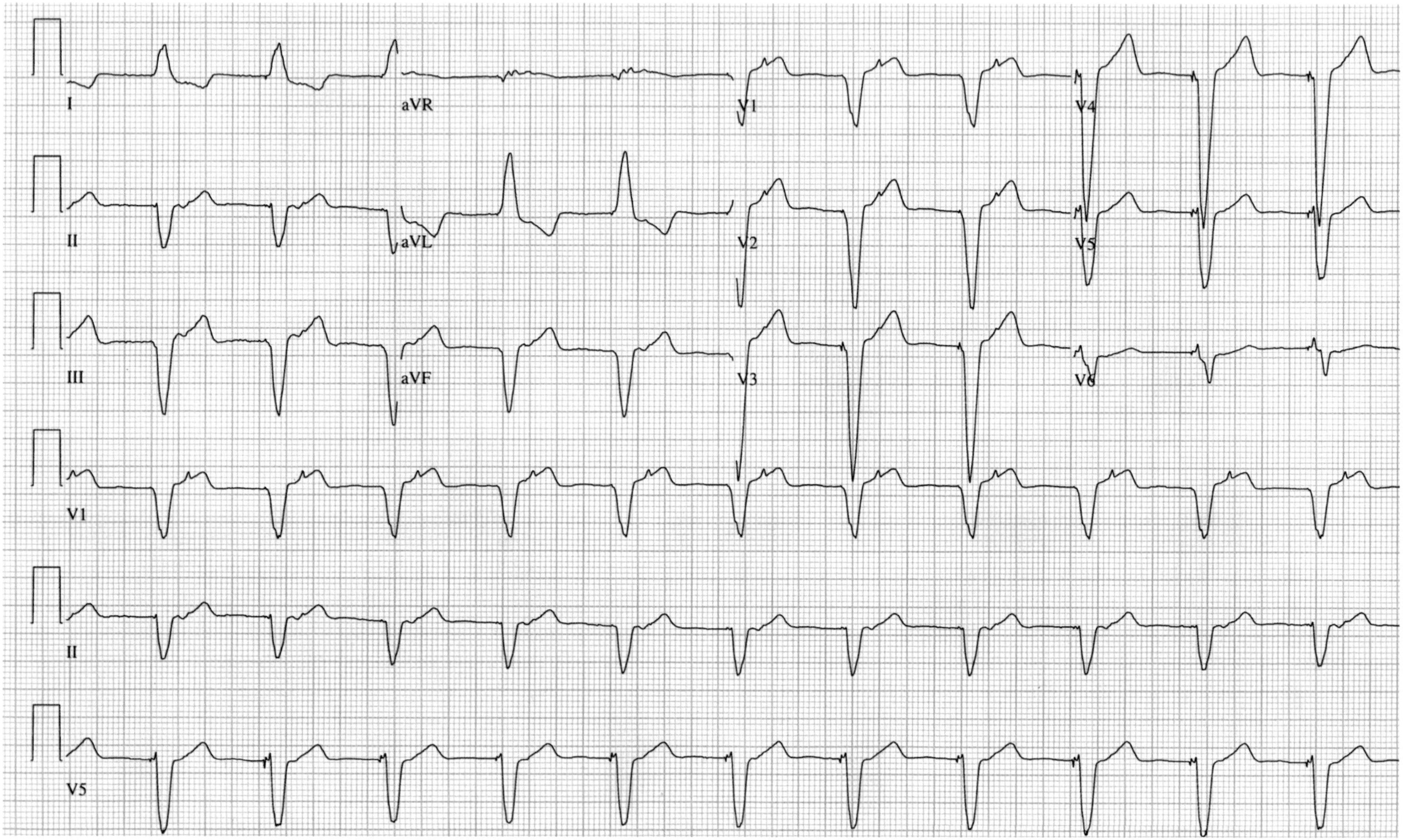

 笔记：

心电图案例 #10

心电图解释

图示 QRS 波群宽大，节律规整，心率略< 75 次 / 分钟。V3、V4、V5 及 V6 导联中每个 QRS 波群前可见起搏信号，为心室起搏图形。V1、V2 导联及 II、III、aVF 导联，可见 P 波落在 ST 段中间，为室房逆行传导，这一点在临床上非常重要，尤其是评估起搏器置入术后的患者出现持续乏力和 / 或气短等症状时，这可能是心脏起搏器综合征的第一个临床证据。心脏起搏器综合征时，当心房收缩时，二、三尖瓣正处于关闭状态。

主要诊断

- 心室起搏
- 室房逆行传导

学习要点

■ 有些导联可见起搏信号，但并非见于所有导联。要仔细审视图中每个导联，以免将心电图误诊为完全性左束支阻滞。

■ 注意心室起搏时 QRS 波群的电轴。图示电轴左偏，最大正向量指向 aVL 导联。这是因为心室起搏电极位于右心室心尖部，使心室除极从心尖部开始指向心底部，与正常的房室顺传方向相反。

综合评述

这是又一个心室起搏的心电图案例，极易与完全性左束支阻滞及 QRS 波群电轴左偏相混淆。考试时，怀疑完全性左束支阻滞，要仔细寻找有无起搏信号，有时起搏信号可能极为细小。考试中无逆传心房激动的选项。该患者伴有体能下降或疲乏时，应重新程控起搏器。内科学委员会考试选项为心室按需起搏 (VVI)，功能正常。

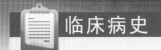

心电图案例 #11

临床病史

男性，57 岁，急性心前区不适 45 分钟。

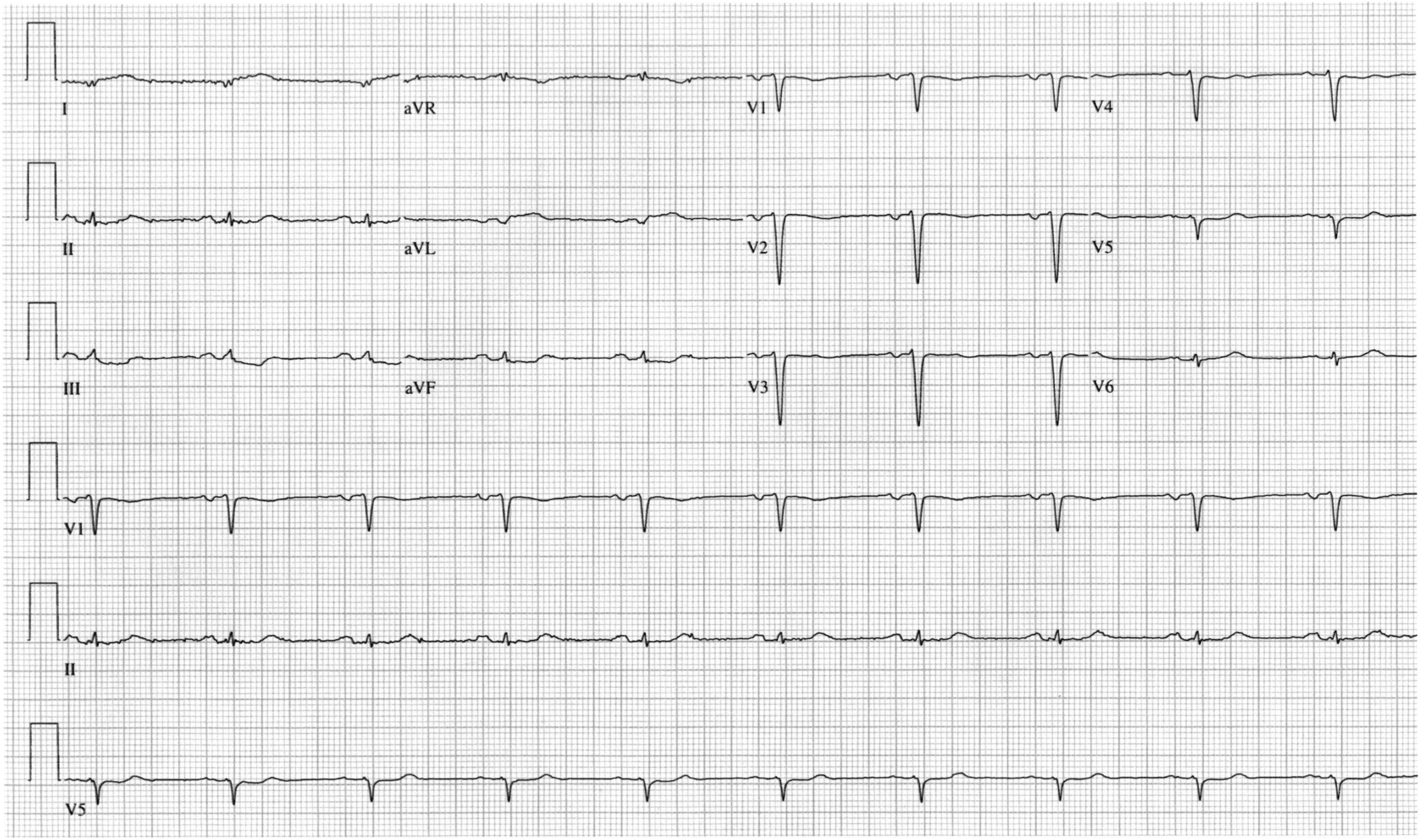

 笔记：

心电图案例 #11

心电图解释

这份心电图示正常窦性心律，心房率约 60 次 / 分钟。基线可见伪差。II 导联 P 波呈双峰，V1 导联 P 波终末段为负向波，系左心房传导缓慢，最好定义为左心房异常。V2-V6 导联的 R 波递增不良。Ⅰ、aVL 导联可见 Q 波及 ST 段抬高。III、aVF 导联可见 ST 段呈下斜型压低，符合急性高侧壁心肌梗死及相对应下壁导联 ST-T 改变。损伤和梗死致Ⅰ、aVL 导联可见 ST 段抬高及诊断性 Q 波形成。肢体导联 QRS 波群低电压，各个肢体导联振幅均未超过 0.5 毫伏。

主要诊断

- 正常窦性心律
- 左心房异常
- 急性高侧壁心肌梗死
- 相对应 ST-T 改变
- 肢体导联 QRS 波群低电压
- 伪差

学习要点

■ 要注意 QRS 波群的 R 波降低不能作为急性心肌梗死的诊断标准，而 Q 波诊断性时限是最重要的指标，本例中 Q 波时限明显＞ 40 毫秒。

■ 高侧壁Ⅰ、aVL 导联是最常被忽视的心电图导联，单纯高侧壁心肌梗死常反映冠状动脉左回旋支、中间支或前降支的大对角支病变。

综合评述

本图示急性侧壁心肌梗死。应选择提示急性心肌损伤的 ST 和 / 或 T 波改变。须注意，尽管 V1-V6 导联 R 波递增不良，但 R 波仍存在，可否定前降支分布区域的心肌梗死。其他考试诊断选项应包括正常窦性心律、左心房异常 / 扩大、肢体导联低电压及伪差。

心电图案例 #12

临床病史

男性，84 岁，结肠部分切除术后第 1 天，急性发作的严重气短及胸部不适。

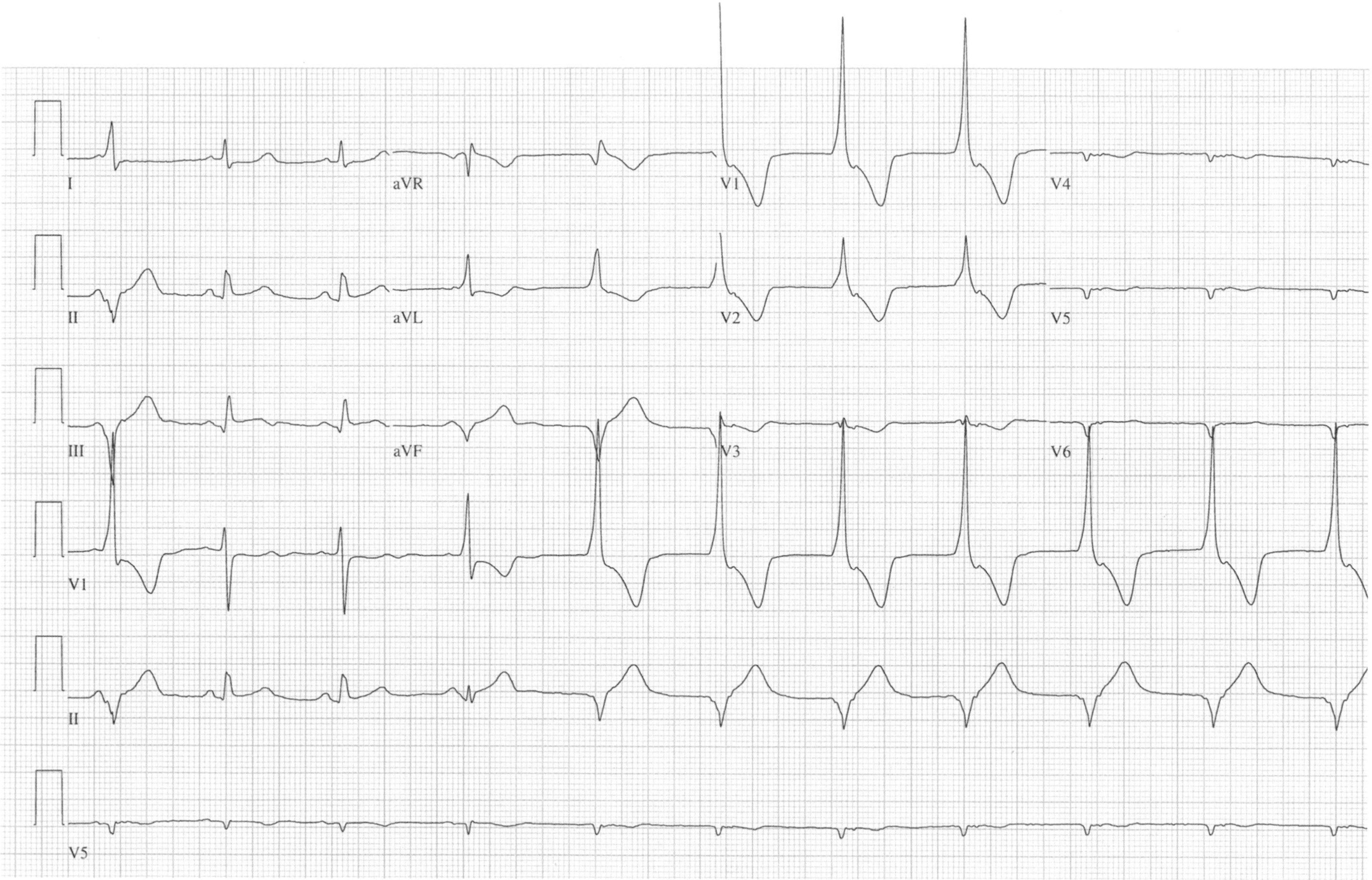

笔记：

心电图案例 #12

心电图解释

心电图左侧部分可见两个窄 QRS 波群，其前均有 P 波，电轴正常，为正常窦性心律，心率约 70 次 / 分钟。Ⅱ、Ⅲ导联可见 ST 段及 J 点抬高，高度提示急性心肌损伤。Ⅲ导联可见 Q 波，但未达诊断时限，不符合急性心肌梗死的诊断。第 2 个窄 QRS 波群之后，窦性节律减慢，出现宽 QRS 波群节律，R-R 间期固定，为室性心律，心率约 65 次 / 分钟。第 4 个 QRS 波群为融合或杂交波，从形态上看，为自身顺行传导的心室除极波，与来自加速性室性自主心律的异位兴奋灶的心室除极波重叠而成。在加速性室性自主心律波群的 ST 段近端可见 P 波，提示为室房逆行传导。此外，加速性室性自主心律呈完全性右束支阻滞形态，提示异位兴奋灶起自左心室。

主要诊断

- 正常窦性心律
- 急性心肌损伤
- 融合波
- 加速性室性自主心律
- 室房逆行传导

学习要点

■ aVF 导联可见 Q 波，高度提示急性心肌损伤及心肌梗死。由于室性自主心律兴奋灶来自左心室，因此心室起始除极仅反映左心室事件。

■ 按严格的下壁心肌梗死诊断标准，aVF 导联的 QRS 波群 Q 波时限应达到或大于 40 毫秒。本图中，加速性室性自主心律使 aVF 导联影响了自身 QRS 波群形态。因而，要待加速性室性自主心律终止后，再行心电图检查确认。

■ 加速性室性自主心律被认为是再灌注性心律失常，常说明之前 100% 完全闭塞的冠状动脉血流恢复。

综合评述

本图示 QRS 波群宽大，节律齐整。考试选项包括正常窦性心律、急性下壁心肌梗死、ST 和 / 或 T 波异常提示急性心肌损伤。宽大 QRS 波群最好选择为加速性室性自主心律。加速性室性自主心律发作时，可见逆行 P 波，且与 QRS 波群偶联间期固定，因而不选择房室分离。

心电图案例 #13

临床病史

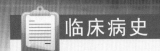

男性，66 岁，已知冠心病史及冠脉旁路移植术后。持续剧烈胸痛伴低血压 2 小时。

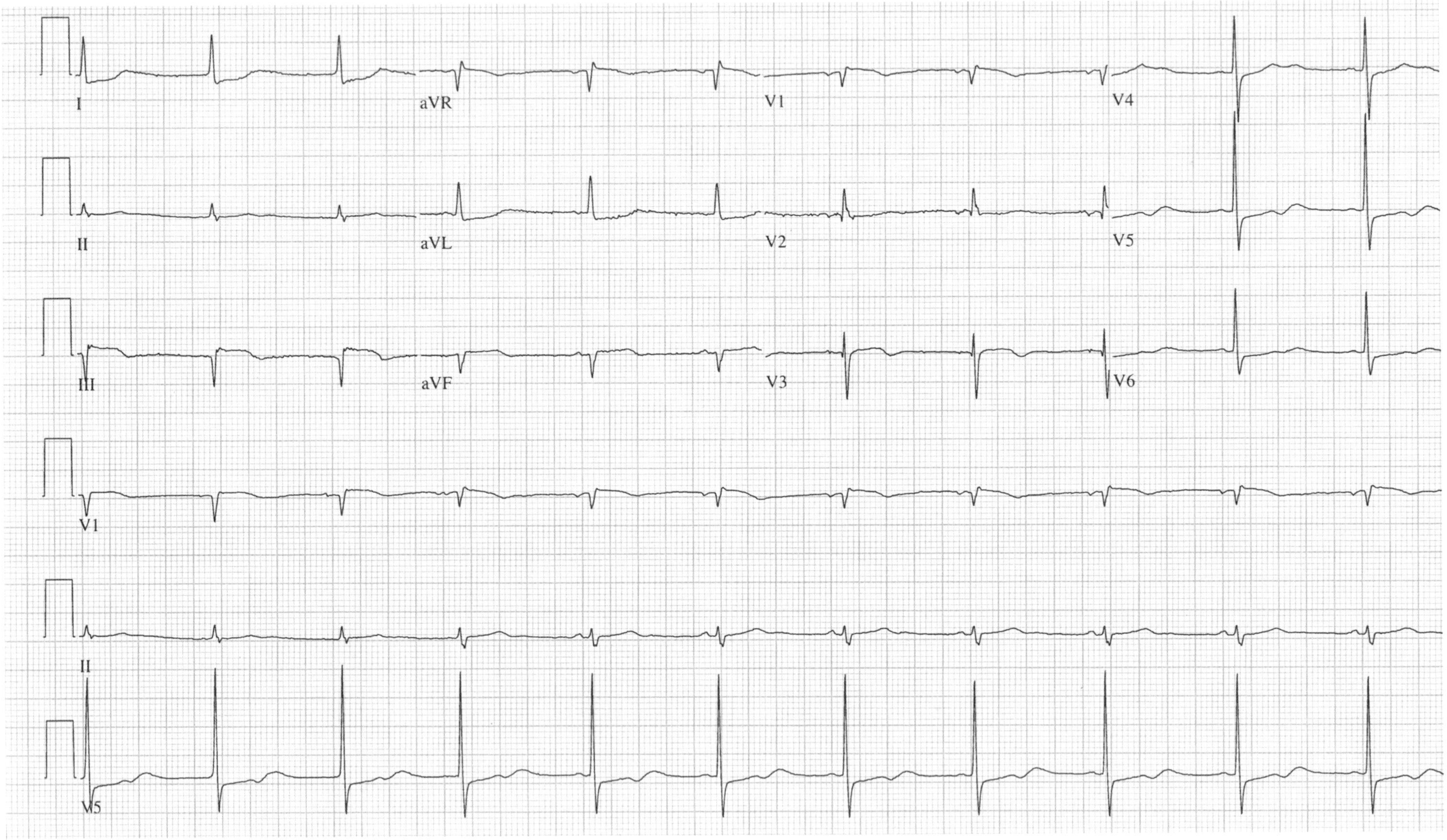

笔记：

心电图解释

图中可见，P 波电轴异常，在 I 、II 及III导联接近基线。II、V1 导联 P 波低平，且 PR 间期缩短，因而为异位房性心律，心率约 65 次 / 分钟。下壁导联可见诊断性 Q 波，为下壁心肌梗死。III、aVF 导联可见 ST 段抬高，考虑急性心肌损伤，结合 Q 波，可诊断急性下壁心肌梗死。V1 导联也可见 ST 段抬高。另一方面，V1 导联 QRS 波群低小，与下壁急性心肌梗死同时存在时，提示急性右心室心肌损伤。这一心电图表现支持右冠状动脉近右心室缘支闭塞。侧壁及高侧壁导联可见 ST-T 改变， QT-U 间期延长。V4、V5 及 V6 导联可见明显正向 U 波。

主要诊断

■ 异位房性心律
■ 急性下壁心肌梗死
■ 右心室心肌损伤
■ QT-U 间期延长
■ 急性心肌损伤
■ 显著 U 波

学习要点

■ 当诊断急性下壁心肌损伤 / 梗死时，要注意相邻区域心肌情况。

■ 后壁心肌梗死时——V1 及 V2 导联的 R 波≥ S 波，伴相应的 ST 段压低（本图中未见这一改变）。

■ 侧壁心肌梗死时——V6 导联可见诊断性 Q 波（本图中未见上述改变）。

■ 急性右心室心肌损伤时——V1 及 V2 导联伴 ST 段抬高，右胸前导联有助于确定急性右心室心肌损伤。

综合评述

P 波电轴异常时，常为异位房性心律。内科学委员会考试选项作出修订之前，异位房性心律诊断不属于考试选项。下壁导联诊断性 Q 波伴 ST 段抬高支持急性下壁心肌梗死。虽然右心室心肌损伤 / 急性右心室心肌梗死未在内科学委员会答卷选项中列出，但相应的心电图对临床处理这类患者有重要意义。重要之处在于应避免使用降低前负荷的药物，应强调静脉补充血容量。请勿忘记选择 ST 和 /T 波异常提示，心肌损伤及显著 U 波。

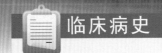

心电图案例 #14

临床病史

女性，54 岁，常规体检心电图，无心血管病症状。

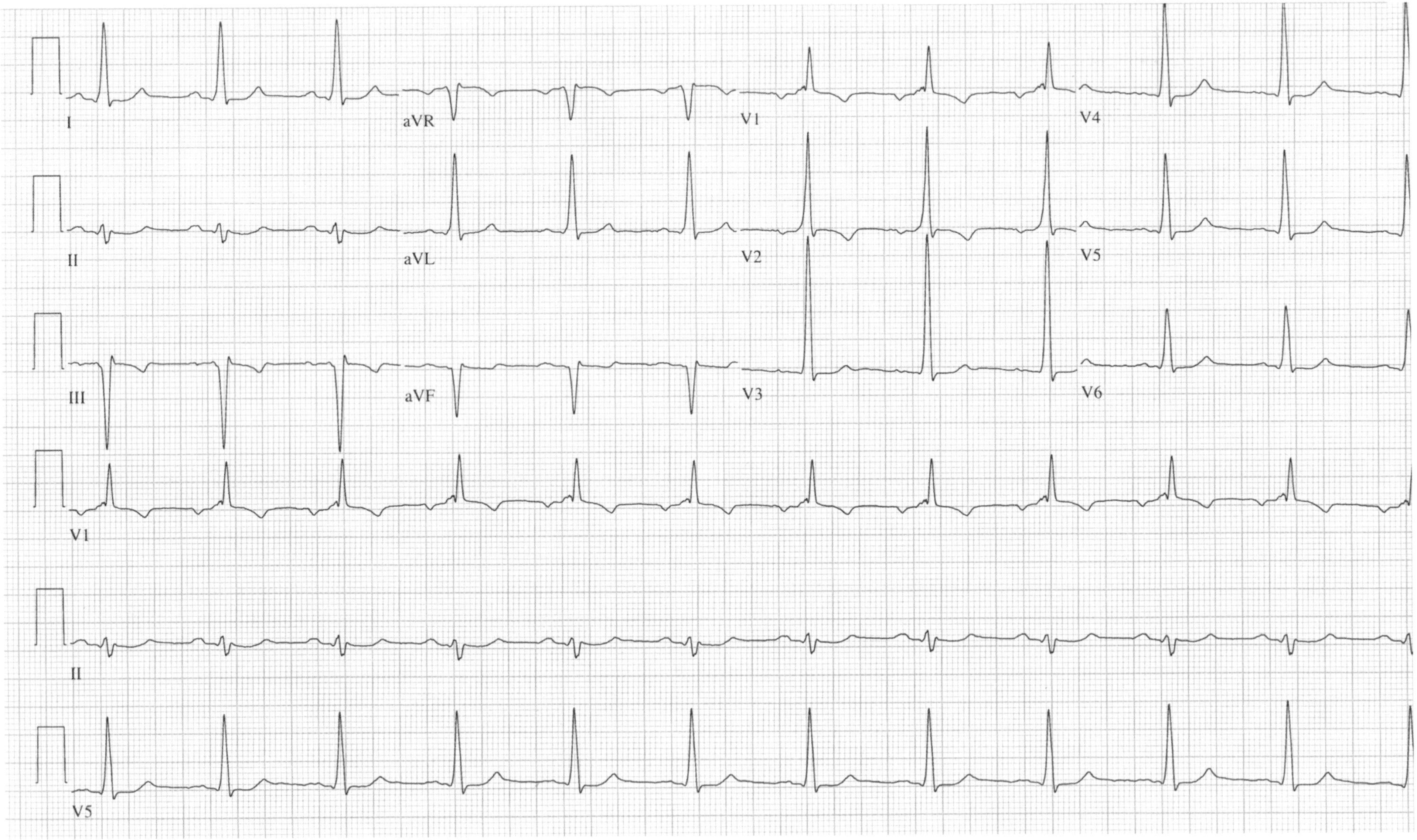

 笔记：

心电图解释

心电图示正常窦性心律，P 波电轴正常，心房率约 70 次/分钟。V1 导联 P 波终末向量呈负向，提示左心房异常。V1 导联 R 波较高大。鉴别诊断包括心室预激、后壁心肌梗死、右心室肥厚、右心室传导延迟及逆钟向转位。本图最符合心室预激。Ⅰ及 V2-V6 导联可见 δ 波，也见于 aVL 导联。Ⅲ及 aVF 导联可见 Q 波，因而使其诊断具有挑战性。当存在心室预激时，可除外时间不确定的下壁心肌梗死。通过旁路心室开始除极，背离Ⅲ及 aVF 导联而产生 Q 波，为 δ 波的另一形式，实为 QRS 波群的起始向量。

主要诊断

- 正常窦性心律
- W-P-W 综合征
- 假性心肌梗死
- 一度房室阻滞
- 左心房异常

学习要点

■ 本例中，不应选择时间不确定的下后壁心肌梗死。左心室起始除极是通过旁路传导，因而隔过了原左心室的起始除极向量。

■ 下壁 Q 波及 V1 导联显著 R 波，最好称为假性心肌梗死图形。如有可能，推荐预激未发作时再描记心电图，以便更好地评价自身 QRS 波群的形态。

■ 注意 PR 间期稍有延长，且 V1 导联 QRS 波群起始向量为正向，则提示左侧旁路，房室传导时间延长，表现为 PR 间期轻度延长。

综合评述

就本图而言，考试选项越少越好。正常窦性心律、W-P-W 综合征、一度房室阻滞。V1 导联可见 P 波终末为负向波，也可能有左心房异常/或扩大。有 W-P-W 综合征时，请勿选择心肌梗死。

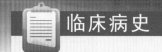

心电图案例 #15

临床病史

男性，63 岁，间断劳累性头晕及胸部憋闷。

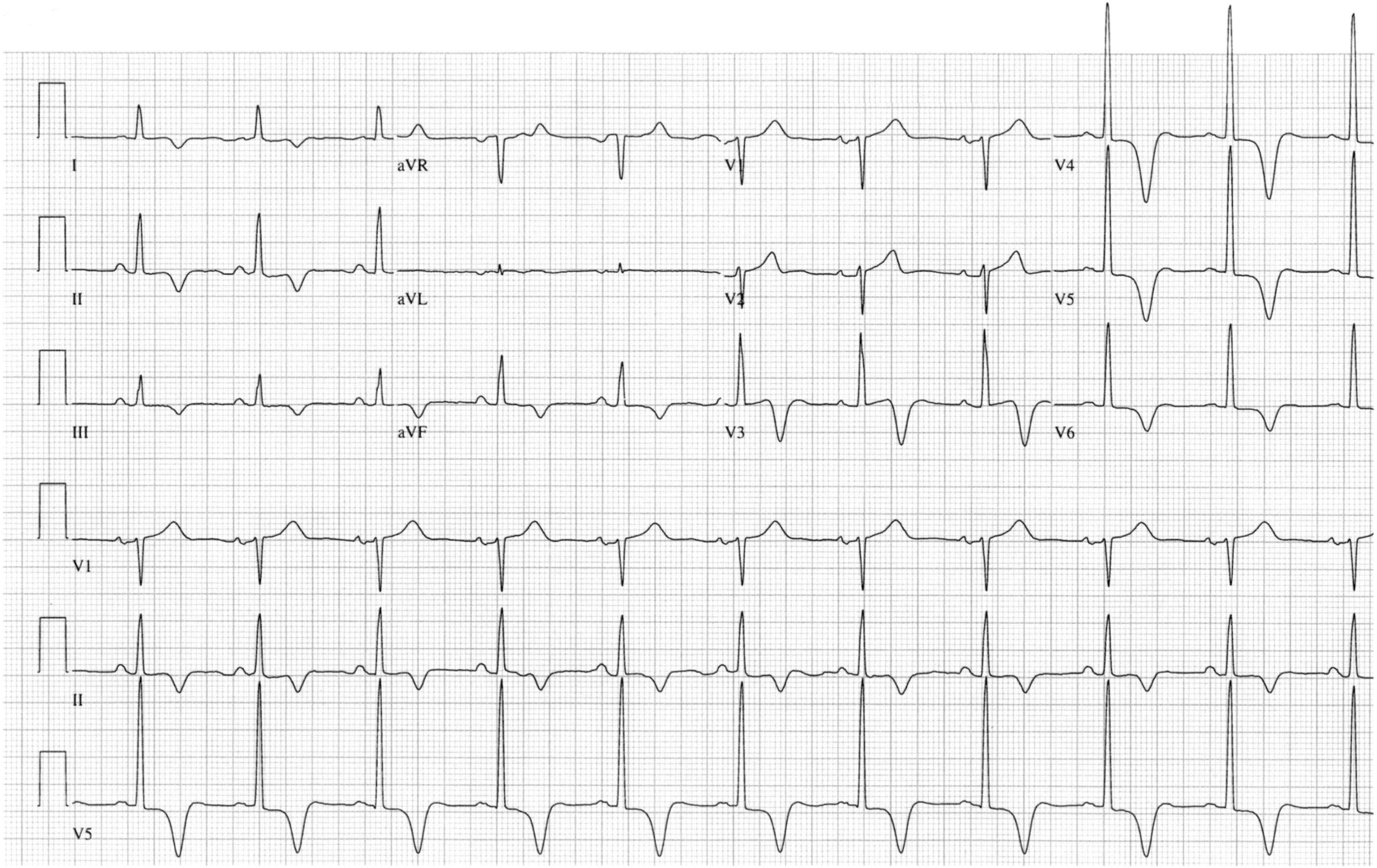

 笔记：

心电图解释

图示正常窦性心律，心房率约 65 次 / 分钟。下壁、心尖部及侧壁导联可见 T 波倒置（QRS 波群）。电压达到左心室肥厚标准，T 波对称倒置，但并不像压力负荷过重所致左心室肥厚劳损的典型表现。该患者诊断为心尖肥厚型心肌病，即山口病 (Yamaguchi 病)。V3 导联代表心尖部，从 V3 导联开始，延伸至 V4-V6 导联均呈对称性 T 波倒置及 QRS 波群高电压，要怀疑这一疾病。下壁导联 T 波对称倒置，反映心尖肥厚型心肌病累及下壁心尖部。

主要诊断

- 正常窦性心律
- Yamaguchi 病（山口病）
- 肥厚型心肌病

学习要点

■ V3 导联代表前间壁及心尖部心肌，因而有特别的意义。

■ 注意山口病患者无典型的室间隔 Q 波，这点与非对称性室间隔肥厚及更常见的肥厚型心肌病有所不同。

综合评述

肥厚型心肌病有典型的临床病史，如劳累性头晕、晕厥前兆等，应该归为临床疾病部分。除了正常窦性心律外，还包括左心室肥厚，继发于左心室肥厚的 ST 和 / 或 T 波异常选项。要确认有无左心房和 / 或右心房异常 / 扩大，因为一般左心室肥厚或肥厚型心肌病常伴有心房异常，本图中无心房扩大。最后，肥厚型心肌病也有右心室肥厚的类型，是心尖肥厚型山口病中更少见一种变异型。

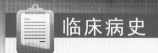

心电图案例 #16

临床病史

男性，68 岁，多年高血压病史，已知冠心病史。

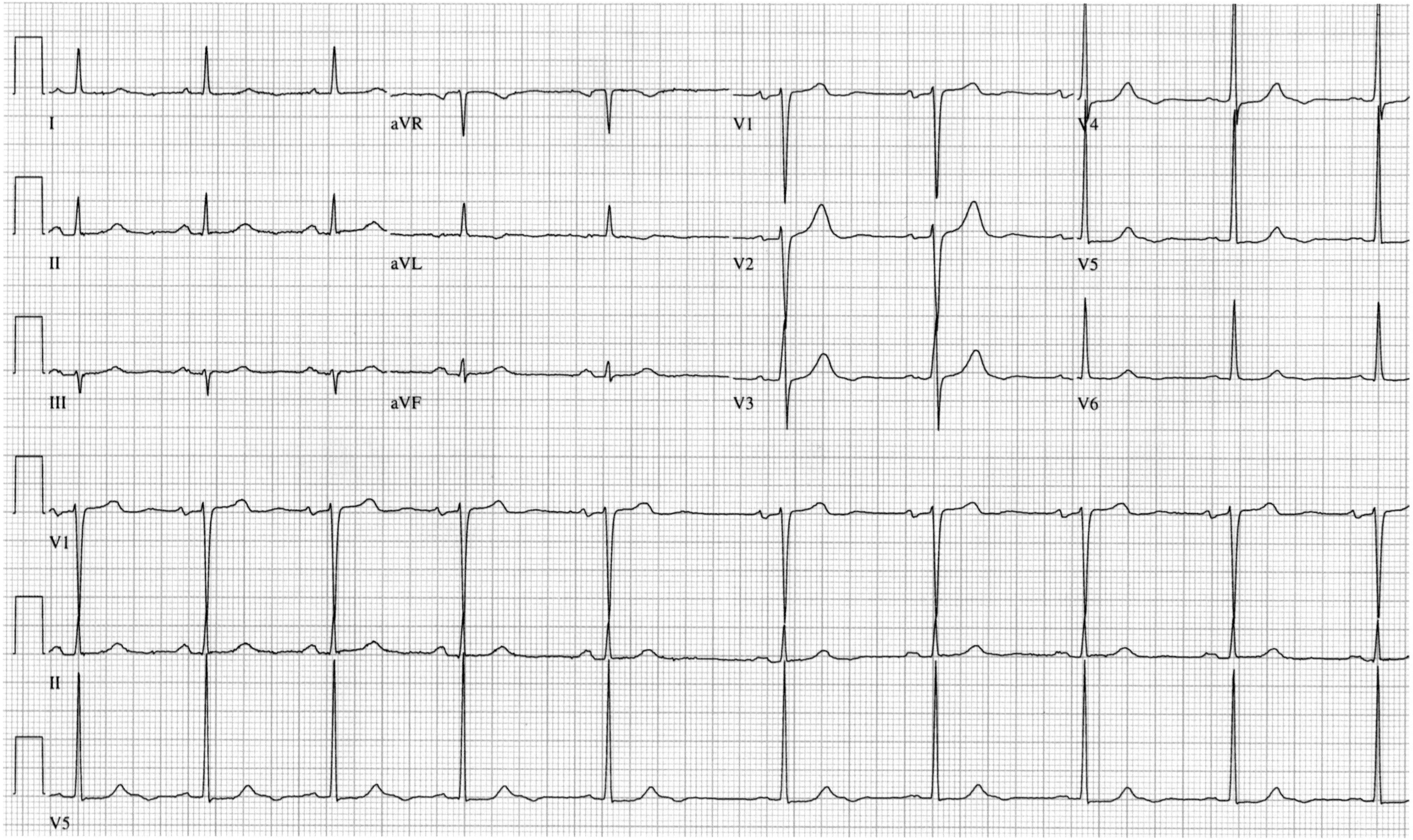

笔记：

心电图解释

图示正常窦性心律伴窦性心律不齐，平均心率约60次/分钟。此图粗看似为正常心电图。但V4、V5及V6导联T波之后，可见负向U波。于正向T波之后，心电图基线上可见负向勺状曲折，即为U波。

主要诊断

■ 正常窦性心律
■ 窦性心律不齐
■ 负向U波

学习要点

■ 负向U波见于左心室肥厚/左心室质量增加及冠心病。图中无显著电压增高，未达到左心室肥厚的诊断标准，因此应考虑冠心病。

■ 冠心病时，负向U波为早期一过性表现，表示血流受阻，一旦梗阻缓解，负向U波随之消失。

■ 运动试验时也可见一过性负向U波，为短暂性心肌缺血。

综合评述

窦性心律不齐易被忽略。除了选择窦性心律不齐，同时应选择基础房性心律。内科学委员会考试选项不包括负向U波，但有临床意义，考试时考虑左心室肥厚和冠心病可能时，则有一定帮助。QRS波群电压不满足诊断左心室肥厚的标准，考试时不予选择。可疑有左心房异常/扩大，但V1导联P波终末部分负向波面积未达到1平方毫米，II导联P波时限＜110毫秒。总之，考试选项包括正常窦性心律，窦性心律不齐。若考虑选择正常心电图，则U波倒置应视为一种异常表现。

心电图案例 #17

临床病史

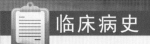

男性，54 岁，已知冠心病史，本图为进行心血管药物评估随访时记录。目前无不适。

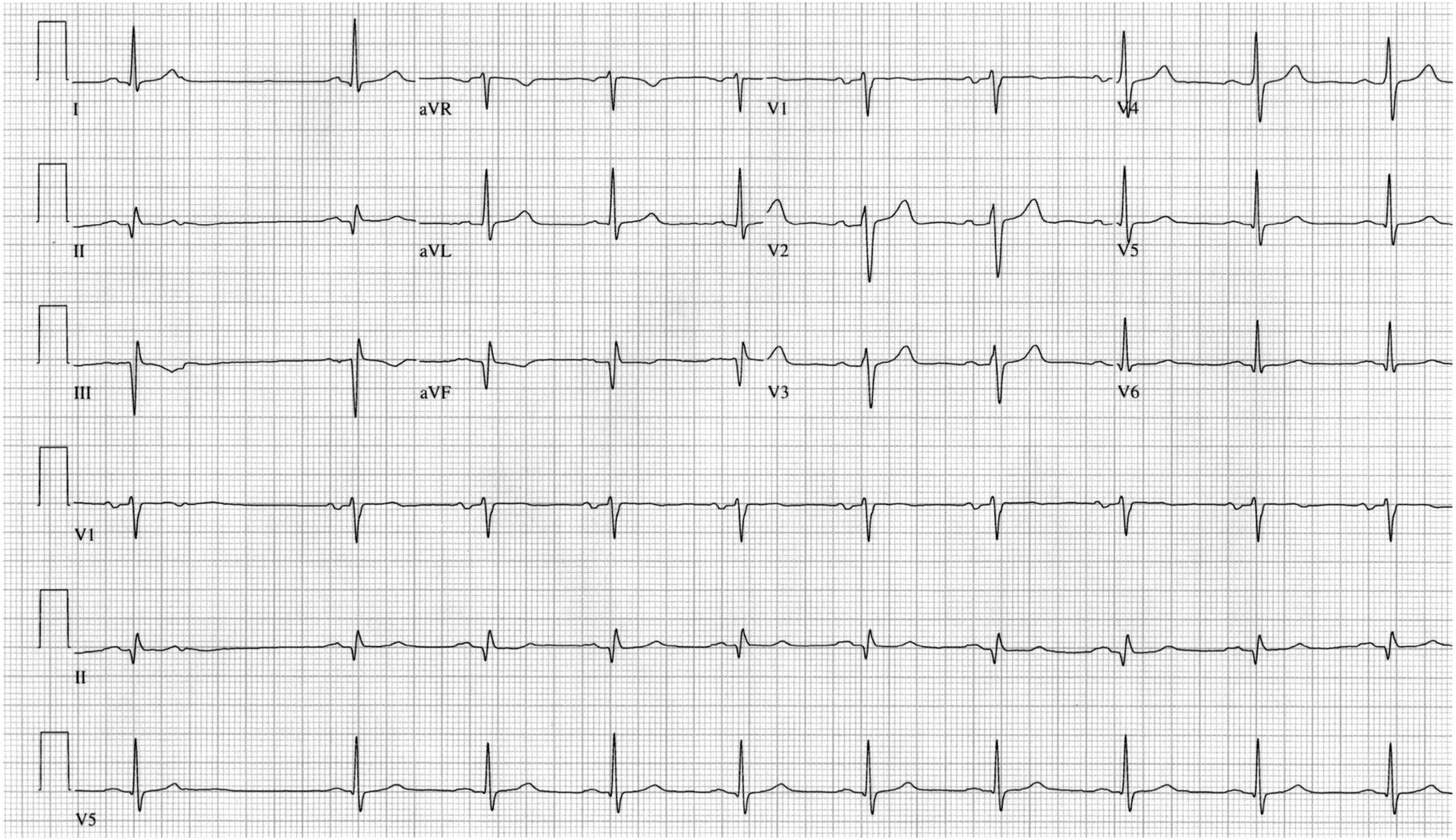

 笔记：

心电图解释

图示正常窦性心律，心率约 65 次 / 分钟。V1 导联 P 波终末段为负向波，II 导联 P 波增宽，说明为左心房异常。II、III及 aVF 导联示有诊断时限的 Q 波，符合时间不确定的下壁心肌梗死，并可见 QRS 波群终末段传导延迟，系梗死周围阻滞。此外，V4-V6 导联 R 波振幅递减，且 V6 导联可见似有诊断意义的小 Q 波，V6 导联代表侧壁，与下壁心肌相邻，因此虽然 Q 波仅孤立出现在 V6 一个导联，但考虑为相邻导联，结合 V1-V6 导联 R 波递减，支持时间不确定的下侧壁心肌梗死。本图开始部分可见一长间歇。第 1 个 QRS 波群之后的 T 波畸变，提示有房性早搏未下传，导致 R-R 间期明显延长。

主要诊断

- 正常窦性心律
- 左心房异常
- 时间不确定的下侧壁心肌梗死
- 梗死周围阻滞
- 房性早搏未下传

学习要点

■ 评价 QRS 波群形态及振幅同样重要。如果胸前导联 R 波递减，则应仔细寻找有无 Q 波。另一个可能的原因是胸前导联放置错误，本图无此情况。

■ 一般情况下，两个相邻导联有诊断性 Q 波为时间不确定的心肌梗死诊断的必要条件。本图中，仅 V6 导联出现诊断性 Q 波是一特例，因为时间不确定的下壁心肌梗死时，V6 导联与下壁导联相邻。

■ 另外，应仔细检查 V1 导联，判断有无累及后壁的证据。本图中，V1 导联 R 波振幅＜ S 波，因而不怀疑后壁心肌梗死。

综合评述

本图中，考试选项包括正常窦性心律、房性早搏、时间不确定的下壁心肌梗死、时间不确定的侧壁心肌梗死及非特异性室内传导阻滞。明显的长间歇为房性早搏未下传，而不是更严重的心脏阻滞。有下壁心肌梗死时，如 R 波振幅递减，只要有一个导联（如 V6 导联）有 Q 波，则支持时间不确定的侧壁心肌梗死。

心电图案例 #18

临床病史

男性，73 岁，心血管门诊药物评估随访。目前无不适。已知冠心病史及缺血性左心室收缩功能障碍。

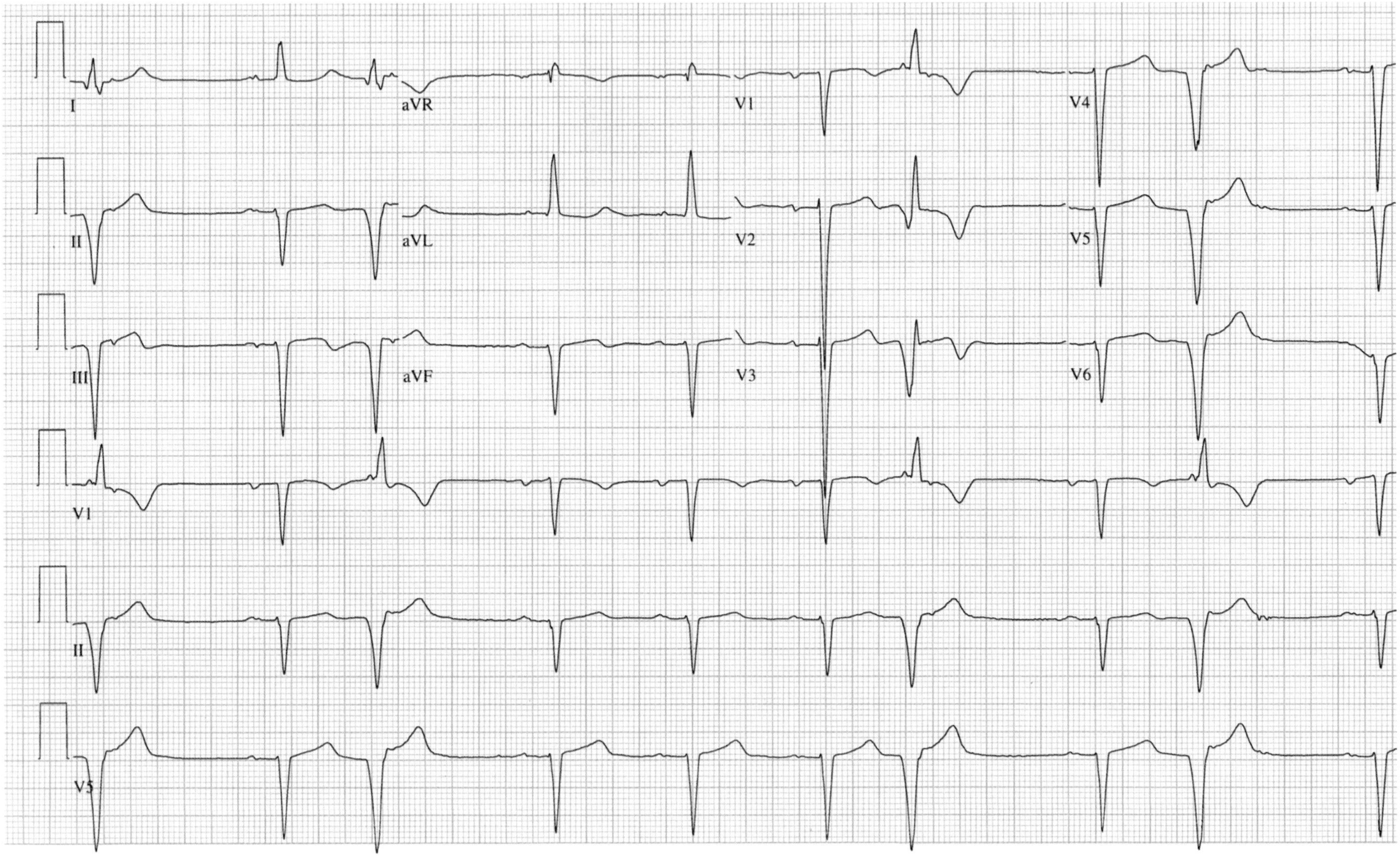

笔记：

心电图案例 #18

心电图解释

图示正常窦性心律，心房率约 60 次 / 分钟。PR 间期＞200 毫秒，为一度房室阻滞。图中可见频发室性早搏，QRS 波群形态相似。V1 导联为 RSR′ 型，呈右束支传导延迟图形，为起源自左心室的早搏。图中可见左前分支阻滞，如 QRS 波群所示，Ⅰ导联 QRS 波群为正向，Ⅱ、Ⅲ及 aVF 导联为负向。Ⅱ、Ⅲ及 aVF 导联可见小 r 波，不支持下壁心肌梗死。V2-V6 导联 R 波递增不良，各导联均可见小 r 波。起自左心室的室性早搏在左及右胸前导联上，其 QRS 波群均有显著的 Q 波，这似乎进一步支持时间不确定的前侧壁心肌梗死的诊断。Ⅱ、Ⅲ导联上室性早搏也有 Q 波，进一步增加了时间不确定的下壁心肌梗死的可能性。两个区域的心肌梗死可从起自左心室的室性早搏显露出来。

主要诊断

- 正常窦性心律
- 一度房室阻滞
- 室性早搏
- 左前分支阻滞
- 时间不确定的前侧壁心肌梗死
- 时间不确定的下壁心肌梗死

学习要点

- 起源于左心室的室性早搏提示左侧心电事件。就本图而言，室性早搏清楚地显示出左前降支及右冠状动脉分布区域心肌梗死。
- V3 导联上室性早搏，可见明显 ST-T 改变，以 ST 段抬高为主，增加了左心室室壁瘤的可能性。

综合评述

内科学委员会考试诊断选项包括正常窦性心律、左前分支阻滞、一度房室阻滞、室性早搏及非特异性 ST 和 / 或 T 波异常。每个导联均有 r 波，内科学委员会考试不推荐选择心肌梗死。诊断为心肌梗死，还需至少两个以上相邻导联有诊断性 Q 波。虽然室性早搏特点提示前侧壁及下壁心肌梗死，且颇具临床意义，但不应作为内科学委员会考试心肌梗死选项。

心电图案例 #19

临床病史

男性，74 岁，冠状动脉旁路移植术后当日心电图。

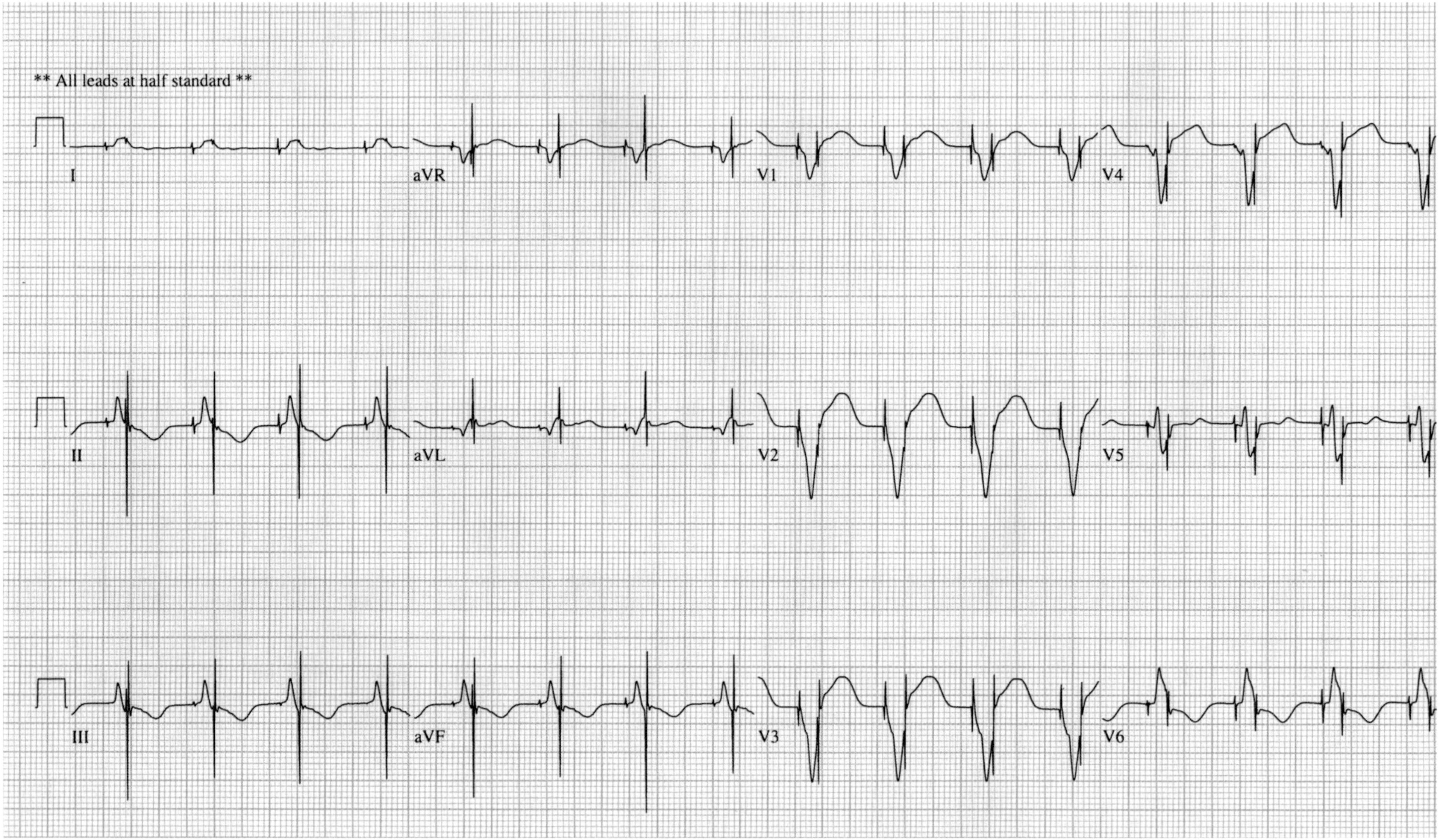

笔记：

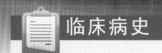

心电图案例 #19

心电图解释

心电图上可见心房及心室两种清晰起搏信号。起始起搏信号在 QRS 波群之前，后续起搏信号在 QRS 波群之后 ST 段近端。这是一例典型的心外膜房室起搏案例，在开胸手术中置入临时起搏器。心房、心室电极由脉冲发生器控制。心房电极连接于脉冲发生器心室输出端，而心室电极连接于脉冲发生器心房输出端，这就能解释起搏器放电及除极顺序的改变。

主要诊断

■ 心房、心室起搏
■ 起搏器功能障碍

学习要点

■ 这一情况下，应尽快更正临时脉冲发生器上反接的起搏电极导线。

■ 此举对患者并无大碍，因为通过心室起搏，适当心脏输出得以维持。这一误操作发现及时，并得到及时纠正。

综合评述

本图的最佳选项为起搏器功能障碍，（心房或心室）感知不良。内科委员会考试选项里，起搏心律考试内容简单，仅可能包括起搏功能正常，夺获及感知功能异常。不应太复杂，本例只选一个选项即可。

心电图案例 #20

临床病史

男性，67 岁，急性胸痛持续 2 小时。

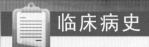

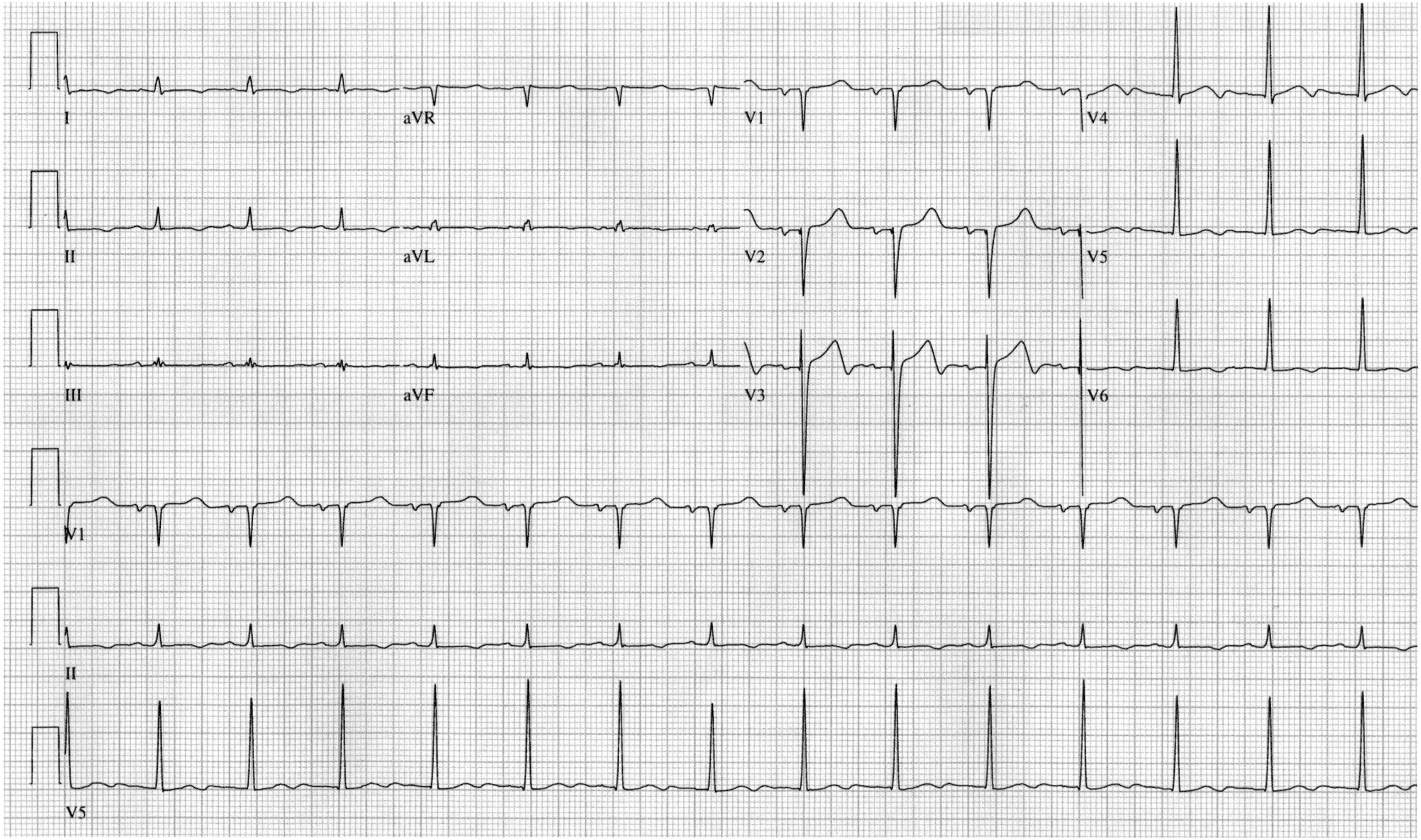

 笔记：

心电图案例 #20

心电图解释

图示正常窦性心律，心率约 90 次 / 分钟。肢体导联 QRS 波群低电压，无一个导联振幅＞ 0.5 毫伏。前侧壁导联可见 ST-T 改变。V3 导联可见 T 波双向，终末段为负向波。J 点及 ST 段稍抬高。V4 导联 ST 段平直，此为前壁 ST 段抬高型心肌梗死的典型范例。V3 导联碎裂 Q 波提示心肌梗死。本图中最重要的线索为 V3 导联中双向倒置 T 波。注意到这一异常可能会重视其他细微异常。

主要诊断

- 正常窦性心律
- 急性心肌损伤
- 急性前壁心肌梗死
- QRS 波群低电压

学习要点

■ Ⅰ导联及 aVL 导联可见 J 点轻微抬高及 ST-T 改变。虽然不足以诊断急性高侧壁心肌梗死，但增加了其可能性。

■ V2 及 V3 导联的起始部分可见小 q 波，时间极短，称为碎裂 q 波。这一表现对心肌梗死诊断特异性很高，尤其在 V2 及 V3 导联出现意义更大。

综合评述

对考试选项来说，正常窦性心律及肢体导联低电压都正确。因 ST 和 / 或 T 波异常，则提示急性心肌损伤。V2 及 V3 导联中 Q 波时限未满足诊断标准。在此情况下，请勿选择急性心肌梗死，而仅选择急性心肌损伤 ST 和 / 或 T 波异常即可。临床上，该患者急性心肌损伤的血清生物标志物呈阳性，而对于碎裂 Q 波，事后证明也同样反映急性心肌梗死。

心电图案例 #21

临床病史

男性，42 岁，已知冠心病史，2 年前急性心肌梗死，当时左回旋支急诊成功置入支架。

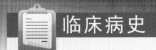

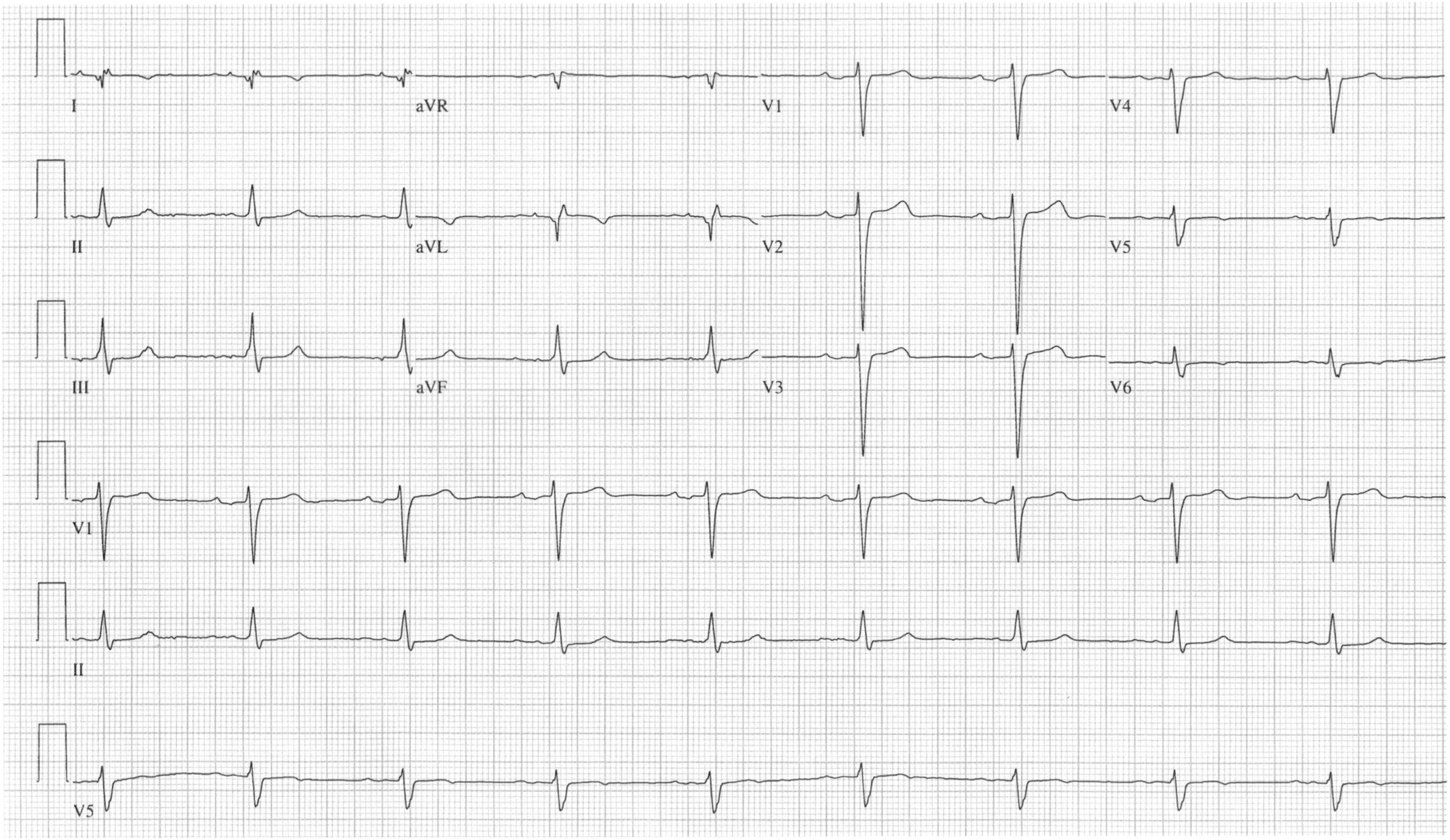

笔记：

心电图解释

图示窦性心动过缓，心率约55次/分钟。V1导联可见P波终末段延长，Ⅱ导联P波延长呈双峰，系左心房异常。V5及V6导联T波低平及轻微倒置。高侧壁导联QRS波群低小，有诊断性Q波，T波终末段倒置，因梗死周围阻滞，QRS波群终末段传导延迟。这些异常表现提示时间不确定的高侧壁心肌梗死，但因为I及aVL导联QRS波群振幅低小而易被忽视。最重要的线索是aVL导联QRS波群终末部分传导延迟及T波终末段倒置，使读图者能更仔细关注QRS波群起始部分，观察有无诊断性Q波。

主要诊断

- 窦性心动过缓
- 左心房异常
- 时间不确定的高侧壁心肌梗死
- 梗死周围阻滞

学习要点

- 心肌梗死重要的线索是aVL导联QRS波群的终末段传导延迟伴T波终末段倒置。使读图者更多关注QRS波群起始部分，观察有无诊断性Q波。
- 若近期胸部不适，这一心电图表现支持近期心肌事件。但本患者不在此例。
- 心电图上，高侧壁I及aVL导联的表现常被忽略，而这些导联可能有提示潜在冠心病的唯一依据。

综合评述

内科学委员会考试选项包括窦性心动过缓，因窦性心率略＜60次/分钟。QRS波群时限＞100毫秒，支持诊断非特异性室内传导障碍。因为时间不确定的高侧壁心肌梗死并非内科学委员会考试诊断选项，即便只有I及aVL导联反映心肌梗死时，选择时间不确定的侧壁心肌梗死选项。最后，根据Ⅱ导联的P波时限显著延长（＞110毫秒），左心房异常/扩大应予以选择。

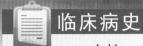

心电图案例 #22

临床病史

女性，66 岁，持续心前区压榨样痛 45 分钟，已知冠心病史。

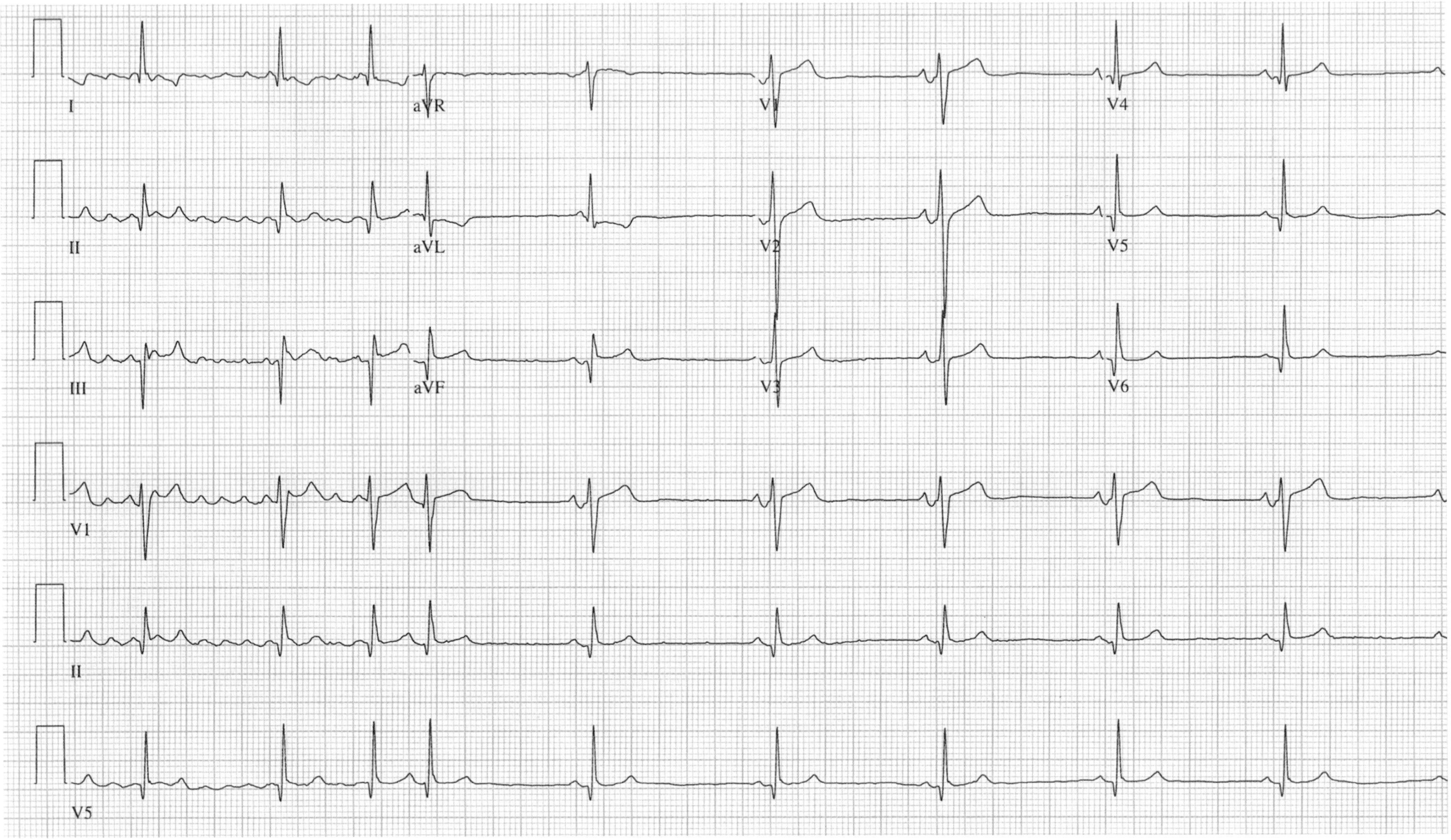

 笔记：

心电图案例 #22

心电图解释

本图右侧部分为室上性心动过缓心律，可见6个清晰的心房除极波伴短PR间期。其最大可能是异位房性心动过缓或窦性心动过缓。若为窦性心动过缓， V1导联上P波终末段倒置，说明为左心房异常。心电图左侧部分可见心房扑动波，以II导联最为清晰。第4个QRS波群为早搏，终止阵发性心房扑动后，转为异位房性心动过缓，或正常窦性心律。II、III及aVF下壁导联可见疑似诊断性Q波，III及aVF导联J点抬高，怀疑急性下壁心肌梗死。V5及V6导联也可见Q波，但不伴J点及ST段抬高，Q波时限未达到诊断侧壁心肌梗死的标准。

主要诊断

- 异位房性心动过缓
- 心房扑动
- 急性下壁心肌梗死

学习要点

- 急性心肌损伤和心肌梗死时常合并房性心律失常。
- 心房扑动发作时，早搏可阻断心房扑动的大折返环而终止其发作。
- 下壁导联Q波时限为临界值，但J点及ST段抬高有助于诊断急性下壁心肌梗死。侧壁胸前导联可见类似Q波，但无J点及ST段抬高。

综合评述

异位房性心动过缓并非考试选项。窦性心动过缓为最接近的选项。心房扑动则属诊断考试范围，应予选择。下壁及侧壁导联均可见Q波，但未达到心肌梗死诊断标准（40毫秒），不作选项。对于内科学委员会考试，心肌梗死的诊断应严格按照标准。本例中，III、aVF导联J点及ST段抬高并有相应临床病史，应选择ST和/或T波异常提示急性心肌损伤。

心电图案例 #23

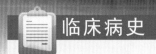

临床病史

男性，68 岁，已知冠心病史，3 年前患心肌梗死，前来心血管科门诊随访。

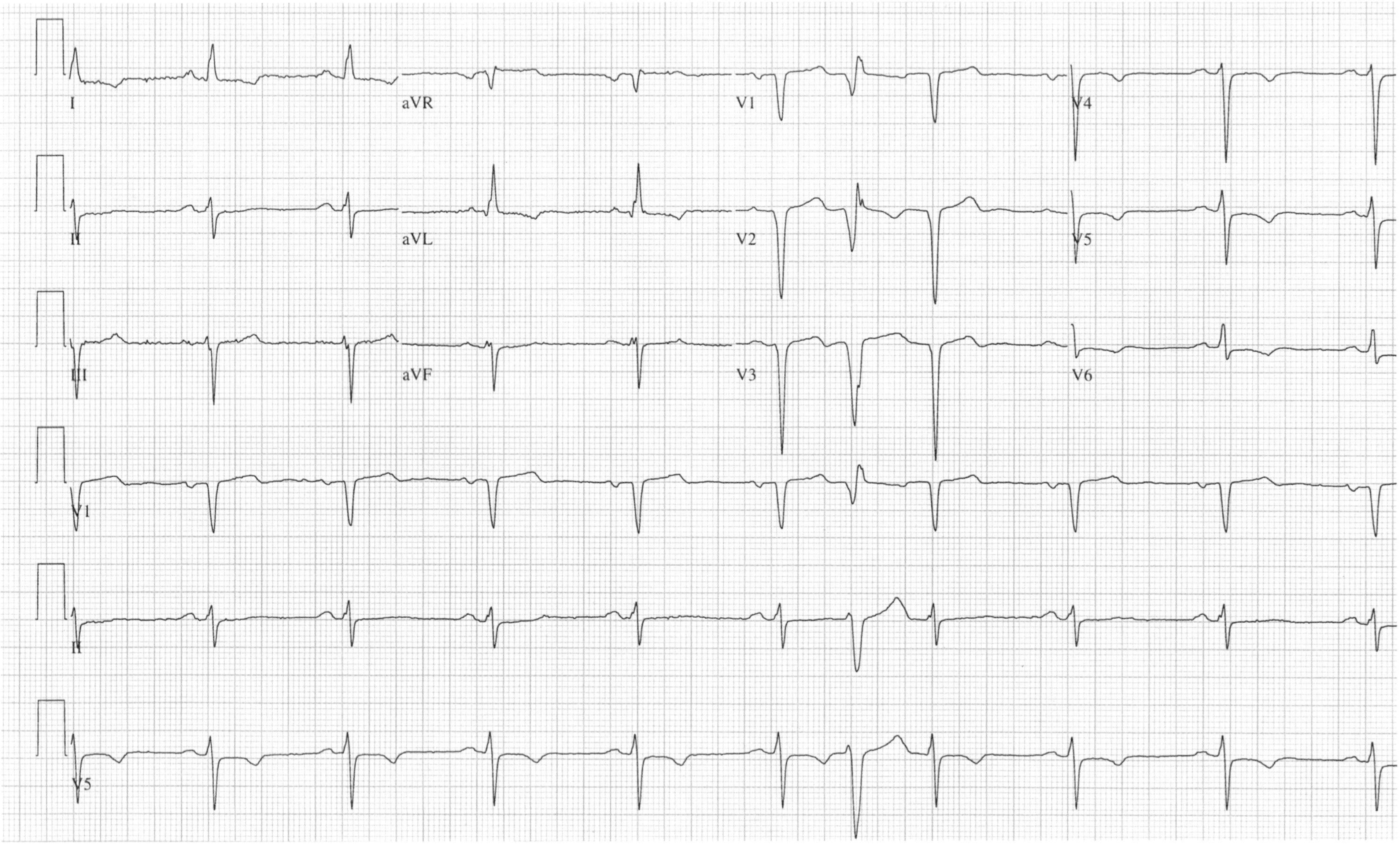

笔记：

心电图解释

心电图示窦性心动过缓，心房率略< 60 次 / 分钟。I 导联 QRS 波群为正向，II、III及 aVF 导联 QRS 波群为负向，心电图表现为左前分支阻滞。V1、V2 及 V3 导联可见 Q 波，符合时间不确定的前间壁心肌梗死。插入性室性早搏后，可见 PR 间期延长。这一插入性室性早搏的 QRS 波群以 V1 导联最清晰，显示右心室传导延迟，提示该早搏起源于左心室。值得注意的是，这一 QRS 波群中的 Q 波深大，进一步支持时间不确定的前间壁心肌梗死。前侧壁导联可见 ST-T 改变，最主要特点为 T 波倒置。

主要诊断

- 窦性心动过缓
- 左前分支阻滞
- 时间不确定的前间壁心肌梗死
- 插入性室性早搏
- 非特异性 ST-T 改变

学习要点

■ 右心室起源的室性早搏可致初始左心室除极改变。室性早搏波群的最早部分反映左心室电势，可使读图者更多关注病理性 Q 波及时间不确定的心肌梗死。

■ 左前分支阻滞时，左心室初始电势指向后下方，背离左前分支。因此导致 V1 及 V2 导联，有时 V3 导联产生 Q 波，而使时间不确定的前间壁心肌梗死的诊断更加复杂。对本图来说，左心室起源的室性早搏进一步支持心肌梗死的诊断。

综合评述

本图为窦性心动过缓范例，心率略< 60 次 / 分钟。QRS 波群时限正常，且 I 导联为正向，II 导联呈显著负向，要选择左前分支阻滞。V1、V2 及 V3 导联可见 Q 波。V3 导联的 Q 波是关键，支持选择时间不确定的前间壁心肌梗死。同时还应选择室性早搏。室性早搏之后可见 PR 间期延长，不应定为一度房室阻滞，因此不应选择。ST-T 改变可能与缺血性心脏病有关，并非真正的非特异性改变。

心电图案例 #24

临床病史

女性，78 岁，24 小时前有剧烈胸痛，确诊为急性心肌梗死。

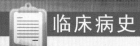

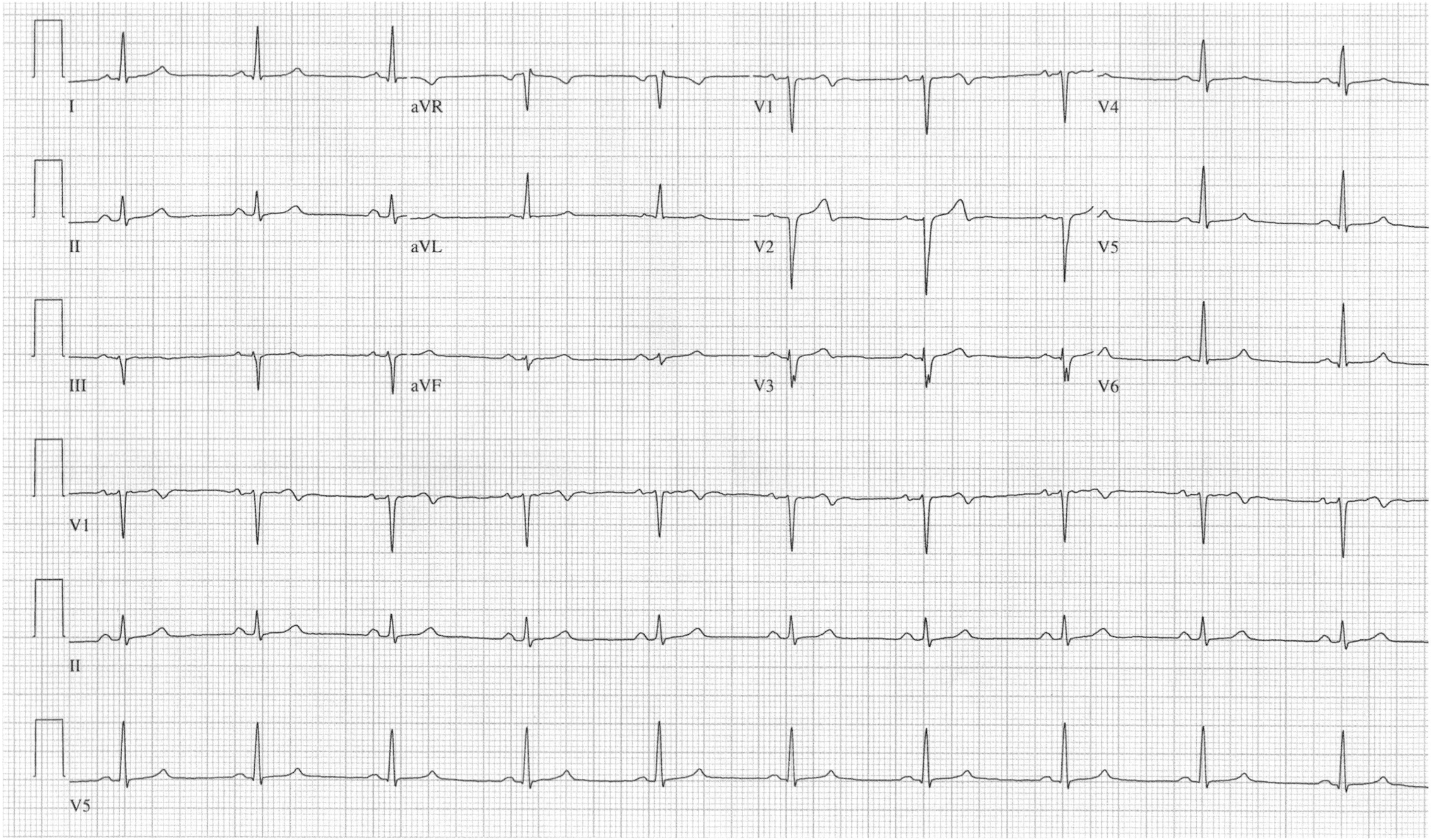

 笔记：

心电图解释

本幅心电图示正常窦性心律，心房率略＜ 60 次 / 分钟。初看，这似乎是一份正常心电图。然而 V1 及 V2 导联 T 波双向，终末部分倒置，其实为异常心电图。结合系列心肌酶学检查，实际上该患者近期有前降支闭塞及急性心肌损伤。T 波双向且终末部分倒置，结合临床表现，有助于诊断闭塞性冠状动脉疾病。

主要诊断

■ 窦性心动过缓
■ T 波改变

学习要点

■ 这份心电图再次强调了解释心电图的逻辑性及序贯性。虽然有左前降支闭塞，但心电图仅有轻微异常表现，T 波双向及终末部分倒置，其原因不明。

■ 结合临床急性胸痛，心电图这一表现有助于定位梗死相关血管为左前降支。

■ 注意到 V1 及 V2 导联 T 波双向倒置，更进一步确定闭塞性病变部位在左前降支近端，第一穿隔支之前。

综合评述

本图中 T 波细微表现为内科学委员会考试选项。当有急性冠脉综合征的相应临床病史时，应怀疑急性心肌损伤。内科学委员会考试还应包括窦性心动过缓及非特异性 ST 和 / 或 T 波改变。对于心肌损伤，虽有临床病史，但心电图上无明确表现。

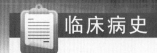

心电图案例 #25

临床病史

男性，46 岁，高血压随访。

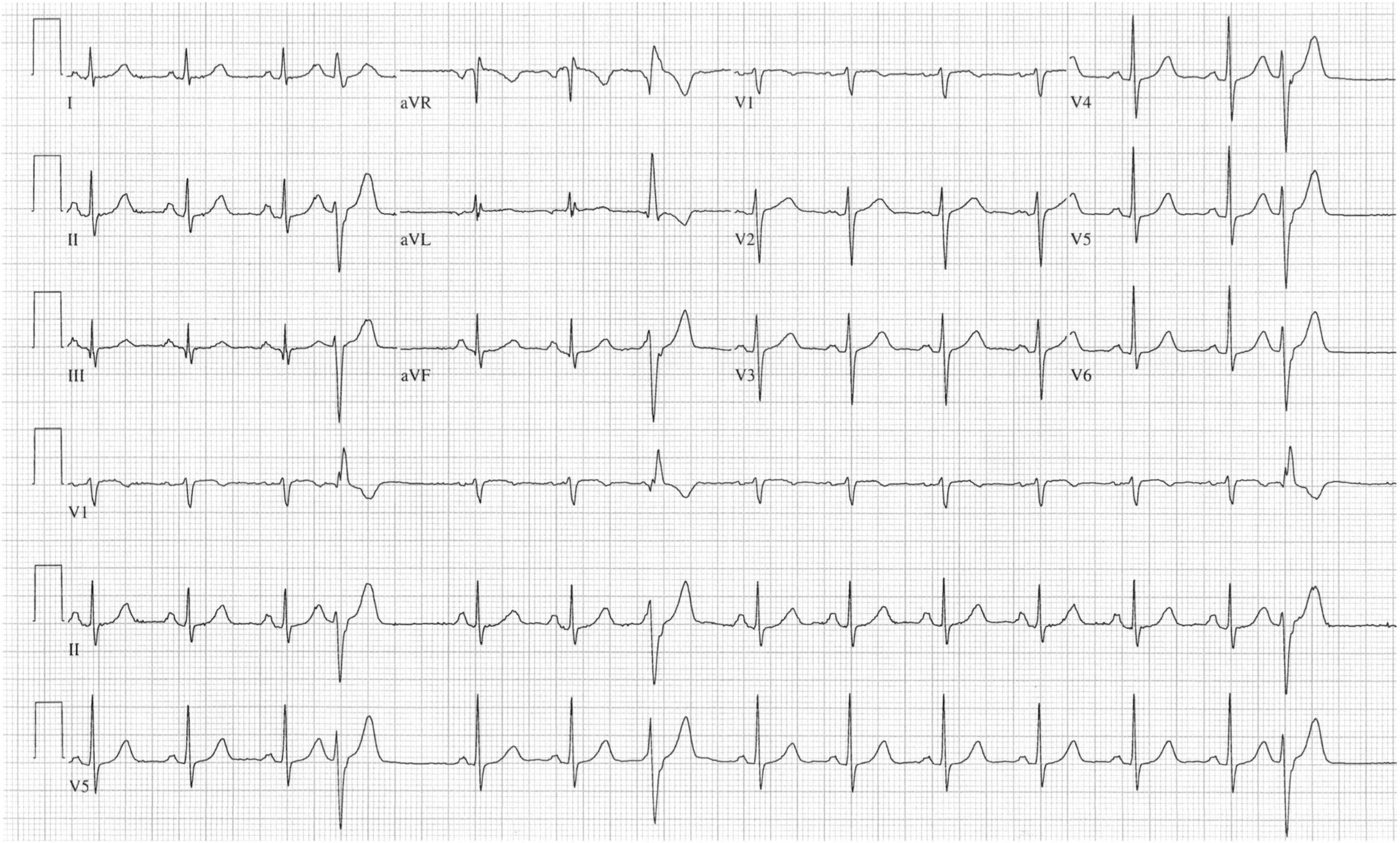

笔记：

心电图解释

图示正常窦性心律，心率约 85 次 / 分钟。长 V1 导联可见 3 个 QRS 波群宽大呈 QR 型，为左心室起源的室性早搏。这些室性早搏 QRS 波群形态相似，但偶联间期不等。分规测量时，早搏之间 R-R 间期相等，也称异位搏动间期固定。其中有一室性早搏似乎缺失或未下传，是因为正常房室传导及心室除极而处于绝对不应期。本图为典型的室性并行心律实例，心电图其他方面均正常。

主要诊断

- 正常窦性心律
- 室性并行心律

学习要点

- 室性并行心律相对少见，未发现有不良预后，易被忽略而认为频发室性早搏。
- 异位搏动间期固定，偶联间期不等，QRS 波群形态相似满足室性并行心律的诊断标准。房性并行心律更为少见。
- 当室性并行心律冲动与正常房室顺行传导冲动同时使心室除极，可产生室性融合波。

综合评述

内科学委员会考试选项包括正常窦性心律及室性并行心律。不必要另行列出室性早搏。

心电图案例 #26

临床病史

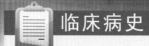

女性，66 岁，已知二尖瓣反流及房性心律失常病史，结直肠手术后第 1 天。

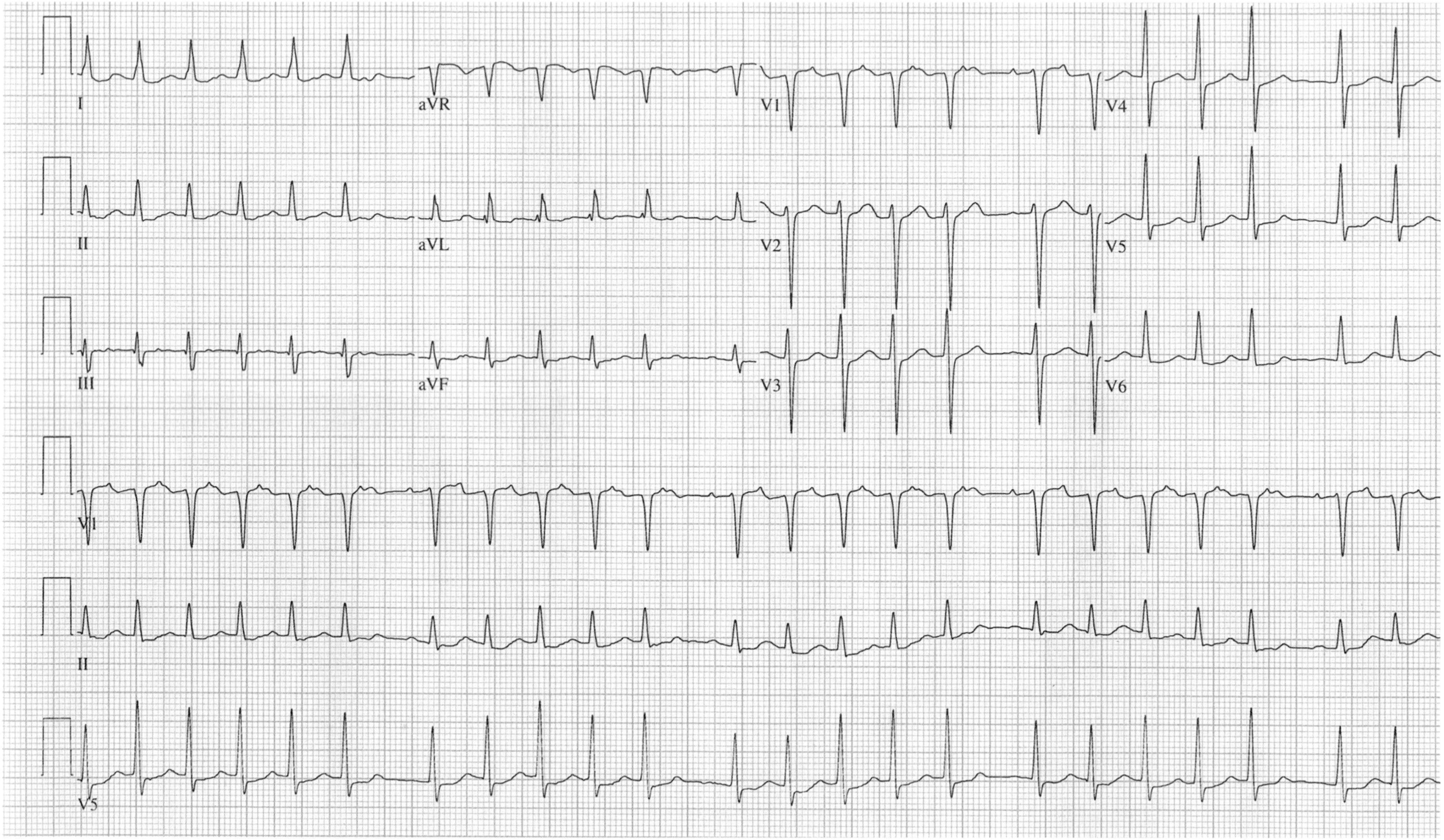

笔记：

心电图解释

图示心房活动清晰可见，以长 V1 导联明显，心房率略>150 次 / 分钟，P 波电轴异常。Ⅲ导联 P 波接近等电位线，系异位房性心动过速。QRS 波群成组出现，每一 QRS 波群前均可见异位心房除极，P 波至其后的 QRS 波群间期进行性延长，呈文氏周期现象，传导比例多变。并可见广泛非特异性 ST-T 改变。

主要诊断

- 异位房性心动过速
- 二度莫氏Ⅰ型（文氏型）房室阻滞
- 非特异性 ST-T 改变

学习要点

■ 心电图解读的第一步应首先确定心脏节律。一般心脏节律最适合选择长条图进行分析。本例中为长 V1 导联最清晰。

■ 确认 P 波后，应确定 P 波电轴。

■ 确认 P 波及 P 波电轴后，再判断 P 波与 QRS 波群是否相关。

■ 本例中，P 波清晰可辨，P 波电轴异常。每一 QRS 波群之前均可见 P 波。

■ 文氏周期现象不仅见于正常窦性心律，也发生于异位心房节律，如本图所示。

综合评述

内科学委员会考试选项包括房性心动过速、二度莫氏Ⅰ型（文氏型）房室阻滞及非特异性 ST 和 / 或 T 波异常。因为心室反应不规则，注意勿诊断为心房颤动。实际上，心室反应呈周期性成组出现。这是进一步研究的最重要线索，P 波清晰可见，PR 间期进行性延长，为文氏房室阻滞现象。

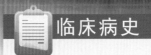

心电图案例 #27

临床病史

男性，50 岁，因黑素瘤转移伴气短入院。

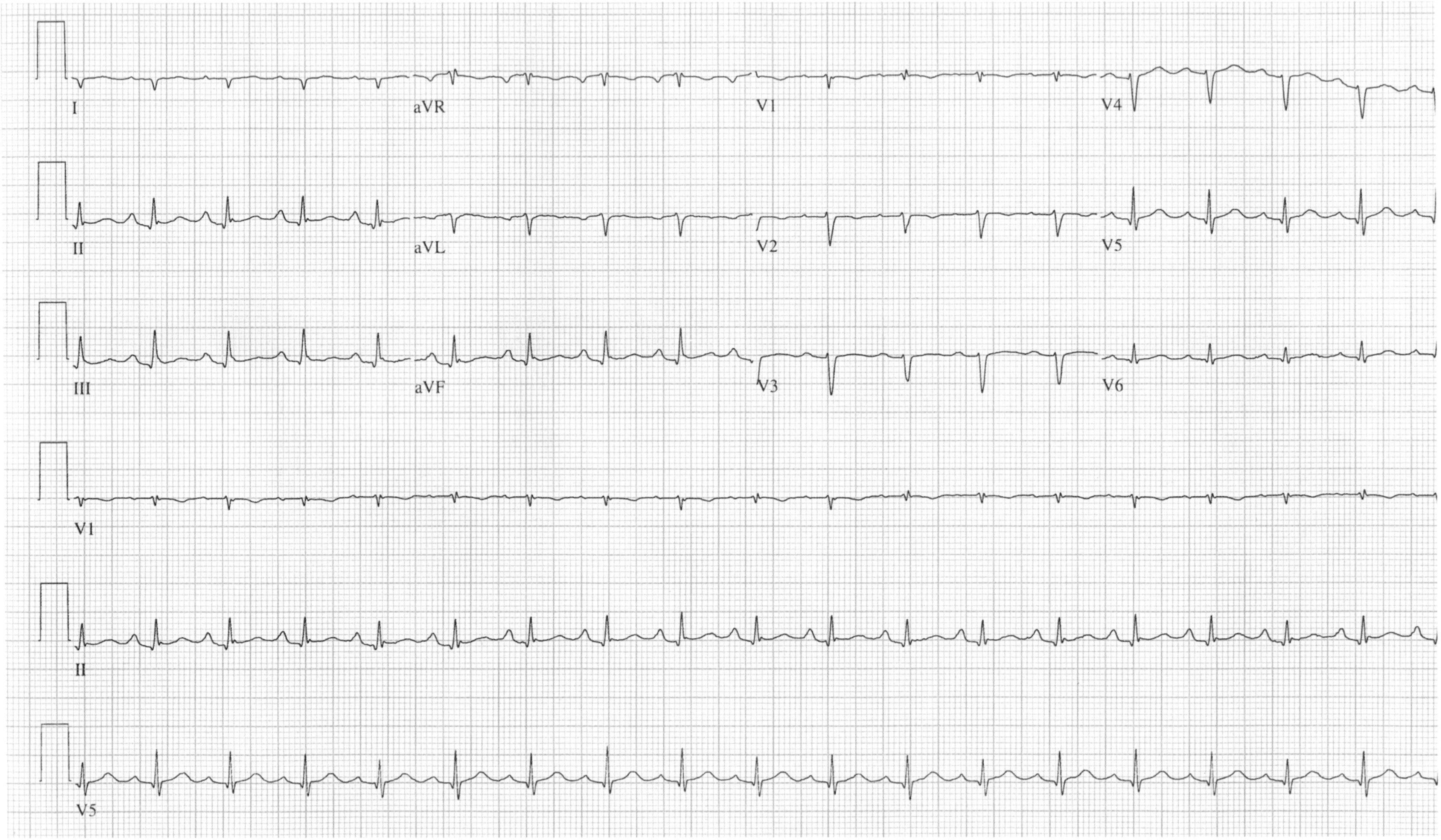

 笔记：

心电图解释

图示窦性心动过速，心房率约 110 次 / 分钟。QRS 波群电轴右偏，约为 +110°。胸前导联 QRS 波群低电压，最大振幅＜1 毫伏。肢体导联电压偏低，但有一个导联 R 波振幅＞0.5 毫伏，不符合公认的诊断标准。I 导联为 Q 波，aVL 导联为小 r 波，不满足高侧壁心肌梗死的诊断标准。最重要的是，QRS 波群振幅多变，呈交替模式，以长 V1 导联最明显，V3 导联也较清晰，上述特点符合电交替。结合 QRS 波群低电压，因而支持大量心包积液，这已为该患者的经胸超声心动图检查证实。

主要诊断

- 窦性心动过速
- 胸前导联低电压
- 电交替
- QRS 波群电轴右偏
- 心包炎
- 心包积液

学习要点

- 心电图上记录到电交替，可能是大量心包积液引起血流动力学改变的第一个临床指标。
- 第一个线索是 QRS 波群低电压。
- 尤其是Ⅱ、Ⅲ及 aVF 导联上可见 J 点及 ST 段抬高，也可见于 V5 及 V6 导联。系列心肌酶学分析除外了急性心肌梗死。ST 段抬高系心包炎症所致。

综合评述

大量心包积液的电交替可能会出现在考试选项中。必须选择心脏节律，本例为窦性心动过速。心包炎时常可见到 ST 段抬高，若有此表现应选择急性心包炎。如有电交替，须选择心包积液。低电压也很常见，本例中低电压仅局限于胸前导联。最后，还可能出现 QRS 波群电轴右偏；如出现，也应予以选择，因为心包积液也可导致心脏位置改变。

心电图案例 #28

临床病史

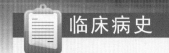

男性，56 岁，已知冠心病史，因不稳定心绞痛入院，行左心导管检查、血管成形术及右冠状动脉近端支架置入术。经皮冠状动脉血运重建术后 4 小时描记本图。

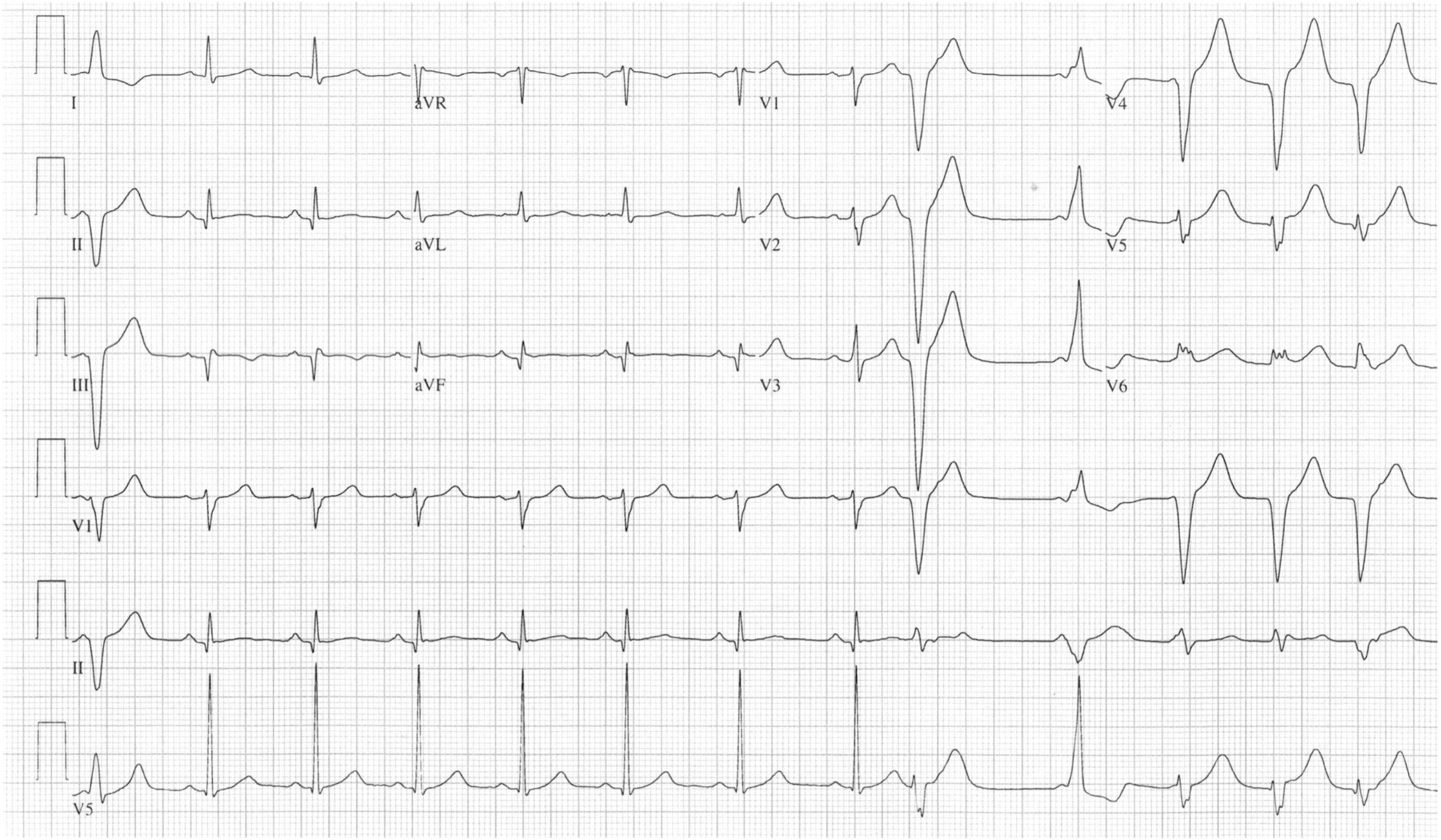

 笔记：

心电图案例 #28

心电图解释

图示正常窦性心律，心房率略＞75次/分钟。Ⅱ、Ⅲ及aVF导联可见Q波，符合时间不确定的下壁心肌梗死。第1及第9个QRS波群为室性早搏。第10个QRS波群宽大畸形，为杂交或融合波，系加速性室性自主心律及正常QRS波群的融合。最后3个QRS波群为加速性室性自主心律，QRS波群呈完全性左束支阻滞图形，说明起源自右心室。

主要诊断

■ 正常窦性心律
■ 时间不确定的下壁心肌梗死
■ 融合波
■ 室性早搏
■ 加速性室性自主心律

学习要点

■ 加速性室性自主心律为常见的心肌再灌注心律失常。本例中，这一心律失常发生于右冠状动脉近端高度狭窄行介入术后片刻。

■ 注意不要将加速性室性自主心律与室性心动过速相混淆。加速性室性自主心律的典型表现是心率较室性心动过速慢，临床上很少观察到血流动力学改变。

■ 第10个QRS波群为融合波，是由于心室异位兴奋灶致心室除极，与房室结、希氏－蒲肯野系统正常顺行传导至心室的冲动同时引起心室除极所致。

综合评述

本图中内科学委员会考试选项包括正常窦性心律、急性下壁心肌梗死、室性早搏及加速性室性自主心律。图中融合波提示心室预激，但并非如此，实为融合波。在内科学委员会考试中，若出现加速性室性自主心律，最常伴有缺血性心脏病。既然临床上认为其是再灌注心律失常，就应仔细评价心电图，寻找急性心肌损伤或梗死的证据。本图中，Ⅱ、Ⅲ及aVF导联可见ST段轻微但明确抬高，切记有急性心肌梗死时，也要选择ST和/或T波异常提示心肌损伤。

心电图案例 #29

临床病史

男性，85 岁，急性胸痛及心源性休克。

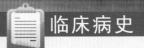

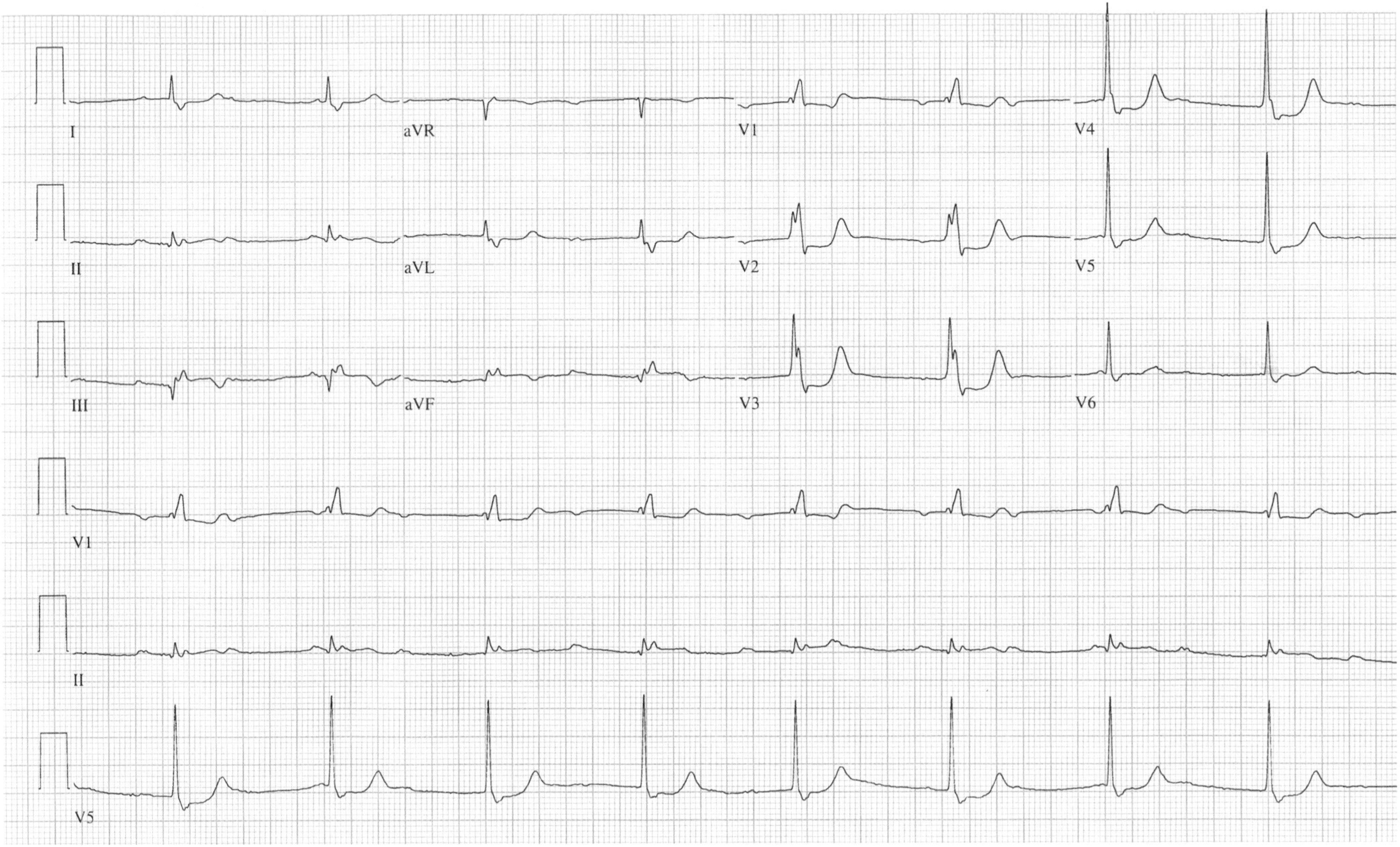

 笔记：

心电图解释

图中示正常窦性心律，心房率约为 85 次 / 分钟。P 波与 QRS 波群互不相关。QRS 波群显示 R-R 间期固定，心动过缓，心率略＞ 50 次 / 分钟，提示交界性心律，完全性心脏阻滞。QRS 波群时限延长＞ 120 毫秒，V1 形态呈 rSR' 型，为完全性右束支阻滞。Ⅱ、Ⅲ及 aVF 导联 J 点及 ST 段抬高伴 T 波终末段倒置，并可见低小 q 波，符合急性下壁心肌梗死。V1、V2、V3 及 V4 导联可见 ST 段压低。这些表现，尤其是下壁心肌梗死伴 V1、V2 及 V3 导联 ST 段压低时，提示后壁心肌损伤及相对应区域导联的 ST 段压低。V1 及 V2 导联的 T 波直立更进一步肯定这一疑问，因为在完全性右束支阻滞时，V1 及 V2 导联出现 T 波直立并不正常，QRS 波群与 T 波方向一致时称为原发性 T 波改变。

主要诊断

- 正常窦性心律
- 交界性心律
- 完全性心脏阻滞
- 完全性右束支阻滞
- 急性下壁心肌梗死
- 急性后壁心肌梗死

学习要点

■ 该患者的心电图系列检查非常重要，可观察 V1 及 V2 导联 R 波振幅增高情况，如若增高可进一步支持有后壁心肌梗死。

■ 原发性 T 波改变，尤其是急性胸部不适时新出现的改变，为重要线索，特别是在此前有传导阻滞者。这一线索适合于完全性右束支阻滞及完全性左束支阻滞。

■ 急性下壁心肌梗死时，判断梗死的心肌相邻区域极为重要。本例患者，侧壁导联可见 ST 段改变，但无 ST 段抬高及 Q 波，可除外侧壁心肌梗死。V1 导联 ST 段未抬高，不支持右心室心肌损伤。本图上述表现支持后壁心肌受累。

综合评述

这份心电图选项的复杂性类似考试所见。首先选择正常窦性心律、完全性心脏阻滞、房室交界性心律。所有这些诊断均应分别罗列。QRS 波群形态提示为完全性右束支阻滞。Ⅲ及 aVF 导联可见 Q 波及 ST 段抬高符合急性下壁心肌梗死及 ST 和 / 或 T 波异常，提示急性心肌损伤。V1、V2 及 V3 导联 T 波直立， 结合 ST 段压低及 V2 导联 R 波高大，支持有急性后壁心肌梗死的可能性。

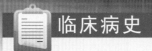

心电图案例 #30

临床病史

男性，77 岁，二尖瓣修补术及冠状动脉旁路移植术后即刻，留置插管，仍在外科重症监护室。

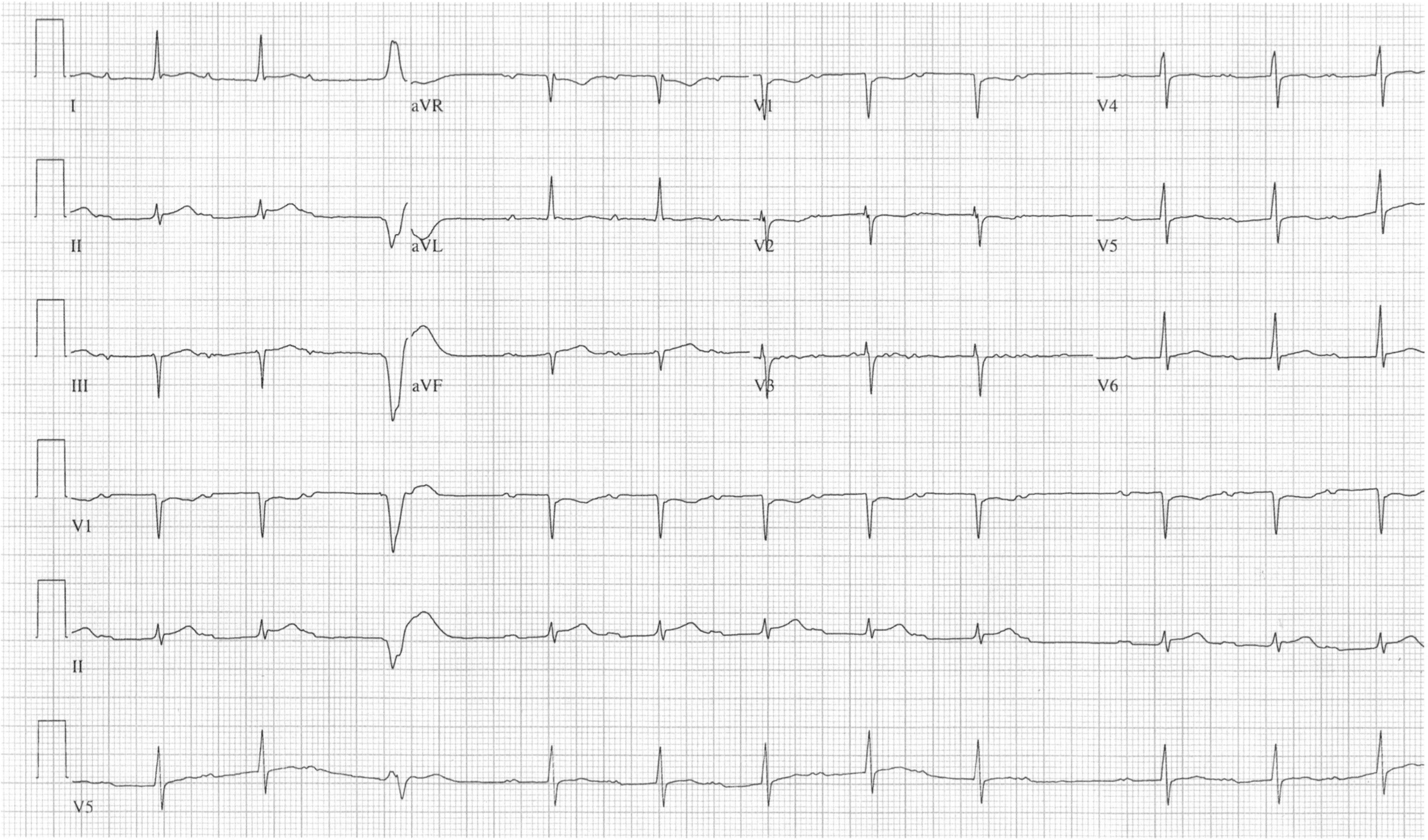

笔记：

心电图解释

心电图示正常窦性心律，心房率约 75 次 / 分钟。每个 QRS 波群之前均有 P 波，PR 间期进行性延长，为莫氏 I 型（文氏型）房室阻滞。II、III及 aVF 导联 ST 段明显抬高。I、V4、V5 及 V6 导联 ST 段也抬高。aVR 导联也可见 PR 段抬高。根据临床病史，这些改变提示术后心包炎，而非心肌损伤。第 3 个 QRS 波群宽大，在一长间歇之后出现。V1 导联长条图上，QRS 波群之前清晰的起搏信号，提示为心室起搏波群。心室起搏波群终末部分与 ST 段近端可见一曲折，为重叠之 P 波。图中多数导联可见非特异性 ST-T 改变。

主要诊断

- 正常窦性心律
- 莫氏 I 型（文氏型）房室阻滞
- 心包炎
- 心室起搏
- 非特异性 ST-T 改变

学习要点

■ 房室传导异常最常见于心脏外科开胸手术之后，常为一过性现象，随时间延长而消失。莫氏 I 型（文氏型）阻滞并不需要特殊治疗，但要避免使用抑制房室结的药物。

■ 根据临床病史，心室起搏波形为心外膜临时起搏。起搏器并未处于完全正常功能状态，因为心电图右侧可见一长 R-R 间期而未见起搏信号。与永久起搏相比，心外膜起搏更易出现功能异常。

综合评述

内科学委员会考试时，就该心电图而言，选择时要强调几条重要原则。首先，要确保选择正常窦性心律。第二，选择房室阻滞——二度莫氏 I 型（文氏型）。有二度房室阻滞时，不要选择一度房室阻滞。心电图上虽然有心包炎的表现，但不够典型。在内科学委员会考试中，应有 J 点及 ST 段显著抬高。另外，要确认选择起搏器功能障碍，感知不良（心房或心室）。在第一个文氏周期后长间期内，可见起搏信号，说明起搏器感知，发放冲动并夺获心室。第二个文氏周期后无起搏器发放冲动的证据，提示感知不良。最后，应选择非特异性 ST-T 改变，尤其在 V2、V3 及 V4 导联最清楚。未见提示心肌梗死的 Q 波。

心电图案例 #31

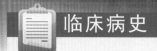

临床病史

男性，41 岁，急性心肌梗死伴心源性休克。

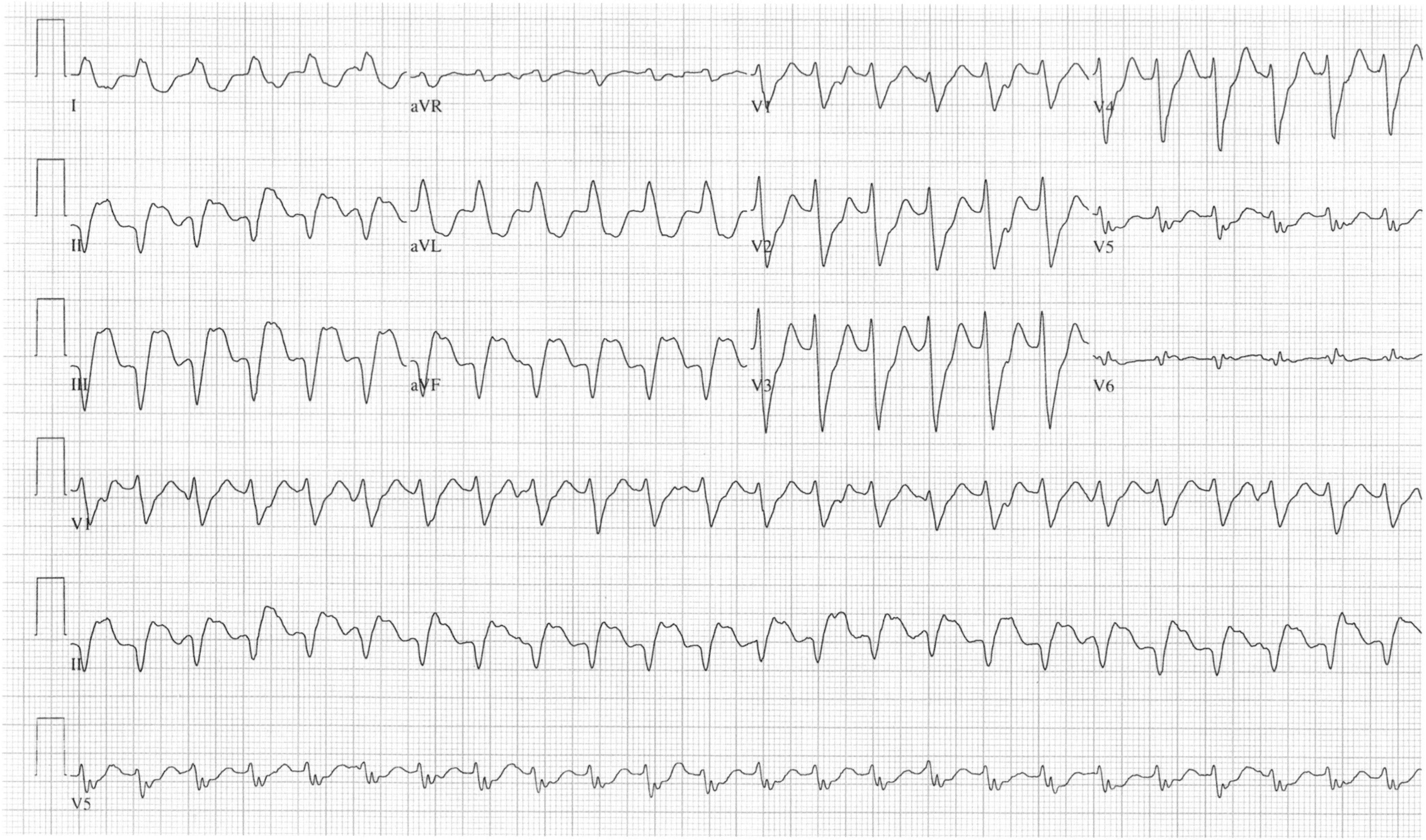

 笔记：

心电图解释

心电图中QRS波群宽大，心率略＜150次/分钟，称为宽QRS波群心动过速。Ⅰ导联QRS波群向量为正向，而Ⅱ、Ⅲ及aVF导联为负向，系电轴左偏。P波间断可见，尤其在长V1导联上更为清晰。ST段间断出现形态改变，如在第12个QRS波群之前的ST段上P波清晰可见，系房性心律。最大可能为窦性心动过速伴房室分离。在此情况下，急性心肌损伤及宽QRS波群心动过速时，最大可能为室性心动过速。Ⅱ、Ⅲ及aVF导联ST段抬高，Ⅰ、aVL、V1、V2及V3导联ST段压低，符合急性下壁心肌损伤，高侧壁对应区域ST段压低，以及后壁心肌损伤可能。室性心动过速终止后，复查心电图甚为重要，以确认有无急性下壁心肌梗死，是否有后壁心肌受累。

主要诊断

■ 窦性心动过速
■ 室性心动过速
■ 房室分离
■ 急性心肌损伤

学习要点

■ 12导联心电图对于诊断室性心动过速有一定困难。本例中，根据房室分离及窦性心律，可明确诊断。QRS波群形态也有助于明确诊断。

■ 即使在宽QRS波群心律，有时也能明确ST段偏移。本例中，根据临床症状及血清心肌酶阳性，说明有急性心肌损伤。室性心动过速终止后，窄QRS波群出现，下壁导联ST段抬高得到证实。此外，也可见后壁ST段压低，如图中所提示。

综合评述

选择室性心动过速时，一定要判断心电图上有无心房活动的证据。如有P波，则寻找最短的偶联间期，这样可以确定心房率。本例因P波电轴正常（Ⅱ导联P波向量直立），选择窦性心律，本图示窦性心动过速，确认为房室分离。即使为宽QRS波群心动过速，也可识别出ST段偏移，Ⅱ、Ⅲ及aVF导联反映急性心肌损伤，因而要选择ST和/或T波异常提示急性心肌损伤。

心电图案例 #32

临床病史

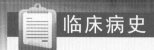

男性，56 岁，因急性前胸压迫感持续 1 小时入急诊室，本图为急诊室记录。

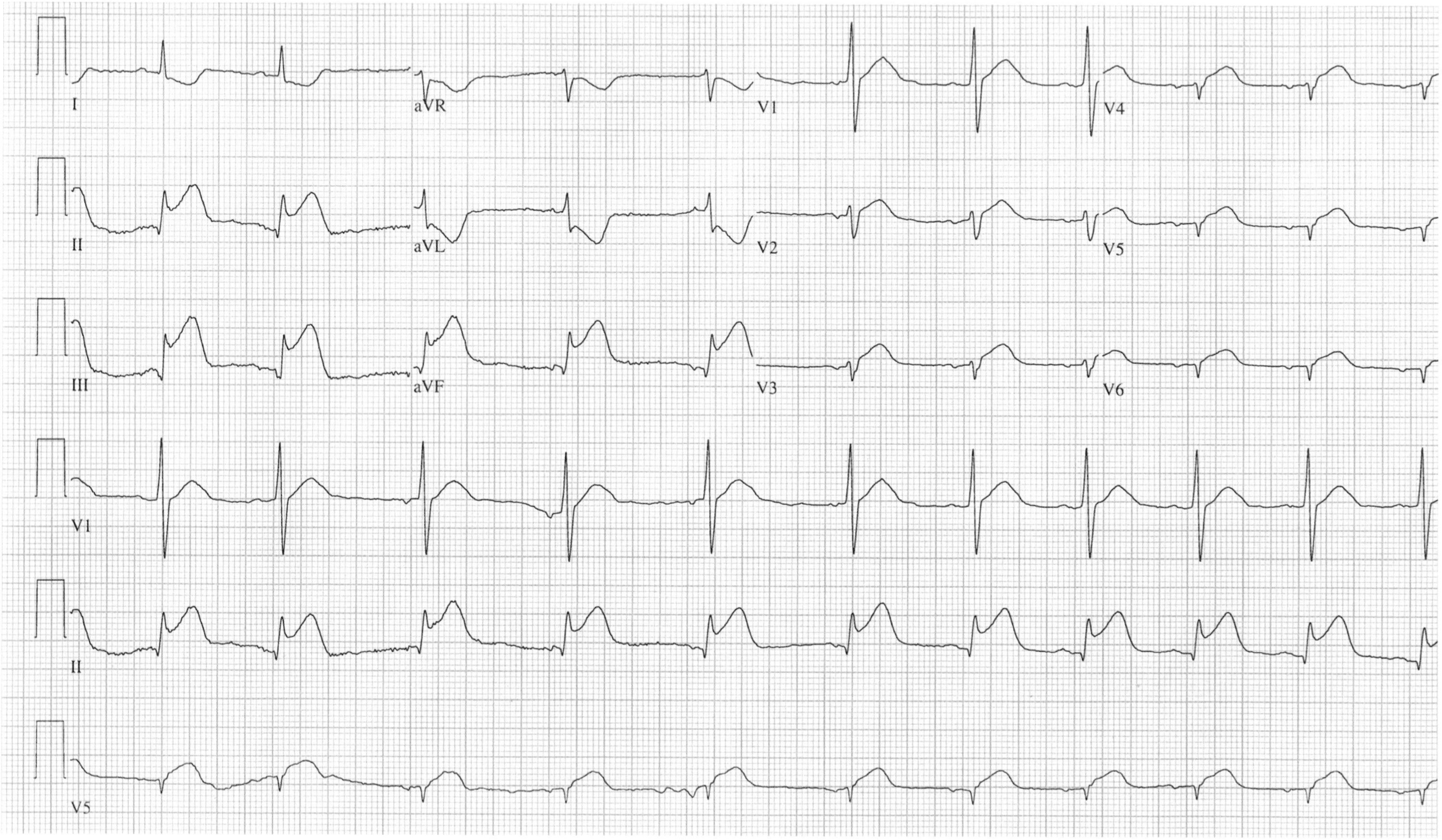

笔记：

心电图案例 #32

心电图解释

长 V1 导联上，至少可见两种形态不同的 P 波，符合心房有两个兴奋灶的异位房性心律。Ⅱ、Ⅲ及 aVF 导联可见 Q 波及 J 点及 ST 段明显抬高，符合急性下壁心肌梗死。本图中，胸前导联为右侧胸前导联的记录（V3R-V6R）。V1 导联可见明显 R 波，提示后壁心肌梗死。V2R-V6R 导联可见 J 点及 ST 段抬高，提示急性右心室心肌损伤。Ⅰ及 aVL 导联 ST 段压低，为对应导联改变。

主要诊断

- 异位房性心律
- 急性下壁心肌梗死
- 急性后壁心肌梗死
- 右心室心肌损伤
- 右胸前导联

学习要点

■ 该患者为右冠状动脉近端右心室锐缘支发出前急性闭塞，导致下后壁心肌梗死及急性右心室心肌损伤。

■ 该患者心电图采用传统接法连接时 V1 导联可见 ST 段抬高。V1 导联正好在右心室之上，12 导联心电图上，V1 导联是判断急性右心室心肌损伤的最佳导联。怀疑右心室心肌损伤时，应另行记录右胸导联心电图。另外，超声心动图对判断右心室运动减低及扩张有一定意义。

综合评述

如上所述，患者存在异位房性心律。因考试选项中并不包括这一选项，因而应选择正常窦性心律。右胸导联有助于检测急性下壁心肌梗死可能性。Ⅱ、Ⅲ和 aVF 导联可见 Q 波伴 ST 段显著抬高，支持选择急性下壁心肌梗死及 ST 和 / 或 T 波异常提示急性心肌损伤。V1 导联可见明显的 R 波，提示急性后壁心肌梗死可能。对此尚有争论，仍需常规 12 导联心电图进一步证实。

心电图案例 #33

临床病史

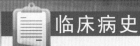

女性，76 岁，严重二尖瓣反流，二尖瓣修补术后即刻心电图。

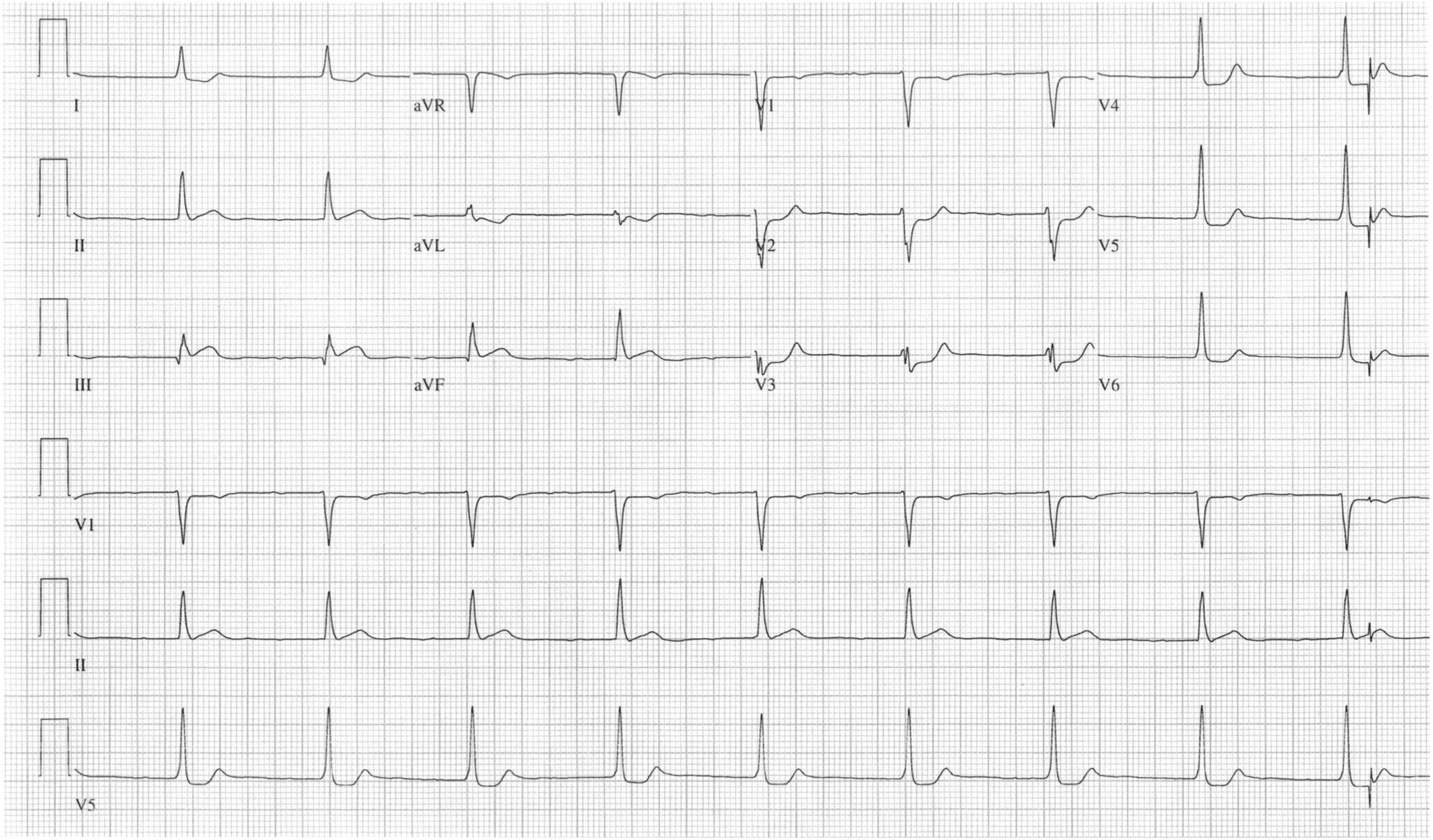

笔记：

心电图解释

图中 QRS 波群节律规整，心率约 55 次 / 分钟，无明确心房活动可见，为交界性心律。QRS 波群时限略＞ 100 毫秒，系非特异性室内传导延迟。最后一个 QRS 波群之后，可见一孤立曲折，为心外膜起搏意外放电所致。Ⅱ、Ⅲ及 aVF 导联可见 J 点抬高及 ST 段抬高、平直。相对应的Ⅰ及 aVL 导联，ST 段压低。胸前导联也可见 ST 段压低。这些表现提示急性下壁心肌损伤。

主要诊断

- 交界性心律
- 急性心肌损伤
- 心室起搏
- 非特异性室内传导延迟

学习要点

- 交界性心律常见于开胸心脏手术后，尤其是手术过程后期。
- 有 J 点及 ST 段抬高时，要区别急性心肌损伤与心包炎。开胸心脏手术后即刻作出判断确为一特殊挑战。本例中，下壁导联可见局部 ST 段抬高、平直，而相对应高侧壁Ⅰ、aVL 导联则可见 ST 段压低。大多数情况下，心包炎时可见多个导联 ST 段抬高，可涉及多个冠状动脉供血区域。

综合评述

图中Ⅱ、Ⅲ及 aVF 导联 ST 段平直，Ⅲ及 aVF 导联 J 点轻微抬高，反映为急性心肌损伤形成早期。内科学委员会考试选项包括房室交界性心律及 ST 和 / 或 T 波异常提示急性心肌损伤。未见清晰 P 波，但 V4、V5 及 V6 导联 QRS 波群升支可见轻微顿挫，可能为重叠 P 波。PR 间期太短，不能传导至心室。因而心律最佳选择为房室交界性心律。心室起搏冲动发放异常，还应选择起搏器功能异常，感知不良（心房或心室）。

心电图案例 #34

临床病史

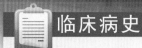

女性，62 岁，怀疑不稳定型心绞痛入院，否认冠心病史。

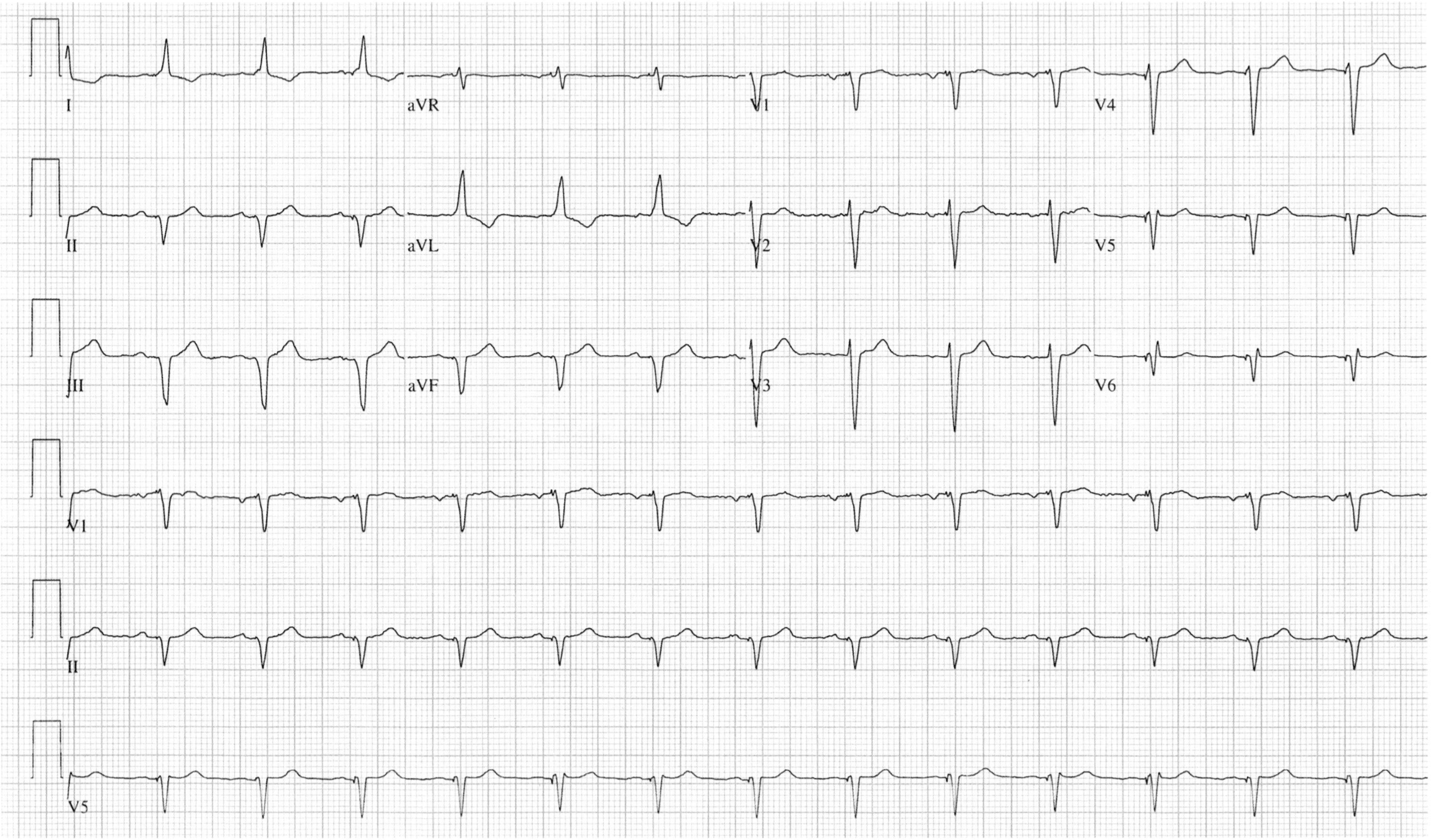

笔记：

心电图解释

图中，每个 QRS 波群之前可见 P 波，P 波电轴正常，频率略＞80 次 / 分钟，为正常窦性心律。每个 QRS 波群之前可见起搏信号，其中以 V4、V5 及 V6 导联最清楚，如仔细检查，其他导联如 V1 及 aVF 导联，也隐约可见起搏信号，符合心房感知心室起搏。Ⅱ、Ⅲ、aVF、V5 及 V6 导联可见 Q 波，但因为心室起搏而排除时间不确定的心肌梗死。

学习要点

■ 在 12 导联心电图中，有时起搏信号微小，常被忽略。要注意，有些导联起搏信号清晰可见，有些导联可能模糊。这就要求，一定要仔细分析心电图上每一个 QRS 波群的细微变化。还要注意，对于窄 QRS 波群也应予以分析。

■ 典型心室起搏电极放置在右心室心尖部，因而右心室除极先于左心室。左心室除极顺序发生改变。因而，根据常规 12 导联心电图中左心室除极特点，诊断时间不确定的心肌梗死会有失偏颇。

■ 如有可能，可参考过去未置入起搏器时的心电图，有助于评价自身 QRS 波群形态。另外，如果安全的话，可暂停起搏器后描记心电图，判断自身 QRS 波群形态，对临床也有所裨益。

主要诊断

■ 正常窦性心律

■ 心室起搏

综合评述

起搏信号可能模糊不清。如有心室起搏时，请勿选择时间不确定的心肌梗死。且应重点注意心房节律，如果清晰可辨则予以选择。对于心室起搏要评价感知及夺获功能。就本图而言，最佳选择为正常窦性心律，心室按需起搏，功能正常。本例心室起搏电极可能在右心室间隔面较高位置。另一可能为冠状窦起搏，本例患者并不属于这一情况。

心电图案例 #35

临床病史

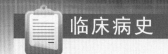

女性，48 岁，拟行右膝关节手术而就诊，无冠心病史。除膝关节病变外，健康状况良好。

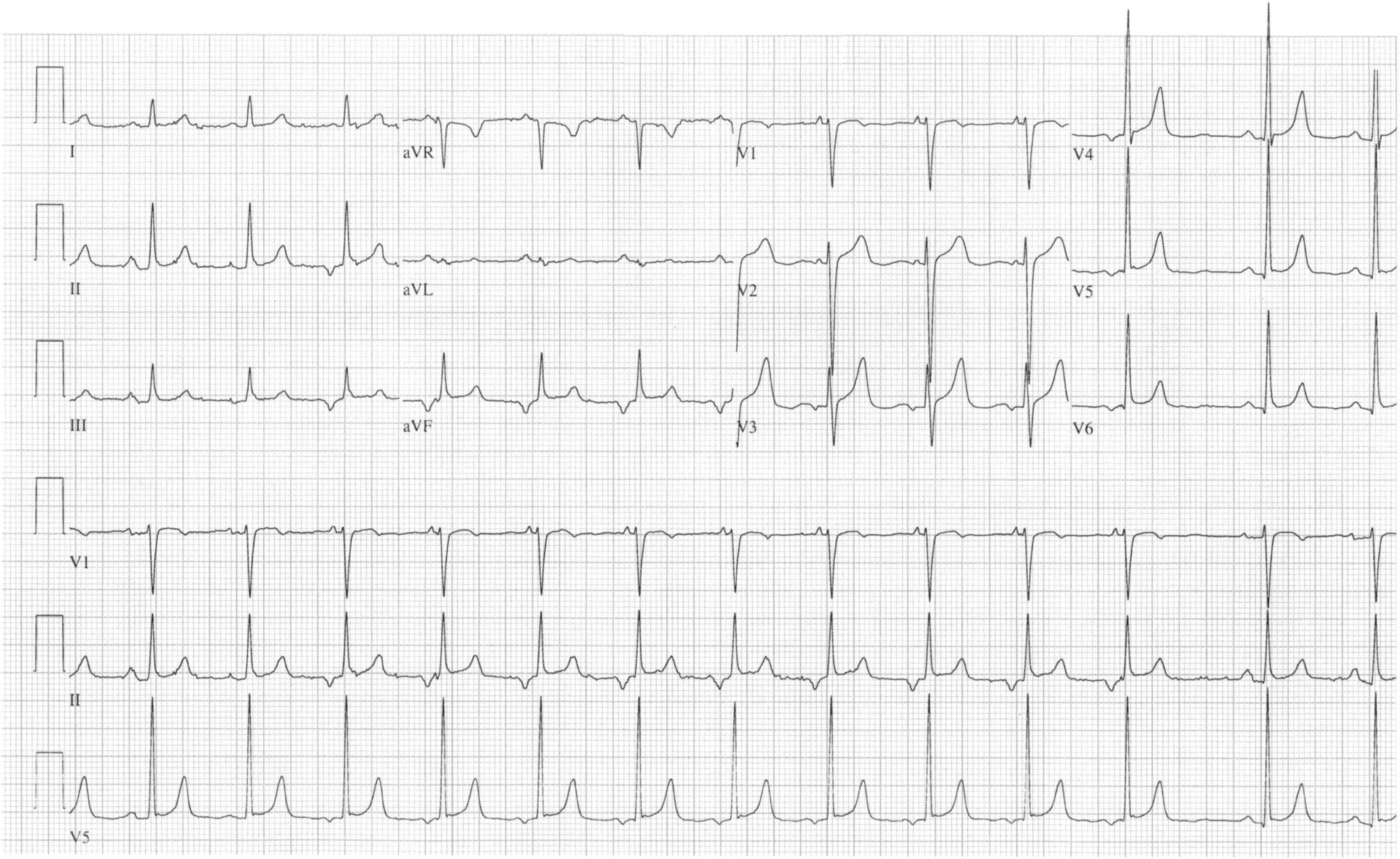

笔记：

心电图解释

本幅图中，最右侧两个 QRS 波群之前可见 P 波，电轴正常，为正常窦性心律，房率为 75 次 / 分钟。第 1 个 P 波似乎为窦房结起源。第 2 个 P 波形态有所不同。aVF 导联上第 3 个至第 11 个 P 波向量为负向，PR 间期缩短，系起源自低位心房或异位心房。第 2 个 P 波极可能为房性融合波，由正常窦房结冲动及异位房性冲动同时引起心房除极所致。心电图其他部分均正常。

学习要点

■ 异位房性心律可以是正常的，尤其是在体格好且迷走神经张力高的人群中。如果没有全身低灌注症状，异位房性心律无须进一步作临床评价。

■ 12 导联心电图上很少见到房性融合波。本图是一个典型事例。两个竞争性起搏点同时使心房“杂交”除极，使 P 波形成“融合”波形。

主要诊断

■ 正常窦性心律
■ 异位房性心律
■ 房性融合波

综合评述

这是一幅典型心电图，说明仔细观察 P 波电轴十分重要。考试中并不包括异位房性心律。因此，不可能包括上述两个选择。但提出这些概念很重要。虽然 P 波电轴异常，本图不应选择房室交界性心律，因图中每个 QRS 波群前均可见 P 波。

心电图案例 #36

临床病史

女性，78 岁，高血压病史多年，血压控制欠佳，有非缺血性左心室收缩功能不全。

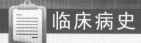

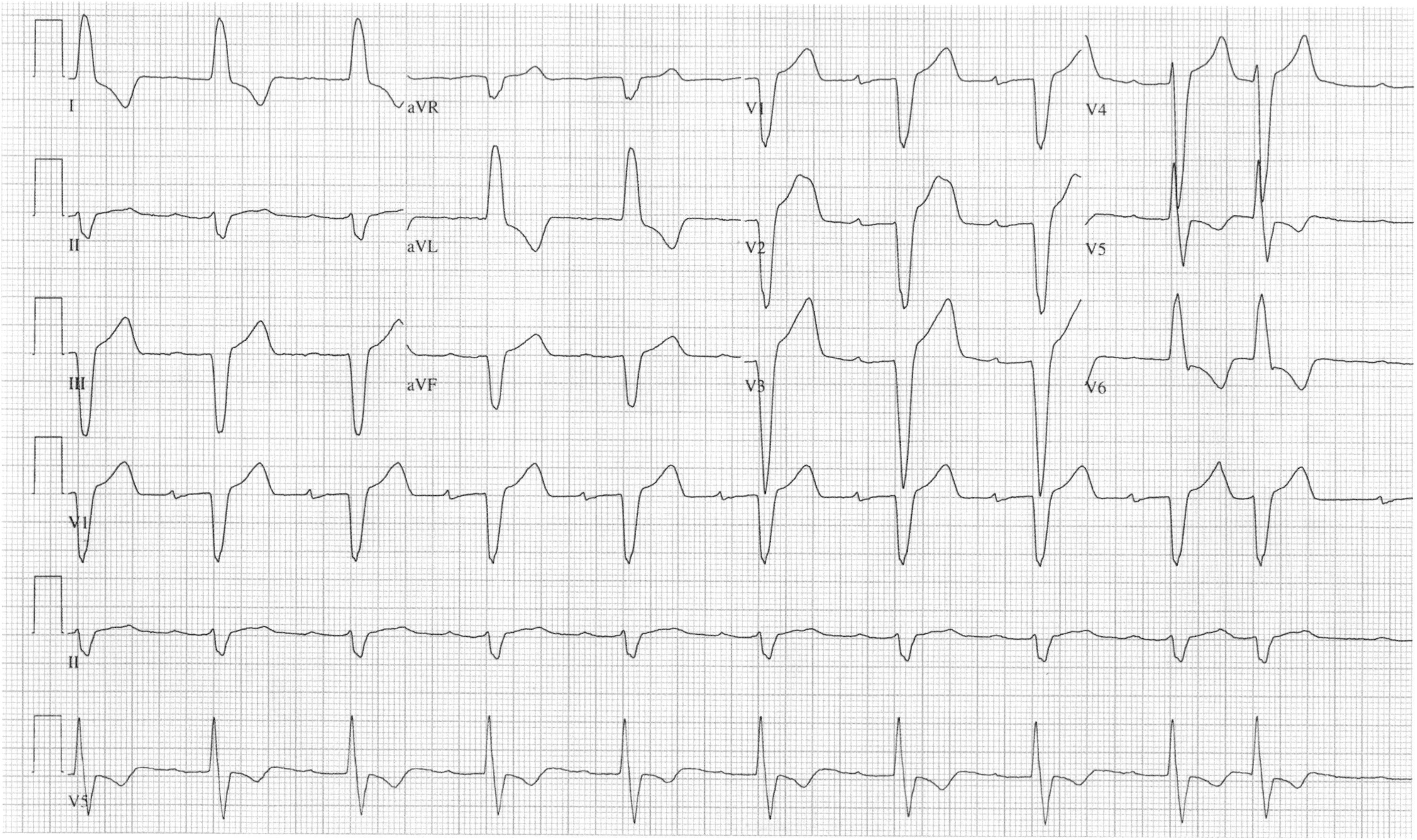

 笔记：

心电图解释

心电图显示，P 波电轴正常，心房率略> 60 次 / 分钟，为正常窦性心律。PR 间期延长甚至达 300 毫秒，为一度房室阻滞。QRS 波群向量电轴左偏，Ⅰ导联 QRS 波群向量为正向，Ⅱ、Ⅲ及 aVF 导联为负向。QRS 波群宽大，时限约 160 毫秒。Ⅰ、aVL、V5 或 V6 导联未见 Q 波，说明室间隔从左向右除极缺失，这些表现都支持完全性左束支阻滞。图中最右侧部分可见一 QRS 波群提前发生，但其前的 T 波顶端高尖，系 P 波与其前 T 波重叠所致，因而为房性早搏。Ⅱ导联 P 波时限延长，约为 110 毫秒，表明左心房除极及传导缓慢，符合左心房异常的诊断标准。

主要诊断

- 正常窦性心律
- QRS 波群电轴左偏
- 一度房室阻滞
- 完全性左束支阻滞
- 房性早搏
- 左心房异常

学习要点

■ 左心房异常、一度房室阻滞、完全性左束支阻滞及明显宽大的 QRS 波群，这些表现均支持器质性心脏疾病、心脏扩大及左心室收缩功能不全。

■ 考虑完全性左束支阻滞时，仔细评价有无室间隔 Q 波非常重要。Ⅰ、aVL、V5 或 V6 导联有初始的负向曲折，支持左向右的室间隔除极。当有这种表现，且 QRS 波群时限> 120 毫秒时，最好诊断非特异性室内传导延迟，而不诊断完全性左束支阻滞。

综合评述

本图中一些概念符合内科学委员会考试内容。应仔细评价心房率。心房率略> 60 次 / 分钟，应选择正常窦性心律。也应选择一度房室阻滞。最后一个 QRS 波群为早搏，其前可见 P 波，为房性早搏。可见完全性左束支阻滞， QRS 波群电轴左偏（> -30°），请勿选择左前分支阻滞。Ⅱ导联 P 波时限延长> 110 毫秒，应选择左心房异常 / 扩大。最后，当有完全性左束支阻滞时，请勿选择心肌梗死。Ⅱ、Ⅲ及 aVF 导联可见小 r 波，即便可见 Q 波，有左束支阻滞时，也不应选择时间不确定的心肌梗死。

心电图案例 #37

临床病史

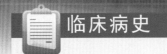

男性，67 岁，因急性胸痛急诊入院。即刻转入心脏导管室，造影提示左前降支近端闭塞，成功行球囊扩张成形术及支架置入术。

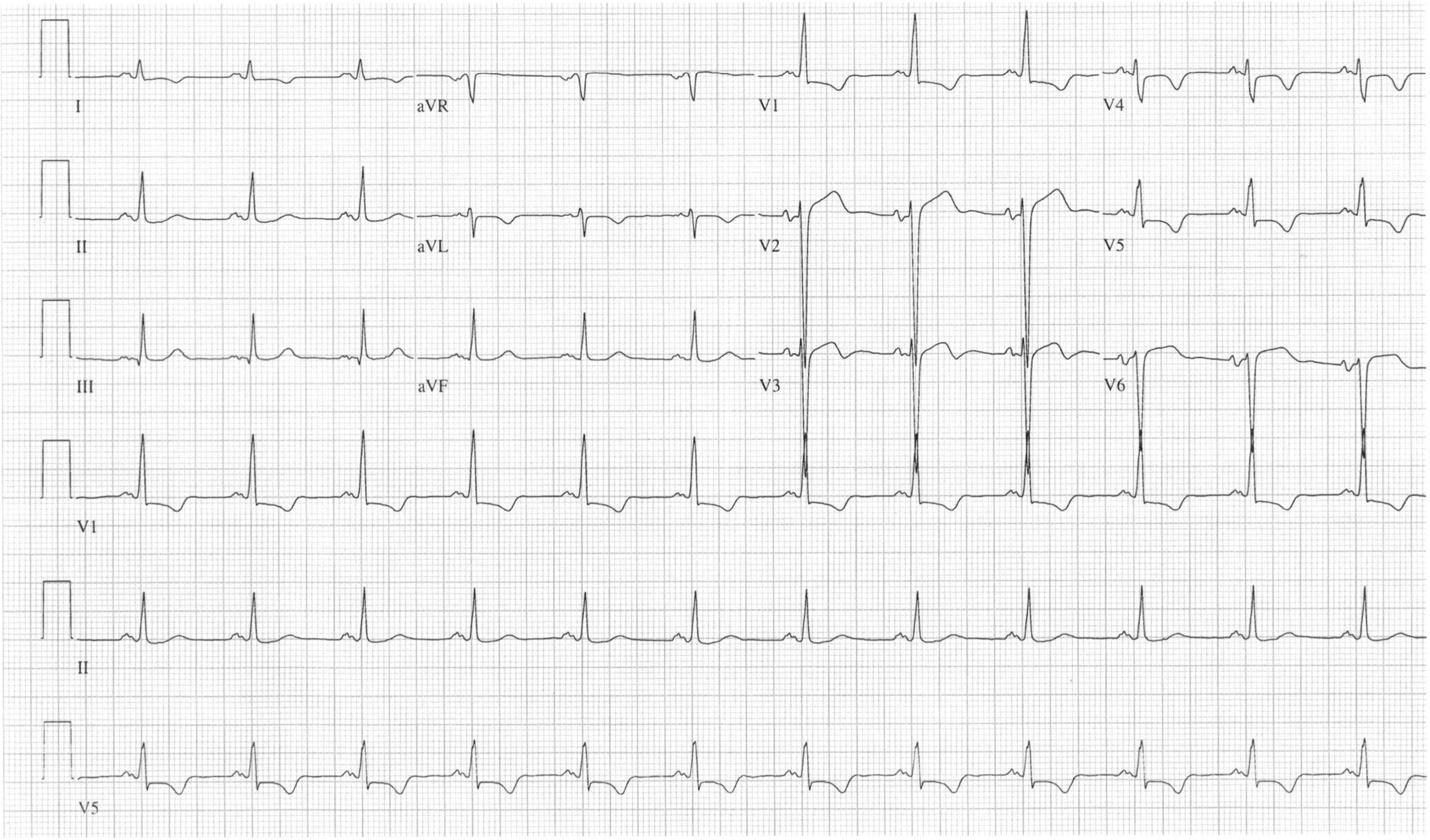

 笔记：

心电图案例 #37

心电图解释

心电图显示， P 波电轴正常，心房率约 75 次 / 分钟，为窦性心律。Ⅱ导联 P 波呈双峰，提示左心房异常。胸前导联显示，R 波移行异常。V1 导联 R 波高大，而 V2、V3 及 V4 导联降低，V5 恢复后，V6 导联 R 波振幅又明显降低，提示胸前导联电极错接，或 V1 与 V6 导联相互错接。这些变化纠正后，可见左心房异常，V1 导联终末段负向面积至少达到 1 平方毫米。V1、V2 及 V3 导联可见 J 点及 ST 段抬高。V4、V5、V6、Ⅰ及 aVL 导联 T 波倒置。这些表现提示，左前降支近端闭塞及急性心肌损伤，这已从急诊心导管检查中得到证实。

主要诊断

- 正常窦性心律
- 左心房异常
- 急性心肌损伤
- 导联错接
- 左心室肥厚

学习要点

■ 分析心电图时，首先应确认心电图记录是否正确。最常见的错误是左右臂导联反接，可导致Ⅰ及 aVL 导联的 P 波向量呈负向。其次，常见错误是胸导联放置错误，如本图所示。如未能及时发现导联放置错误，V1 导联显著 R 波，会误认为时间不确定的后壁心肌梗死，或右心室肥厚。

■ 一旦确认胸导联错接，便可看出，该患者从 V1 导联开始（本例心电图在 V6 导联），J 点及 ST 段抬高，反映左前降支近端第一穿隔支之前闭塞。左前降支近端闭塞往往预后不良。因而对其作出准确判断非常重要。

■ 已知患者有高血压病史。V2 导联可见 QRS 波群电压增高。本图中，SV2+RV1 ＞ 35 毫米（其中 RV1 即为实际 RV6），可考虑左心室肥厚。

综合评述

本幅心电图强调内科学委员会考试中的一些基本概念。心电图导联错接可发生于肢体导联及胸前导联。如果 V1-V6 导联 R 波移行不符合正常过渡规律时，就应考虑胸前导联错接。本图 V6 导联（实际上是 V1 导联错接）及 V2、V3 导联 J 点及 ST 段抬高，且弓背向上，支持左前降支供血区域的急性心肌损伤。因未见 Q 波，不应选择心肌梗死。因而，内科学委员会考试选项包括正常窦性心律、导联电极错接、左心房异常 / 扩大、ST-T 异常提示心肌损伤及左心室肥厚。

心电图案例 #38

临床病史

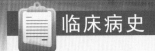

女性，78 岁，主因间断头晕、晕厥、乏力入急诊室。

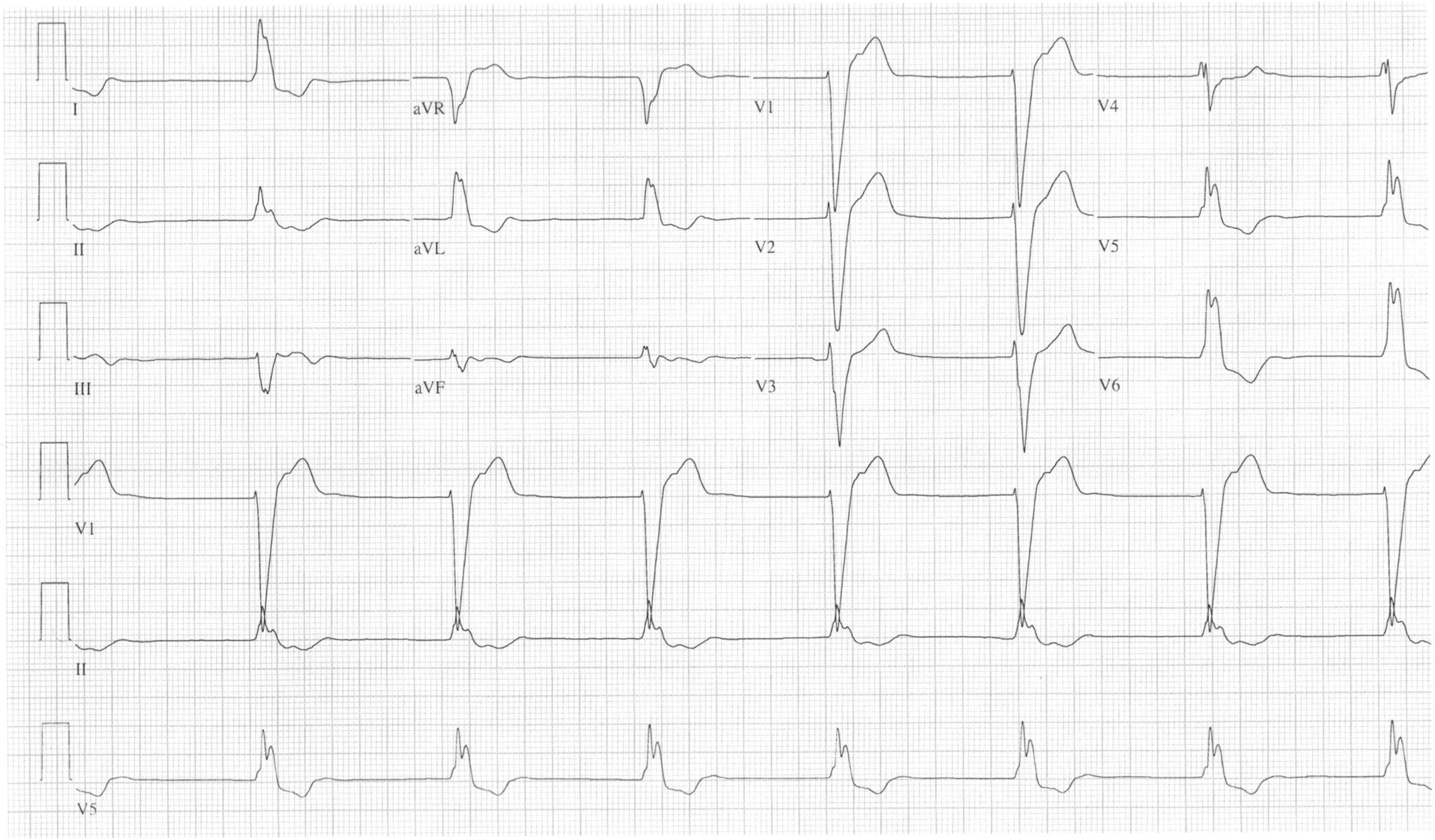

 笔记：

心电图解释

图示 QRS 波群宽大，心室率略＞ 40 次 / 分钟，为交界性心动过缓。每个 QRS 波群前无 P 波。QRS 波群之后 T 波顶点或之前可见 ST 段形态改变，为逆传的心房除极。QRS 波群明显增宽（＞ 120 毫秒），为完全性左束支阻滞。QRS 波群呈左束支阻滞图形，支持右心室先除极然后左心室除极。

主要诊断

- 交界性心动过缓
- 逆行 P 波
- 完全性左束支阻滞

学习要点

■ 这份心电图明显异常，与患者间断头晕、晕厥前兆及乏力等症状有关。心电图描记后不久，患者即置入永久起搏器，症状解除。

■ 虽然这份心电图可诊断为交界性心律，但也可能是起源自右心室浦肯野纤维或束支系统异位兴奋灶的逸搏心律，这从体表心电图上很难确定，需要进一步心内电生理检查判断。对二者进行区别的临床意义不大，因为患者已有置入永久起搏器的明确临床及心电图指征。

综合评述

内科学委员会考试选项包括房室交界性心动过缓及完全性左束支阻滞。虽图中可见逆行 P 波，但在考试答案表中并未列此项选择。

心电图案例 #39

临床病史

男性，84 岁，因急性失代偿性充血性心力衰竭入院。已知有缺血性心脏病、心肌梗死及左心室收缩功能不全病史。

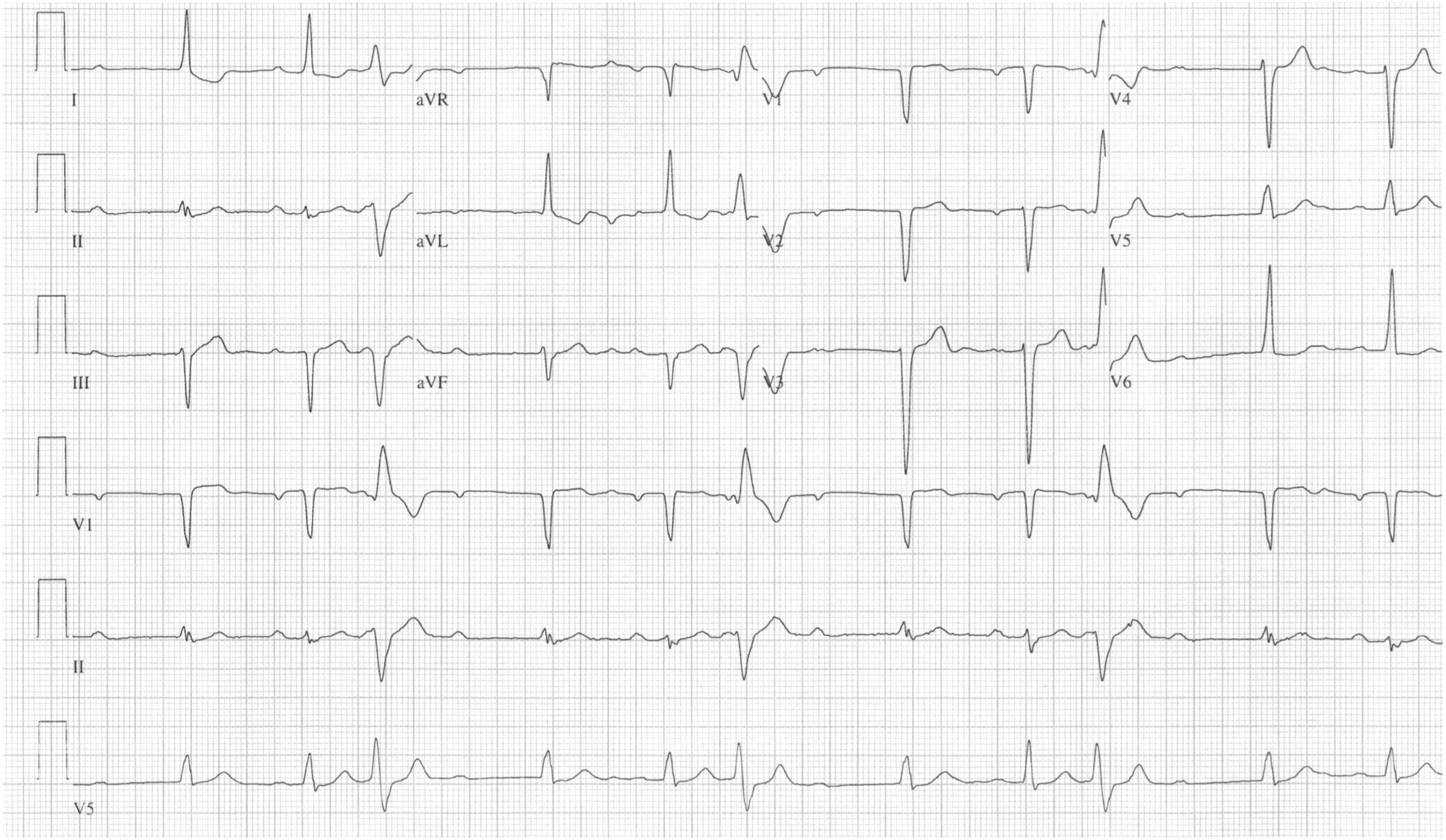

 笔记：

心电图案例 #39

心电图解释

本幅心电图中，P 波电轴正常，心房率约为 90 次 / 分钟，为正常窦性心律。PR 间期＞ 200 毫秒，为一度房室阻滞。P 波在 V1 导联终末段为负向，Ⅱ及 aVF 导联时限延长，怀疑左心房异常。心电图上可见室性早搏呈三联律，在 V1 导联呈 qR 型，提示右心室传导延迟，因而此早搏起源自左心室。室性早搏后，可见一 P 波，一种可能为传导显著延迟，致 PR 间期延长；或者因传导阻滞，其后的 QRS 波群为交界性逸搏。在体表心电图上无法将这两种可能性区分开来，需进一步进行电生理检查记录心腔内心电图。这一表现在本图中反复发生。aVF 导联的第 1 个 QRS 波群可见小 r 波，实际上是 P 波与 QRS 波群重叠所致。而第 2 个 QRS 波群则仅示 Q 波。aVF 导联的室性早搏也可见 Q 波。因室性早搏起源于左心室，左心室的初始向量只反映左心室事件，更增加了时间不确定的下壁心肌梗死的可能性，与患者既往缺血性心脏病史一致。图中还可见侧壁及高侧壁非特异性 ST-T 改变。

主要诊断

- 正常窦性心律
- 一度房室阻滞
- 左心房异常
- 时间不确定的下壁心肌梗死
- 室性早搏
- 非特异性 ST-T 改变
- 交界性逸搏

学习要点

■ 室性早搏可揭示隐匿的传导性疾病。本例中，室性早搏致室房逆传，冲动穿越房室结，从而阻碍了房室顺行传导，可能是引发交界性逸搏的原因。

■ 一度房室阻滞提示可能存在传导系统疾病。

■ 这是左心室起源的室性早搏对时间不确定的心肌梗死诊断有所帮助的另一典型例证。本例中最大可能为右冠状动脉区域病变。

综合评述

内科学委员会考试的正确选项为正常窦性心律、一度房室阻滞、左心房异常 / 扩大、室性早搏（因偶联间期固定，不是室性并行心律）及交界性逸搏。也存在不典型室内传导障碍，但 QRS 波群时限＜ 100 毫秒，而不予选择。也可见非特异性 ST 和 / 或 T 波改变。

心电图案例 #40

临床病史

女性，66 岁，肺癌化疗期间，因急性恶心、呕吐及严重脱水入院。

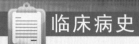

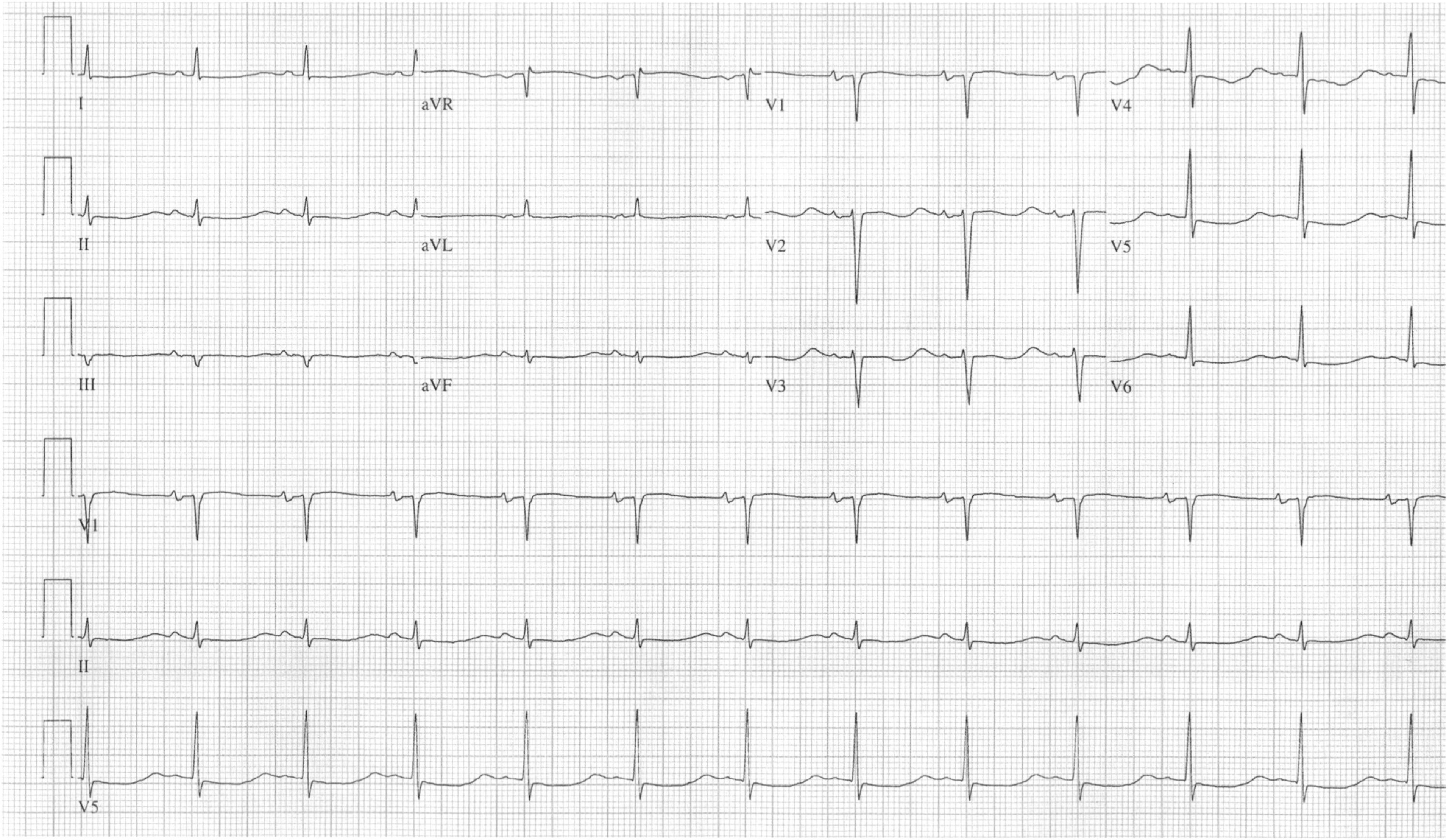

 笔记：

心电图案例 #40

心电图解释

图示 P 波电轴正常，心房率约 75 次 / 分钟，为正常窦性心律。图中普遍导联有 ST-T 改变。可见 QT 间期明显延长，QT 间期大于 R-R 间期的 50%。V2、V3、V4、V5 及 V6 导联可见 T 波终末部分正向曲折，为正向 U 波。QT 间期显著延长及终末曲折正向 U 波，符合低钾血症。记录心电图当时，患者的血清钾水平为 2.6mEq/L。

主要诊断

- 正常窦性心律
- 非特异性 ST-T 改变
- QT-U 间期延长
- 正向 U 波
- 低钾血症

学习要点

- 电解质早期异常即可在 12 导联心电图上得以显示。
- 钾和钙的异常在心电图上可以区别。钾的异常可影响 T 波和 U 波，而很少影响 ST 段。相反，钙的异常很少影响 T 波及 U 波，而主要影响 ST 段时间及 QT 间期。

综合评述

内科学委员会考试包括 12 导联心电图上血清钾和血清钙异常。本图中应选择正常窦性心律、QT 间期延长、ST 和 / 或 T 波异常提示电解质紊乱以临床疾病低钾血症。也应选择显著 U 波。

心电图案例 #41

临床病史

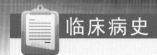

女性，51 岁，二尖瓣脱垂及严重二尖瓣反流。患者活动耐量降低，新出现心悸。症状符合失代偿性充血性心力衰竭。

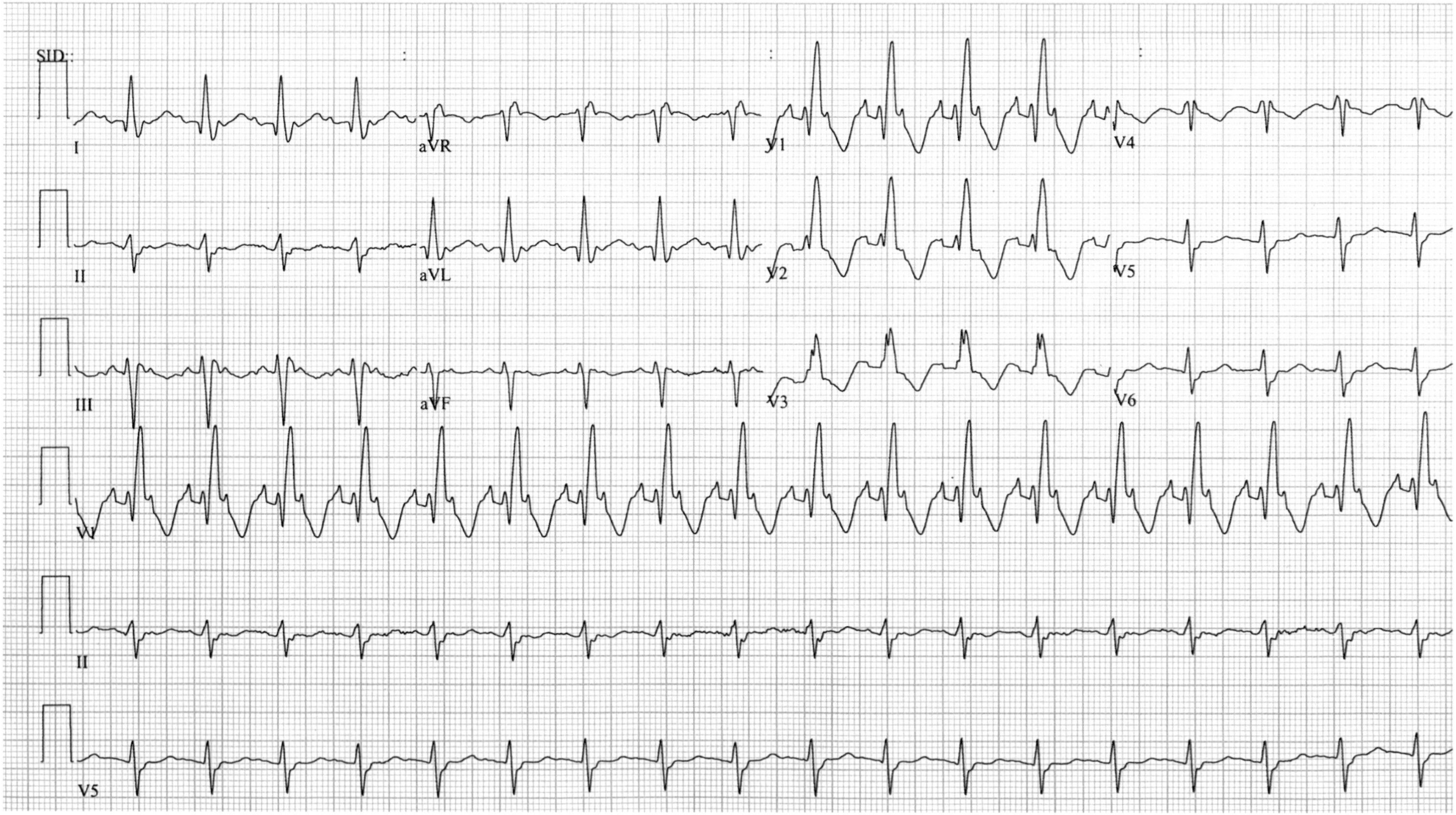

笔记：

心电图案例 #41

心电图解释

心电图示心动过速，每个 QRS 波群前可见两个独立的心房除极。心房率接近 220 次 / 分钟。长 V1 导联上清楚地显示，每个 QRS 波群之前及之后均有心房除极波，为房性心动过速，2:1 房室传导。V1 导联 QRS 波群呈 rSR' 型，时限接近 140 毫秒，符合完全性右束支阻滞。Ⅰ导联 QRS 波群向量为正向，Ⅱ、Ⅲ及 aVF 导联 QRS 波群向量为负向，为左前分支阻滞。Ⅰ及 aVL 导联可见 Q 波，但此时并不是时间不确定的高侧壁心肌梗死，而是左前分支阻滞引起 QRS 波群电轴左偏所致。下壁导联可见非特异性 ST-T 改变。

主要诊断

- 异位房性心动过速
- 2:1 房室传导
- 左前分支阻滞
- 完全性右束支阻滞
- 非特异性 ST-T 改变

学习要点

■ 房性心律失常常见于二尖瓣病变。该患者为正常窦性心律时，虽然有严重的二尖瓣反流，但相对无症状。房性心动过速时，伴左心室舒张充盈受损，患者会感觉体力明显下降。

■ 在此情况下，心电图尤其有帮助。一旦出现房性心动过速，应行二尖瓣修补术。术后可明显改善症状。

■ 分析这份心电图可看出，评价心脏间期时使用分规的重要性。每个 QRS 波群之前均可见一个心房除极，很容易认为是窦性心动过速。第 2 个 P 波与 QRS 波群终末段部分重叠，如果未用分规测量，可能误认做 QRS 波群的终末段传导延迟。分别测量可确定心房除极之间的间期，明确房性心动过速诊断，找到患者症状急剧恶化的原因。

综合评述

内科学委员会考试相关诊断选项包括房性心动过速、房室阻滞（2:1 传导）、左前分支阻滞、完全性右束支阻滞及非特异性 ST 和 / 或 T 波改变。房性心动过速时，确定 P 波是异位起源非常重要，而不应选择心房异常 / 扩大。

心电图案例 #42

临床病史

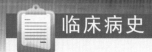

男性，54 岁，因急性谵妄入院。终末期肾病需要透析入内科重症监护病房。

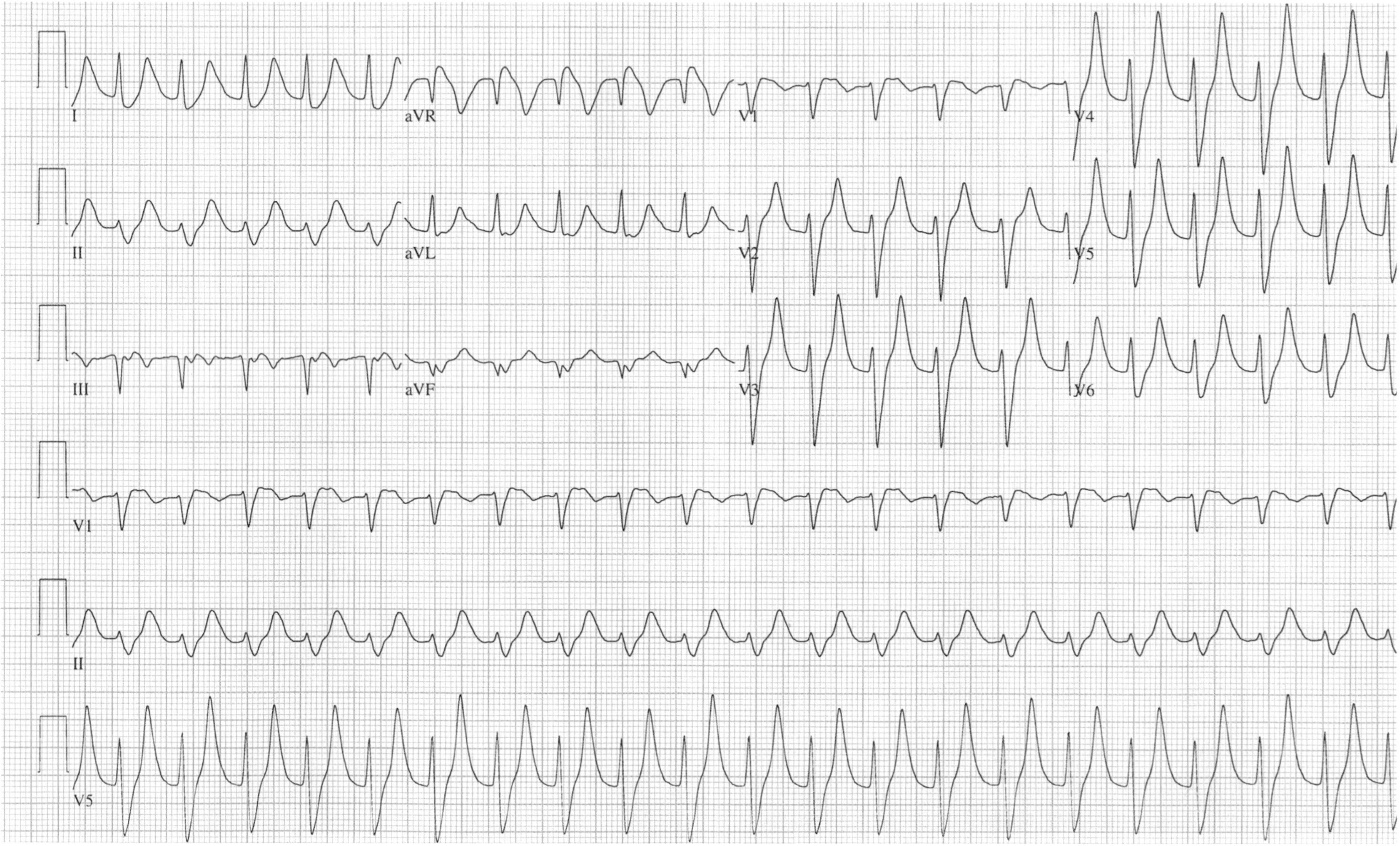

 笔记：

心电图解释

心电图示，QRS 波群宽大，心室率约 125 次 / 分钟。无明确可辨认的 P 波。在长 V1 导联中，似乎 P 波与 T 波重叠。如确实重叠，则可能为窦性心动过速伴一度房室阻滞。但最好不要武断作出这一结论。而实际上本图更符合交界性心动过速。QRS 波群增宽，时限接近 150 毫秒，符合非特异性室内传导延迟。QRS 波群形态既不支持右束支阻滞，也不支持左束支阻滞，似乎为 QRS 波群的早、中、晚部分传导延迟程度相同所致。QT 间期延长，且 T 波高尖对称。Ⅲ及 aVF 导联可见 Q 波，提示时间不确定的下壁心肌梗死，但因为 QRS 波群时限显著延长， 不能诊断心肌梗死。考虑到心电图中 QRS 波群时限延长，QT 间期延长，T 波对称高尖，本图符合高钾血症改变。患者血清钾水平为 7.1mEq/L。

主要诊断

- 交界性心动过速
- 非特异性室内传导延迟
- QT 间期延长
- 高钾血症

学习要点

■ 典型的高钾血症一般并无 ST 段的改变。本例中，QT 间期延长是因为 QRS 波群时限显著延长，而非 ST 段改变所致。

■ 高钾血症时，T 波对称性与振幅的改变对于诊断同样重要。有时高钾血症时，T 波振幅并非一定增高。此时，仔细研究 T 波的对称性对诊断高钾血症大有帮助。

■ 心电图上 QRS 波群时限延长，就好像整个心电图被拉长，或者走纸速度加快，这一情况提示高钾血症。当出现这种情况时，要确认走纸速度是否正确设定。本幅心电图走纸速度为 25 毫米 / 秒钟。

综合评述

图中无明确 P 波可辨认，QRS 波群节律规整，频率＞ 100 次 / 分钟，符合内科学委员会考试中选项交界性心律 / 心动过速。其他选项包括非特异性室内传导障碍、ST 和 / 或 T 波异常提示电解质紊乱、临床诊断高钾血症。因为 QRS 波群异常及严重的高钾血症，这一情况下不应选择心肌梗死。

心电图案例 #43

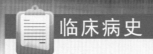

临床病史

男性，79 岁，反复晕厥，近期置入永久性起搏器。

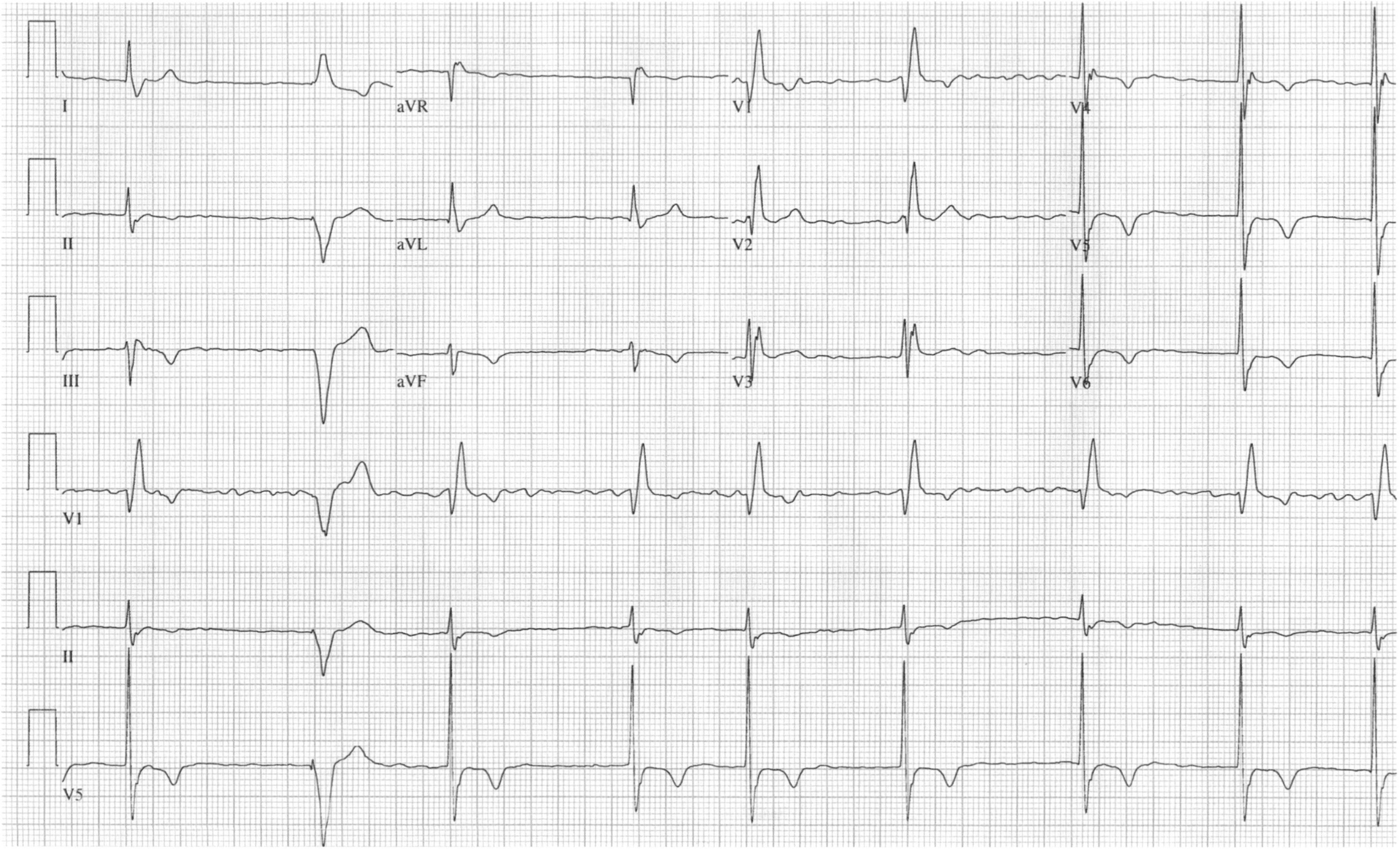

 笔记：

心电图解释

心电图示心房颤动，未见清晰独立的心房活动。心室率约 50 次 / 分钟，为缓慢心室节律。QRS 波群宽大，V1、V2 导联 QRS 波群终末部分传导延迟呈 rSR' 型，Ⅰ、aVL 导联的 S 波宽大，支持完全性右束支阻滞。Ⅱ、Ⅲ、aVF 及 V4、V5、V6 导联 T 波倒置。第 2 个 QRS 波群在一长的 R-R 间期之后出现，其起始部分可见清晰的细小曲折，为心室起搏信号。心室起搏波形呈完全性左束支阻滞图形，说明起搏电极位于右心室心尖部。

主要诊断

- 心房颤动
- 完全性右束支阻滞
- 非特异性 ST-T 改变
- 心室起搏

学习要点

■ 该患者有严重传导系统障碍，心房颤动时心室率缓慢，且有完全性右束支阻滞。

■ 首个 QRS 波群之后未见自身心室除极，长间歇后定时出现心室起搏波群。

■ 本例中起搏器间断按需起搏，多数心室除极是冲动通过保留的房室传导下传激动心室。

综合评述

内科学委员会考试选项包括心房颤动、完全性右束支阻滞、非特异性 ST 和 / 或 T 波改变、心室按需起搏（VVI），功能正常。确认起搏器信号非常重要，不要误选室性逸搏。如果无起搏信号时，这一表现则为室性逸搏。

心电图案例 #44

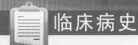

临床病史

男性，16 岁，因颅内动静脉畸形、脑出血入院，之后患者死亡。

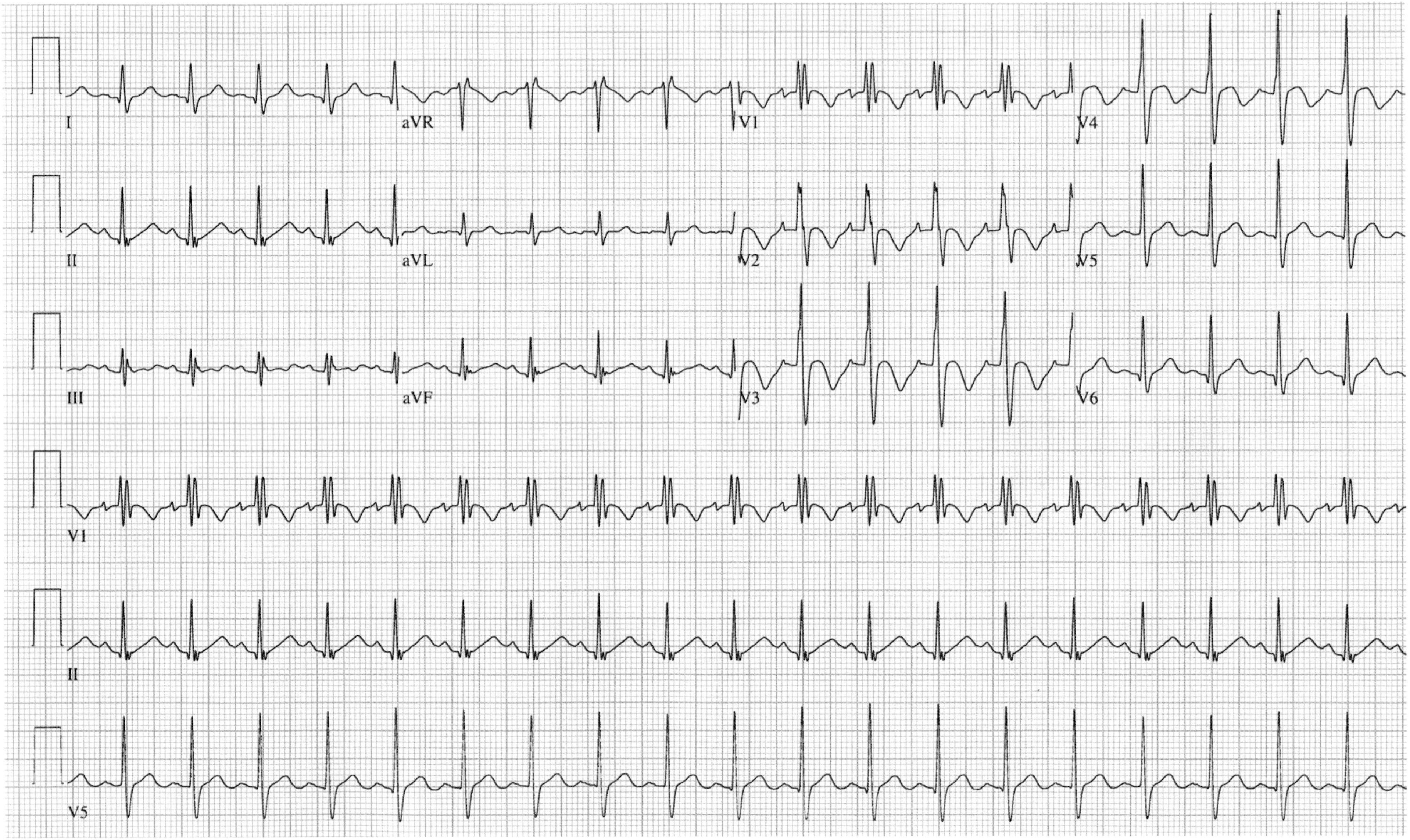

 笔记：

心电图解释

心电图中，每个 QRS 波群前可见 P 波，P 波电轴正常，心房率接近 120 次 / 分钟，为窦性心动过速。QRS 波群时限略＞100 毫秒，右心室传导延迟，V1 导联 QRS 波群呈 rSR' 型，而Ⅰ、aVL 及 V4、V5、V6 导联 S 波终末部分延迟，本图为不完全性右束支阻滞。V2、V3 及 V4 导联 T 波倒置，为非特异性表现，可能继发于患者已知的颅内压升高。QT 间期延长，Ⅱ导联最为明显，V2、V3 及 V4 导联也有延长，大于 R-R 间期的 50%。

主要诊断

- 窦性心动过速
- 不完全性右束支阻滞
- 非特异性 ST-T 改变
- QT 间期延长
- 中枢神经系统事件

学习要点

- T 波倒置及 QT 间期延长常见于颅内压急剧升高。
- V1 导联 QRS 波群呈右心室传导延迟型，常见于房间隔缺损，该患者未行心脏影像学检查，因此不能确定是否有房间隔缺损。

综合评述

图中示，P 波电轴正常，心房率＞100 次 / 分钟，应选择窦性心动过速。根据临床病史，在临床疾病部分应选择中枢神经系统疾病。还应选择不完全性右束支阻滞及 QT 间期延长。严格来说，并无非特异性 ST 和 / 或 T 波异常。因仅 T 波倒置是由中枢神经系统事件引起。可以考虑选择非特异性 ST 和 / 或 T 波异常，而实际上这种改变具有一定特异性。

心电图案例 #45

临床病史

男性，18岁，室间隔缺损未予修补。门诊随访可见中度肺动脉高压及活动依赖性氧饱和度降低。

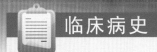

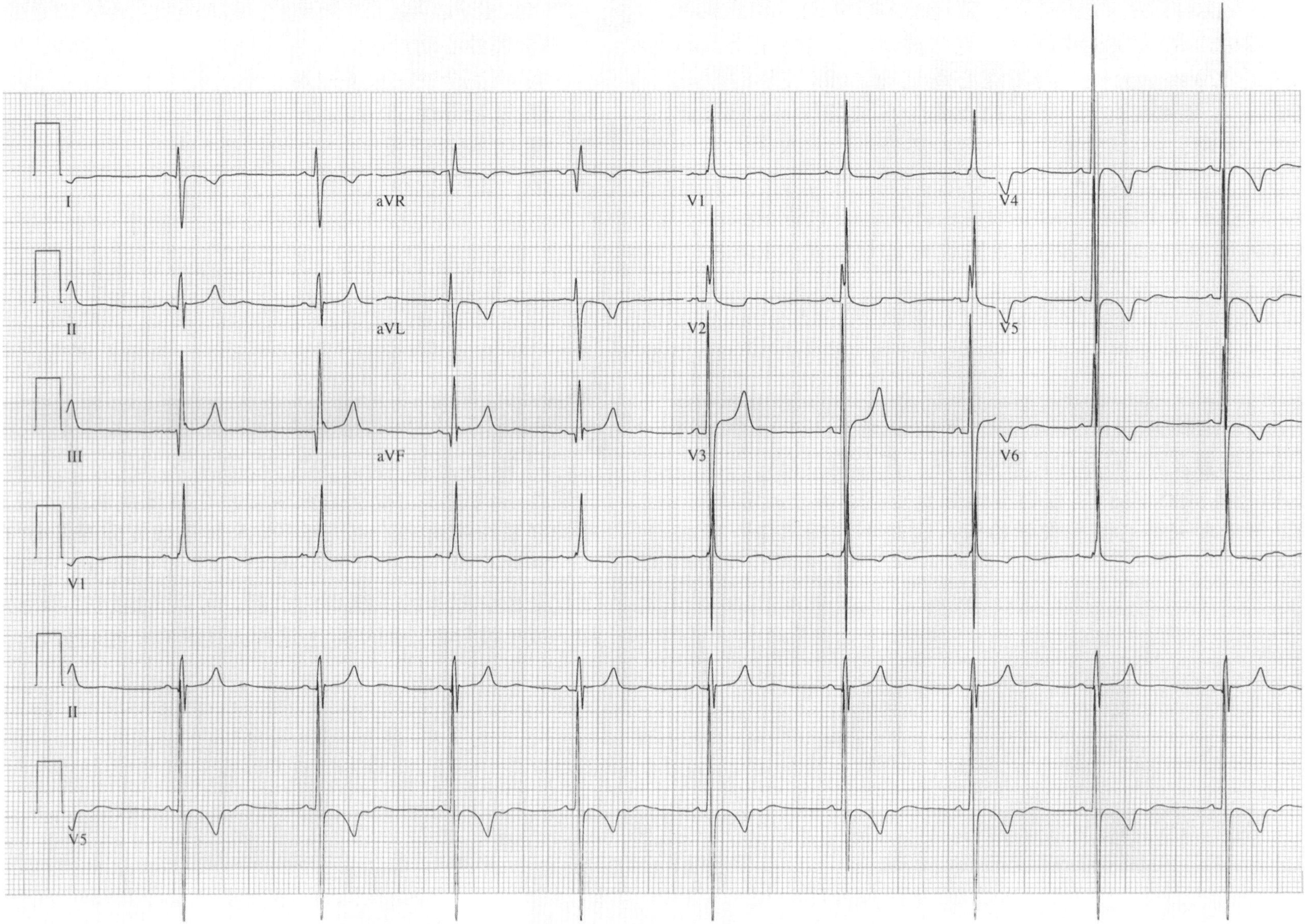

笔记：

心电图解释

心电图显示，P 波电轴异常，心率< 55 次/分钟，为异位房性心动过缓。QRS 波群时限正常。QRS 波群电轴右偏，Ⅰ导联 QRS 波群向量为负向，Ⅱ、Ⅲ及 aVF 导联 QRS 波群向量为正向，主要正向部分指向Ⅲ导联，电轴约在 +130° 左右。V1、V2 及 V3 导联 QRS 波群以 R 波为主，侧壁 V4、V5 及 V6 导联 QRS 波群仍以 R 波为主，胸前侧壁导联示非对称性 T 波倒置。这些改变也可见于Ⅰ、aVL 导联。上述表现提示左心室及右心室均有肥厚。

主要诊断

- 异位房性心动过缓
- QRS 波群电轴右偏
- 右心室肥厚
- 左心室肥厚
- 双心室肥厚
- 继发性 ST-T 改变

学习要点

- QRS 波群电轴右偏提示右心室肥厚比左心室肥厚更严重。这点也可由患者中度肺动脉高压病史得到佐证。
- 左心室肥厚是因为室间隔缺损引起左心室容量负荷过重及肺动脉压增高致血液右向左分流，而引起左心室重量增加。
- 本图中，异位房性心动过缓无法确定左心房或右心房异常。

综合评述

本图中，内科学委员会考试选项包括窦性心动过缓（因考试选项中无异位心动过缓）、电轴右偏（> +100°）、双心室肥厚及继发于心室肥厚的 ST 和/或 T 波异常。本图中无心房异常/扩大的证据。在内科学委员会考试选项中，应尽力寻找证据，特别是有心室肥厚时，提示心内压力增高。

心电图案例 #46

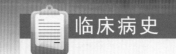

临床病史

男性，86 岁，因疲乏、气短、头晕入冠心病重症病房，记录本图后立即行心脏起搏器置入术。

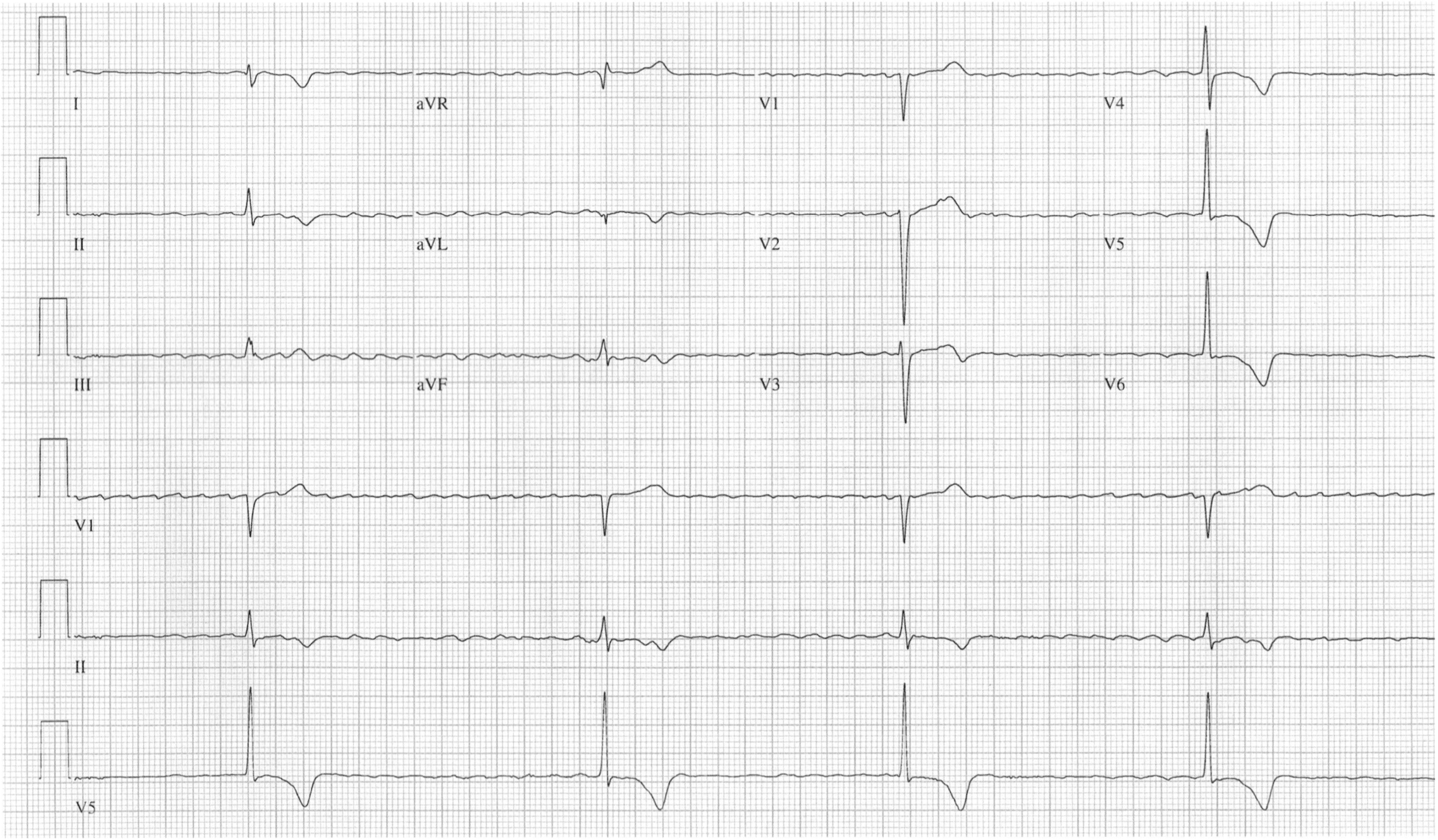

 笔记：

心电图解释

图中，无明确清晰的心房活动，为心房颤动。心室反应极慢，R-R 间期不等，心室率约为 25 次 / 分钟。QRS 波群电轴右偏，Ⅰ导联为负向，Ⅱ、Ⅲ及 aVF 导联为正向。多数导联可见非特异性 T 波倒置。第 2、3、4 个 QRS 波群之间 R-R 间期相等，支持短阵性交界性逸搏波群 / 交界性逸搏心律。

主要诊断

- 心房颤动
- 缓慢心室反应
- 交界性逸搏波群 / 逸搏心律
- QRS 波群电轴右偏
- T 波异常

学习要点

■ 需要仔细评价本幅心电图中 R-R 间期。第 2、3、4 个 QRS 波群之间的 R-R 间期相等，提示为阵发性交界性逸搏心律。描记长导联心电图有助于证实或排除这一疑点。

■ aVL 导联上可见 Q 波，但不应据此诊断高侧壁心肌梗死，因为仅该导联可见孤立 Q 波，而相邻导联无 Q 波，此孤立 Q 波是由于 QRS 波群电轴右偏所致。

综合评述

内科学委员会考试选项包括心房颤动、电轴右偏（＞+100°）、非特异性 ST 和 / 或 T 波异常及房室交界性心律。后一选项最具挑战性，需要精确测量 R-R 间期，确定短时间内 3 个 R-R 间期相等。非对称性 T 波倒置，提示心室肥厚，但 QRS 波群电压未达诊断条件（SV2+RV6 ＜ 35 毫米），因此选择非特异性 ST 和 / 或 T 波改变最为准确。

心电图案例 #47

临床病史

女性，52 岁，先天性主动脉瓣二叶式畸形伴狭窄，主动脉瓣机械瓣置换术后第 2 天。

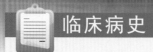

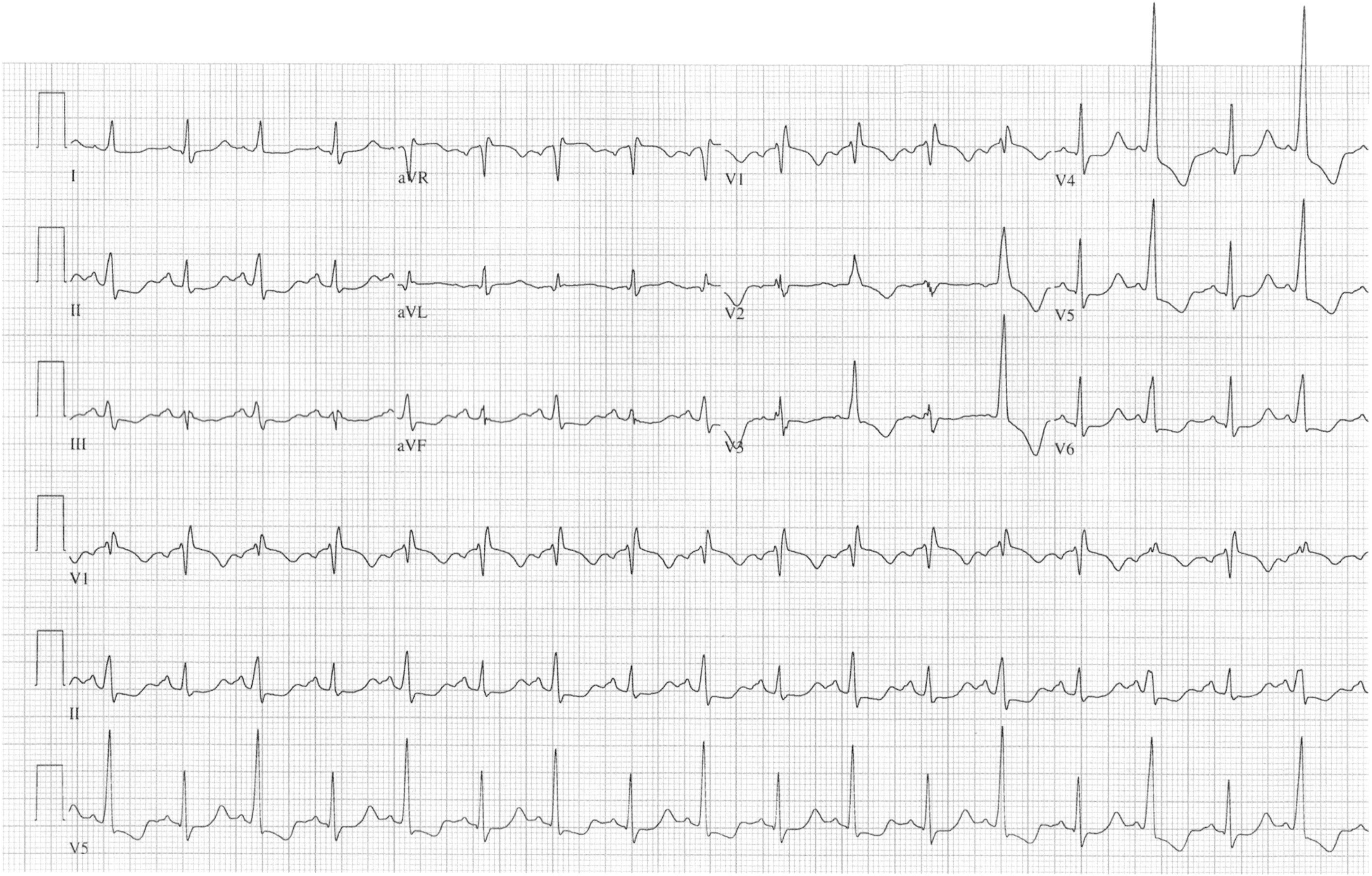

 笔记：

心电图解释

心电图中，P 波电轴正常，心房率固定且＞100 次 / 分钟，为窦性心动过速。Ⅱ导联 P 波双峰状及 V1 导联 P 波终末段呈明显负向波，提示左心房异常。V1 导联 QRS 波群时限＜120 毫秒，QRS 波群形态呈 rSR' 型，为不完全性右束支阻滞。多数导联可见非特异性 ST-T 改变，QT 间期延长大于 R-R 间期 50%。长 V5 导联显示 QRS 波群电压振幅交替。这与患者近期心胸外科手术后电交替相符合。超声心动图也证实大量心包渗出、心包压力增高。患者行紧急心包穿刺术后电交替消失。

主要诊断

- 窦性心动过速
- 左心房异常
- 不完全性右束支阻滞
- 非特异性 ST-T 改变
- QT 间期延长
- 电交替

学习要点

■ 心电图上电交替是由大量心包积液致心脏位置改变引起的。不同心搏之间心脏位置发生变动且重复出现，并在超声心动图上可得到证实，反映在心电图上便是电交替。

■ 尽管曾长期主动脉瓣狭窄，但本幅图上并未见到左心室肥厚。术前心电图显示左心室高电压，与左心室肥厚相符合。本图 QRS 波群振幅的降低可能与心脏与胸壁之间存在大量心包积液有关。

综合评述

本图中可供内科学委员会考试的选项包括窦性心动过速、左心房异常 / 扩大、QT 间期延长、心包积液、电交替、不完全性右束支阻滞及非特异性 ST 和 / 或 T 波异常。心包炎未见明确表现而不作选择。QRS 波群异常是因为电轴漂移，而非早搏所致，注意勿与功能性（频率依赖性）差异传导或室性早搏相混淆。

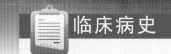

心电图案例 #48

临床病史

男性，66 岁，已知冠心病史，因持续心跳加快、气短、胸闷 10 小时而急诊入院。

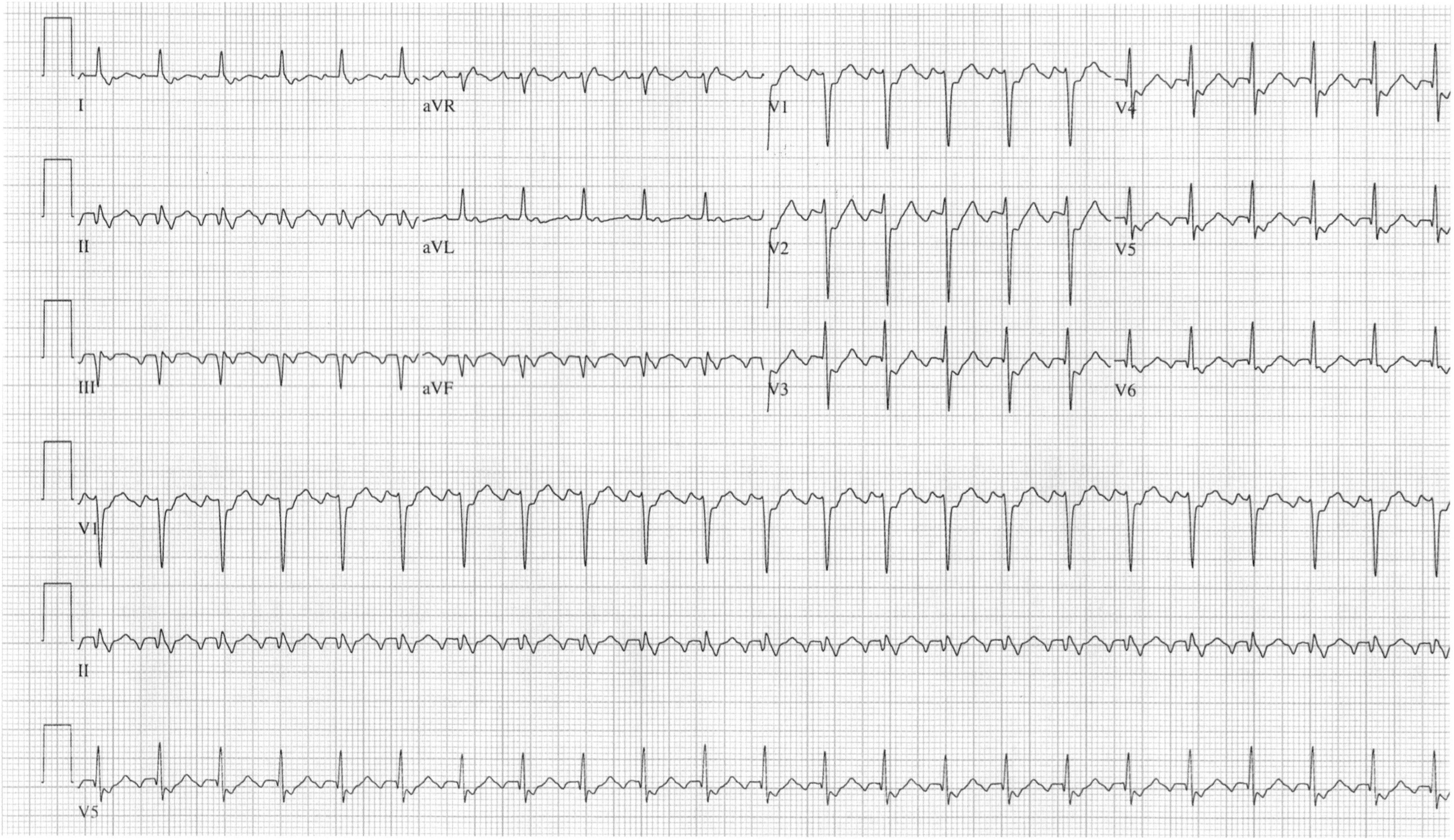

 笔记：

心电图解释

心电图显示节律规整的窄 QRS 波群心动过速，心室率约 135 次 / 分钟。可见清晰的心房除极，周而复始，在 Ⅱ、Ⅲ、aVF 导联为负向向量，每个 QRS 波群之前及紧随其后均可见 P 波，房室传导比例为 2:1。这与心房扑动最相符，且下壁导联呈典型的锯齿状波形。Ⅱ、Ⅲ及 aVF 导联可见 Q 波，时限 ＞ 40 毫秒，提示时间不确定的下壁心肌梗死。

主要诊断

- 心房扑动
- 2:1 房室传导
- 时间不确定的下壁心肌梗死

学习要点

■ 房性心律失常时，仔细寻找潜在原因很重要。本幅心电图最支持缺血性心脏病为潜在病因，因为可见时间不确定的下壁心肌梗死的证据。

■ 一旦诊断心肌梗死，确定相邻导联是否累及同样重要。V1 导联并无显著的 R 波，因而不支持时间不确定的后壁心肌梗死。V5 及 V6 导联似乎无诊断性 Q 波，也不支持侧壁心肌受累。基于这份心电图，该患者心肌梗死仅局限于下壁区域，因为心脏导管检查证实为右冠状动脉病变。

综合评述

评估这幅心电图时，确认每个 QRS 波群有两个心房除极波很重要。锯齿样的心房除极波符合内科学委员会考试选项中心房扑动的条件，因而要选择心房扑动，房室阻滞，2:1。后者房室阻滞最好写作 2:1 房室传导，因为是生理性而非病理性阻滞。此处只是为了符合考试选项要求而已。时间不确定的下壁心肌梗死应予选择。图中可见明显的 ST-T 改变，是继发于心房扑动影响基线所致，不予选择。

心电图案例 #49

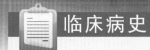

临床病史

女性，81 岁，严重冠心病史，冠状动脉多支血管旁路移植术后第 3 天。术前左心导管及超声心动图证实左心室收缩功能正常。

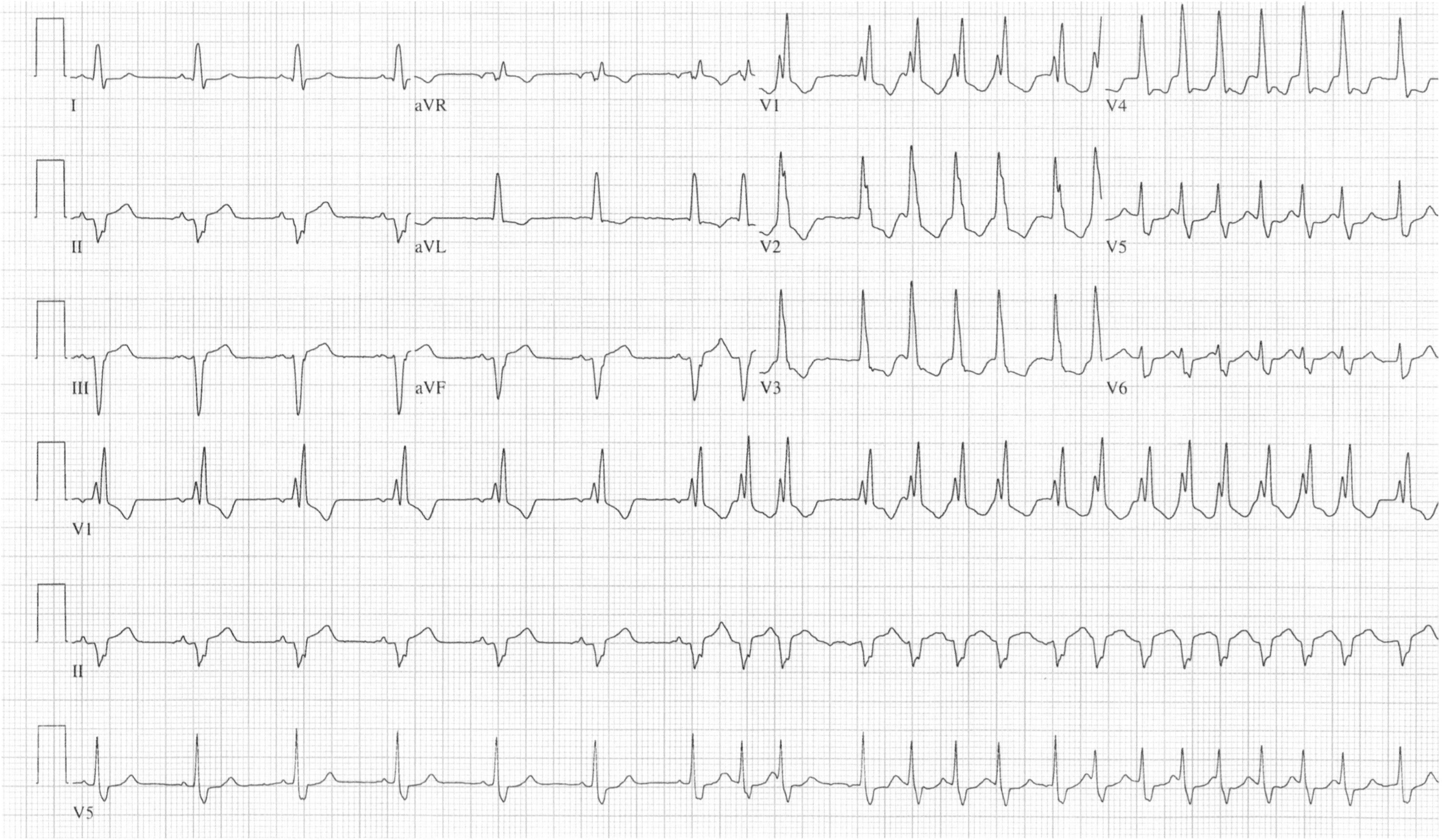

 笔记：

心电图案例 #49

心电图解释

本图左侧部分显示，每个 QRS 波群之前可见一 P 波，P 波电轴正常，心房率约 85 次 / 分钟，符合正常窦性心律。QRS 波群向量电轴左偏，Ⅰ导联为正向，Ⅱ、Ⅲ及 aVF 导联为负向，与左前分支阻滞相符。V1 导联 QRS 波群呈 rSR' 型，时限＞ 100 毫秒但＜ 120 毫秒，为不完全性右束支阻滞。本图中间部分显示，心房节律突然改变，心室快速反应，提示为心房颤动伴快速心室反应。此因一房性早搏引发 aVF 导联上最后 1 个 QRS 波群之前可见一提前出现的 P 波，重叠在 T 波之上，以 aVF 及长Ⅱ导联显示最清楚。aVL 导联上显示非特异性 ST-T 改变。

主要诊断

- 正常窦性心律
- 左前分支阻滞
- 不完全性右束支阻滞
- 房性早搏
- 阵发性心房颤动
- 快速心室反应
- 非特异性 ST-T 改变

学习要点

- 本图是房性早搏引发阵发性心房颤动的实例，临床上经常发生，无意中在这幅 12 导联心电图上捕捉到这一现象。
- 房性心律失常常可在手术后即刻观察到。这是因为术后循环血液中儿茶酚胺水平增高及伴随的心包炎症、电解质紊乱等有关。

综合评述

本图显示几种重要的内科学委员会考试选项，包括正常窦性心律、左前分支阻滞、不完全性右束支阻滞（因 QRS 波群时限＜ 120 毫秒）及心房颤动。本图中心房颤动为新发作，因房性早搏引发。非特异性 ST 和 / 或 T 波改变在 aVL 导联上最清晰。要注意 aVF 导联 QRS 波群仅可见小 r 波，可除外时间不确定的下壁心肌梗死。

心电图案例 #50

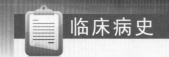

临床病史

男性，61岁，已知冠心病史，短暂晕厥发作后急诊入院。患者成功行永久性起搏器置入术后症状改善。

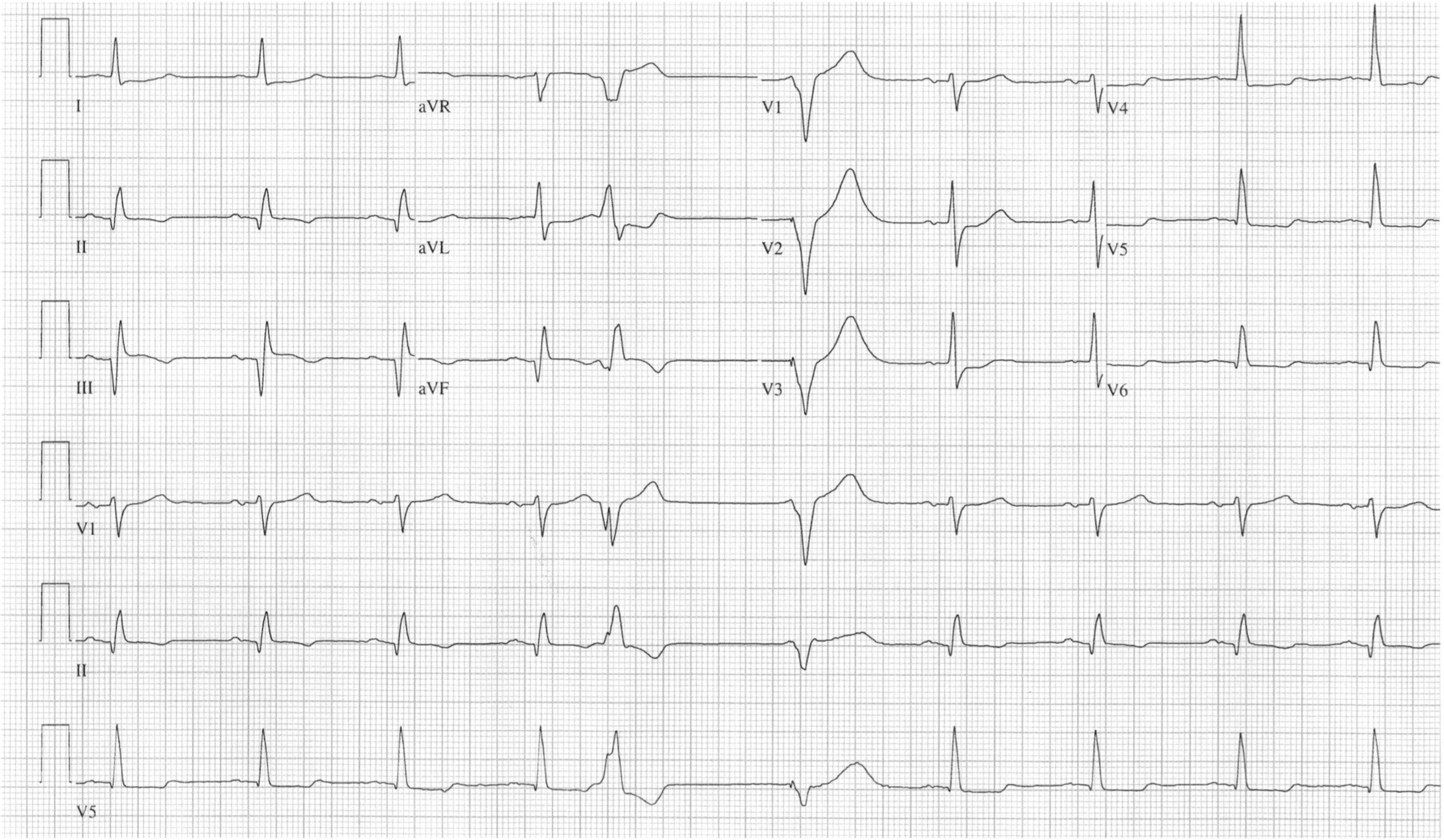

 笔记：

心电图案例 #50

心电图解释

图中显示，P 波电轴正常，心房率略＜ 60 次 / 分钟，为窦性心动过缓。QRS 波群时限延长约 120 毫秒。Ⅱ、Ⅲ及 aVF 导联可见 Q 波深而宽大，符合时间不确定的下壁心肌梗死。评价相邻导联，可见 V4-V6 导联的 R 波振幅显著递减。V5 及 V6 导联可见 Q 波，为时间不确定的侧壁心肌梗死。最有可能这是一个横跨下侧壁区域的心肌梗死。长 V5 导联第 5 个 QRS 波群为起源于右心室的室性早搏，呈完全性左束支阻滞图形。室性早搏后出现窦性停搏，之后可见心室起搏波群。QRS 波群时限延长是因为指向梗死区域的终末段传导延迟，Ⅱ、Ⅲ及 aVF 导联终末部分为正向波，为梗死周围阻滞所致。V5 及 V6 导联也可看到类似的表现。

主要诊断

- 窦性心动过缓
- 室性早搏
- 时间不确定的下壁心肌梗死
- 时间不确定的侧壁心肌梗死
- 心室起搏
- 梗死周围阻滞
- 左心室室壁瘤

学习要点

■ 这是另一例时间不确定的下壁心肌梗死及判断相邻导联心电图重要性的例子。图中可见时间不确定的下壁心肌梗死。侧壁导联可见 R 波递减，胸前导联过渡至 V6 逐渐形成 Q 波。这种 R 波递减及 Q 波形成使侧壁心肌梗死得到最终确认。

■ 该患者曾做过诊断性左心导管检查，结果为右冠状动脉近端闭塞。该患者为右冠状动脉优势，右冠状动脉为下壁及侧壁供血，解释了心电图上心肌梗死表现。

■ Ⅲ及 aVF 导联 J 点及 ST 段抬高。左心导管检查时，左心室下壁基底段可见室壁瘤。这是既往下壁心肌梗死的结果，解释了心电图中 J 点及 ST 段永久性抬高的原因。

综合评述

内科学委员会考试选项包括窦性心动过缓（心房率稍＜ 60 次 / 分钟）、室性早搏、心室按需起搏（VVI），功能正常、时间不确定的下壁心肌梗死、时间不确定的侧壁心肌梗死及非特异性心室内传导延迟。还可以考虑选项有窦性停搏或窦性静止，因室性早搏后可见长间歇。

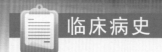

心电图案例 #51

临床病史

男性，85 岁，间断胸痛、气短。心脏永久性起搏器置入术后 5 年。

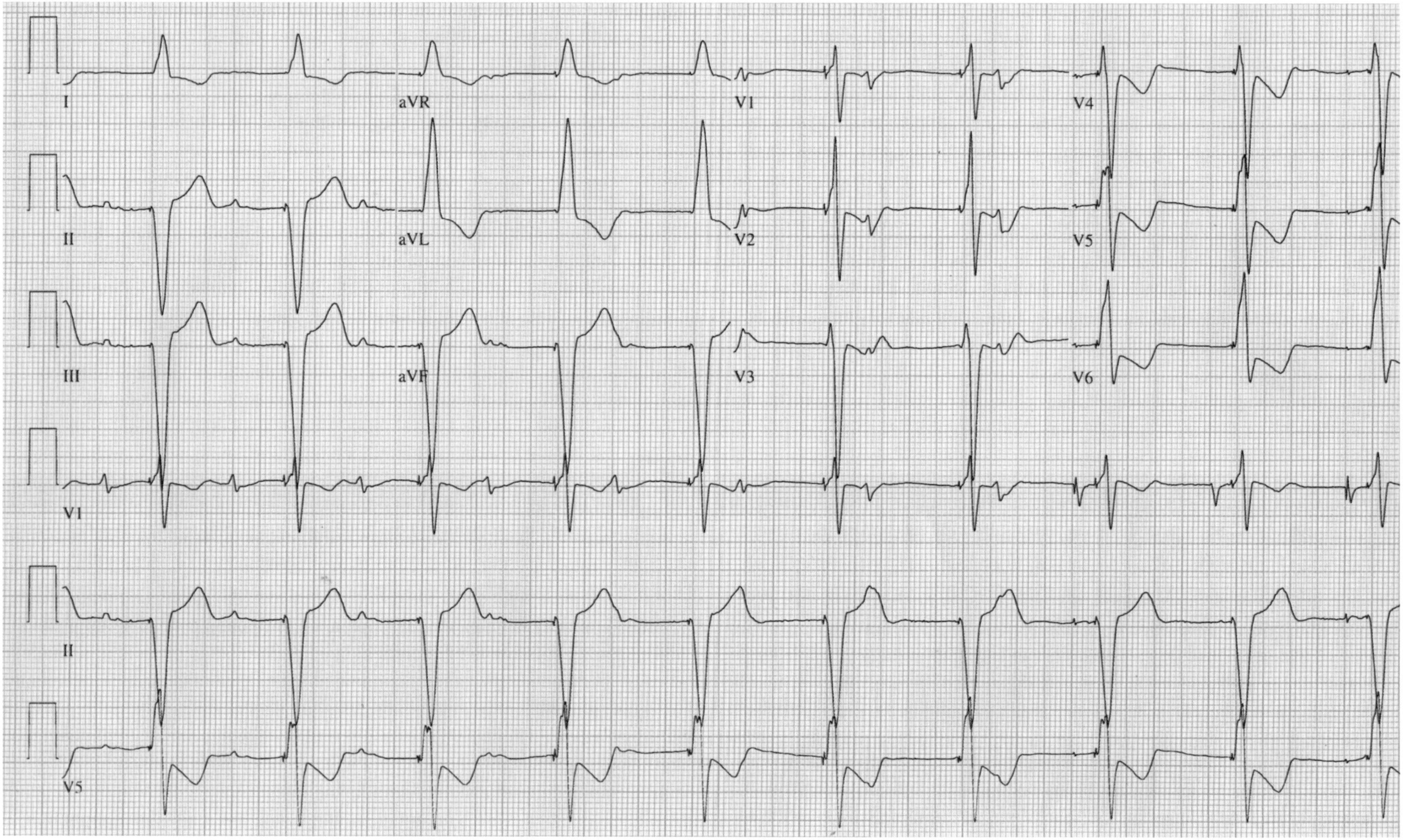

 笔记：

心电图解释

这份心电图显示P波规律发生，心房率略>60次/分钟。P波在Ⅰ、aVL导联接近等电位线提示P波电轴异常，这是异位房性心律特征性表现。没有固定的PR间期说明P波和QRS波群没有明确的关系，符合完全性心脏阻滞。QRS波群以60次/分钟频率发生，并且QRS波群前可见起搏信号符合心室起搏。第8个QRS波群之前可见两个起搏信号说明房室双腔起搏。在最后一个QRS波群之前也可见心房心室起搏信号。

主要诊断

- 异位房性心律
- 完全性心脏阻滞
- 心室起搏
- 心房心室起搏

学习要点

■ 这是一个心房起搏和感知功能正常的实例。起搏器可感知自身心房异位兴奋灶发放激动延迟，但心房起搏电极仍然可放电除极。当异位P波与其后的QRS波群间距较大时，可见这一表现。当异位P波距其后QRS波群较近时，心房感知自身心房异位兴奋灶并抑制心房起搏电极放电。

■ 鉴别完全性房室阻滞和房室分离很困难，要求有较长的节律条图。这份心电图，可发现许多潜在的PR间期存在，但没有房室传导的证据。这点结合患者起搏器置入的病史，有很大可能和证据诊断完全性心脏阻滞。

综合评述

这份心电图是又一个强调识别P波、计算P-P间期及判断P波电轴重要性的病例。该图中P波和QRS波群没有关联支持考试诊断的完全性房室阻滞。尽管该图中P波电轴异常，但考试选项包括正常窦性心律，不包括异位房性心律。如果诊断正常窦性心律，那么左心房异常或扩大也应诊断，因为在该图中V1导联P波终末向量为负性，Ⅱ导联P波呈双峰。功能正常的心室按需起搏（VVI）和双心腔起搏（DDD）也应诊断。

心电图案例 #52

临床病史

女性，62 岁，突发严重的胸痛伴出汗 90 分钟，由急诊室直接入冠心病重症监护病房。

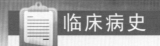

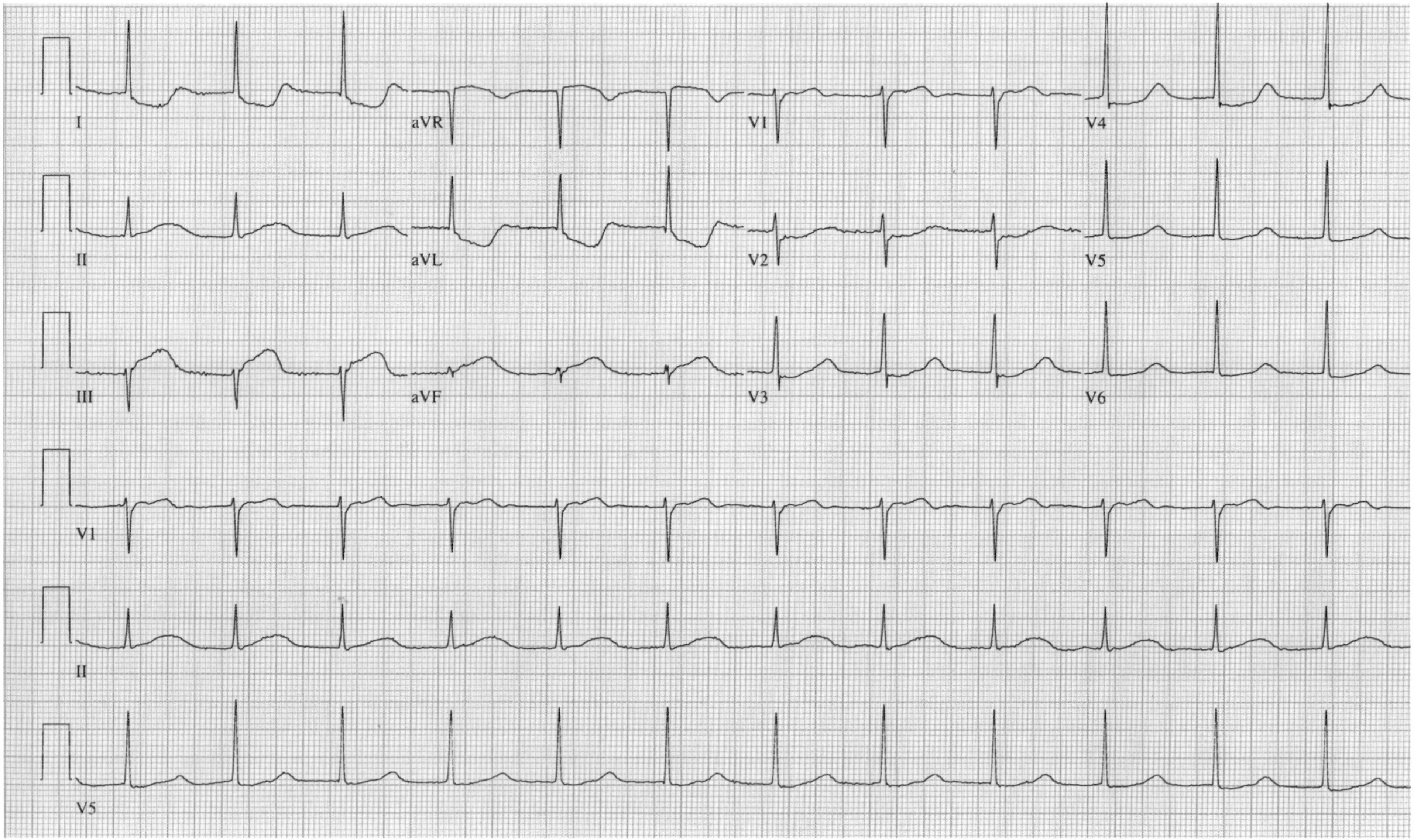

 笔记：

心电图解释

这份心电图显示为窄 QRS 波群，有恒定的 R-R 间期，频率为 75 次 / 分钟，其前无明显的心房活动波，符合加速性交界性心律。这份心电图Ⅱ、Ⅲ及 aVF 导联 J 点抬高和 ST 段抬高变直，相应的 I 及 aVL 导联明显的 ST 段下斜型压低，符合急性下壁心肌损伤。无明显 Q 波。V1 导联 ST 段有轻微抬高符合急性右心室心肌损伤。这种情况下，应行系列心电图或右胸导联心电图检查。V2、V3、V4、V5 和 V6 导联有轻微的 ST 段压低。可见 QT 间期延长，Ⅱ导联最明显。胸前导联无明显的 U 波，故不考虑是 QT-U 间期延长。

主要诊断

- 加速性交界性心律
- 急性心肌损伤
- QT 间期延长
- 右心室心肌损伤

学习要点

■ 此后的心电图显示，V1 导联有显著的 ST 段抬高符合急性右心室心肌损伤。

■ 急性心肌损伤发生时可出现各种室上性心律失常，本图为加速性交界性心律。之后患者急诊行经皮冠状动脉造影提示，右冠状动脉近段 100% 狭窄。冠状动脉血运重建后，患者恢复窦性心律。

综合评述

对于考试，该心电图支持房室交界性心律和急性心肌损伤选项。选择 ST 和 / 或 T 波异常提示心肌损伤也很重要。图中高侧壁导联 ST 段压低不正常，是下壁导联 ST 段抬高的镜像反应。ST 和 / 或 T 波异常是继发改变，不推荐诊断 ST 和 / 或 T 波异常提示心肌缺血。另外，QT 间期大于 R-R 间期的 50%，应该诊断 QT 间期延长。没有可识别的明确 Q 波，故不能诊断心肌梗死。也未见明确 U 波。

心电图案例 #53

临床病史

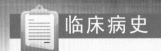

女性，60 岁，严重非缺血性左心室收缩功能障碍，2 年前行心脏移植术。

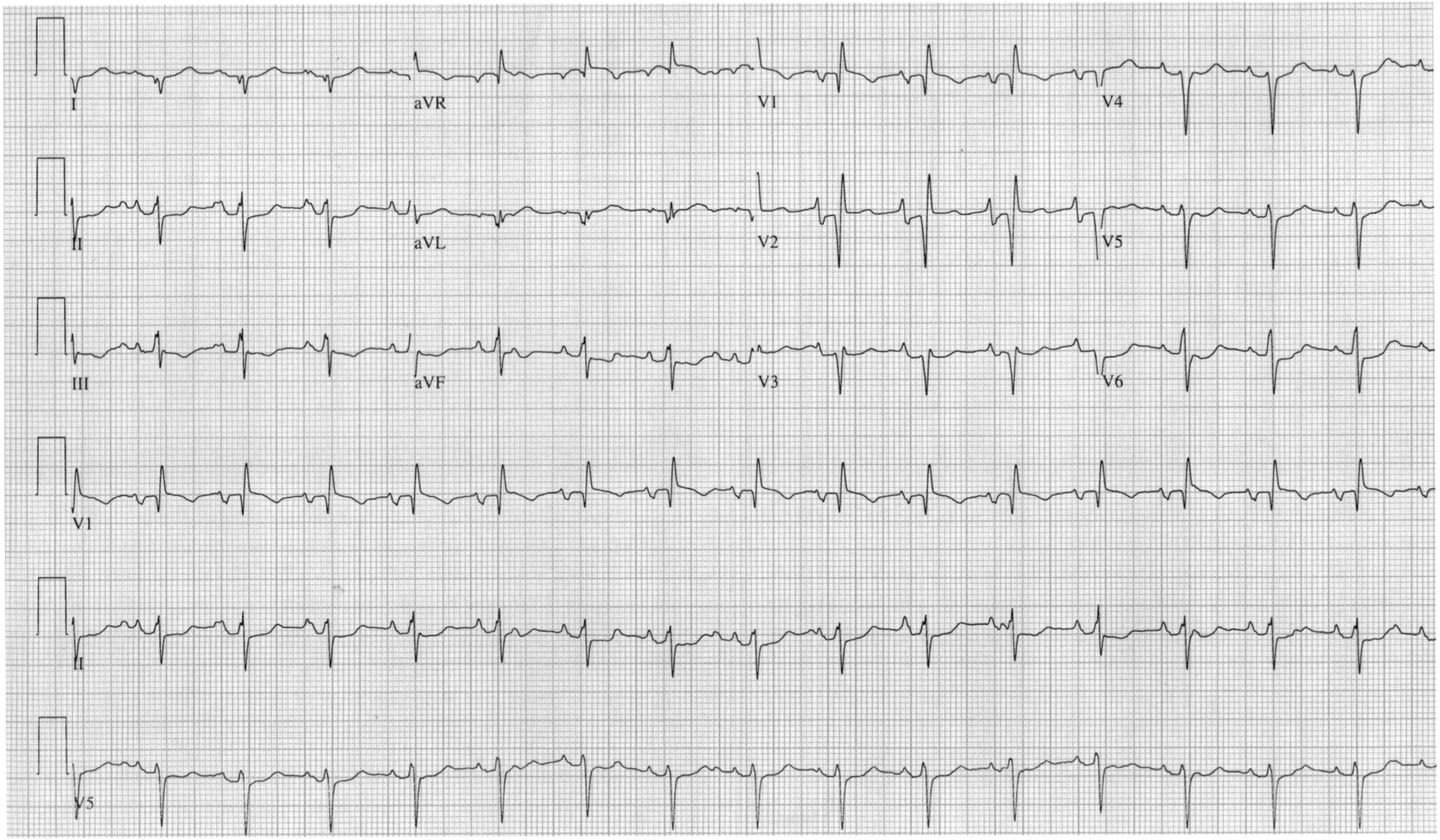

 笔记：

心电图案例 #53

心电图解释

心电图示P波电轴正常，心房率略< 100次/分钟，符合正常窦性心律。V1、V2导联P波终末负性向量增大，符合左心房异常。Ⅱ及Ⅲ导联第1个QRS波群前可见两个P波，为该患者心脏移植后供体和自身心房同时存在电活动所致。QRS波群时限< 100毫秒。V1导联呈qr型，R波时限约为40毫秒，符合不完全性右束支阻滞的标准。Ⅰ及aVL导联可见Q波，支持时间不确定的高侧壁心肌梗死。V2及V3导联也可见Q波，符合时间不确定的前间壁心肌梗死。

主要诊断

- 正常窦性心律
- 左心房异常
- 心脏移植
- 时间不确定的高侧壁心肌梗死
- 时间不确定的前间壁心肌梗死
- 不完全性右束支阻滞

学习要点

■ 心房异常和不完全性右束支阻滞图形在心脏移植患者中较为常见。

■ 已知该患者有进行性移植血管病变和弥漫性冠状动脉性心脏病。超声心动图证实，左前降支和回旋支分布区域室壁运动异常。左心导管检查显示，严重的弥漫性冠状动脉病变。

综合评述

心电图提供了一个心脏移植的病例。心脏移植不作为考试诊断选项，因而除了心脏移植外，诊断选项包括正常窦性心律、左心房异常/扩大、时间不确定的前间壁心肌梗死及时间不确定的高侧壁心肌梗死。这幅心电图不应选择左前分支阻滞，QRS波群电轴异常是继发于心肌梗死，而不选择QRS波群电轴偏移。也有不完全性右束支阻滞。

心电图案例 #54

临床病史

男性，42 岁，继发孔型房间隔缺损，2 年前行修补术，现心血管内科门诊随访。

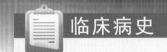

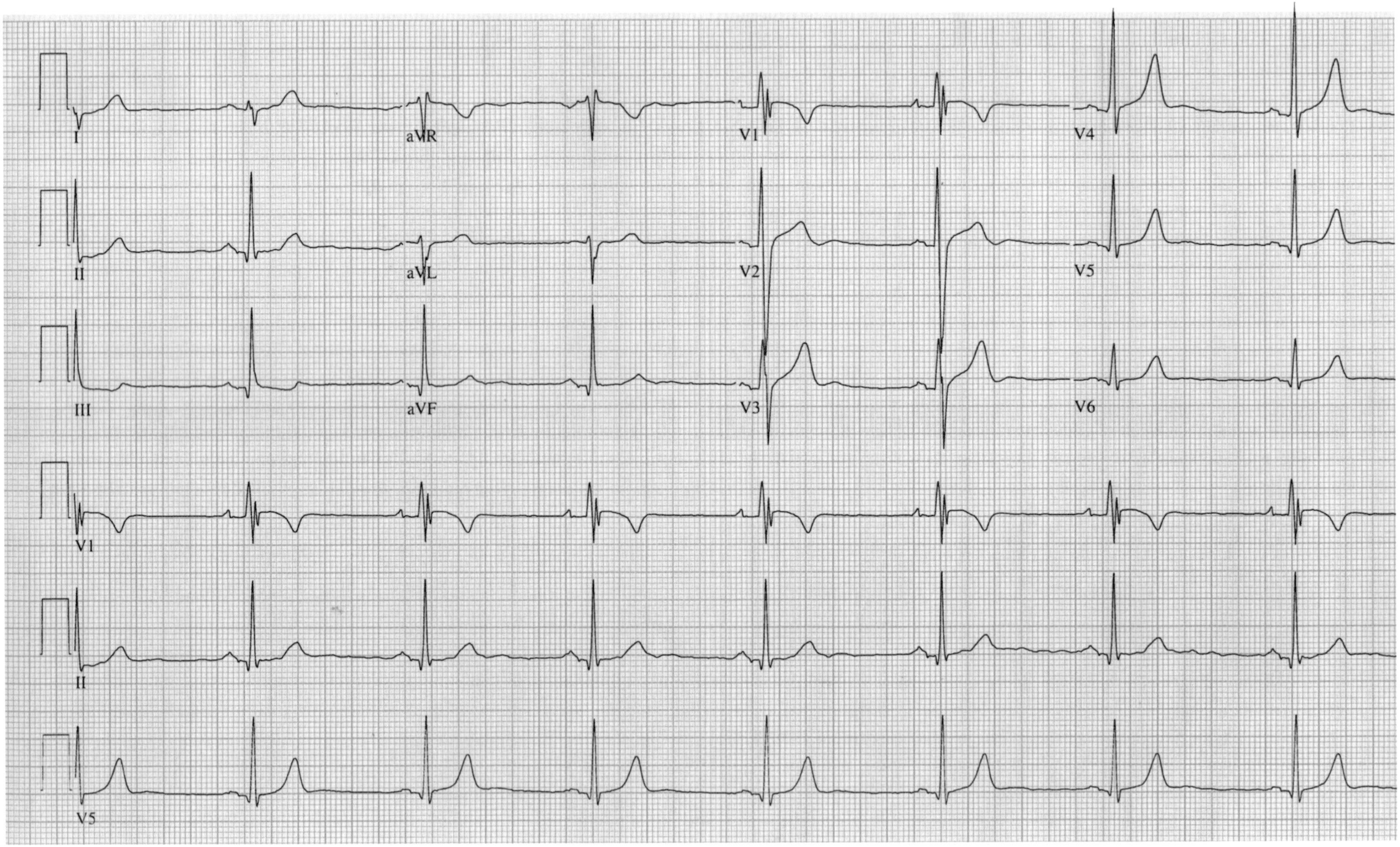

笔记：

心电图解释

图示P波电轴正常，心房率规整，心房率略＜50次/分钟，符合窦性心动过缓。QRS 波群电轴右偏，Ⅰ导联 QRS 波群向量为负向，Ⅱ、Ⅲ及 aVF 导联 QRS 波群向量为正向。下壁导联可见明显的Q波，但不达诊断时限，故不考虑缺血性心脏病。V1 导联可见右心室传导延迟，为继发孔房间隔缺损常见的特征性改变。Ⅱ导联 P 波时限＞110 毫秒，支持左心房异常。

主要诊断

■ 窦性心动过缓
■ QRS 波群电轴右偏
■ 继发孔型房间隔缺损
■ 左心房异常

学习要点

■ 这幅心电图符合继发孔型房间隔缺损表现，即 QRS 波群电轴右偏、V1 导联特征性右心室传导延迟。aVL 导联 QRS 波群 S 波升支可见切迹，V6 导联 QRS 波群终末 S 波缓慢，也表明右心室传导延迟。

■ 在此情况下，右心室传导延迟是由于右心室扩大，继发孔型房间隔缺损修补术前，长期心房左向右分流所致。相反，不应该与右束支自身阻滞相混淆。

■ QRS 波群电轴右偏符合右心室扩大及 QRS 波群额面向量向右偏移。

综合评述

对于考试来说，这一幅心电图十分重要。房间隔缺损的病例可能会作为内科学委员会考试内容，但作为心电图考试部分的可能性很小，因为诊断选项中并无房间隔缺损。考试诊断选项包括窦性心动过缓、电轴右偏（＞+100°）、V1 导联特征性 QRS 波群传导延迟符合房间隔缺损，最好选择非特异性室内传导障碍。因为 QRS 波群电轴右偏，考虑有继发孔型房间隔缺损更合适。最后，也应选择左心房异常/扩大。

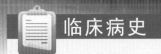

心电图案例 #55

临床病史

男性，50 岁，既往有冠心病心肌梗死史，冠状动脉旁路移植术后 1 天。

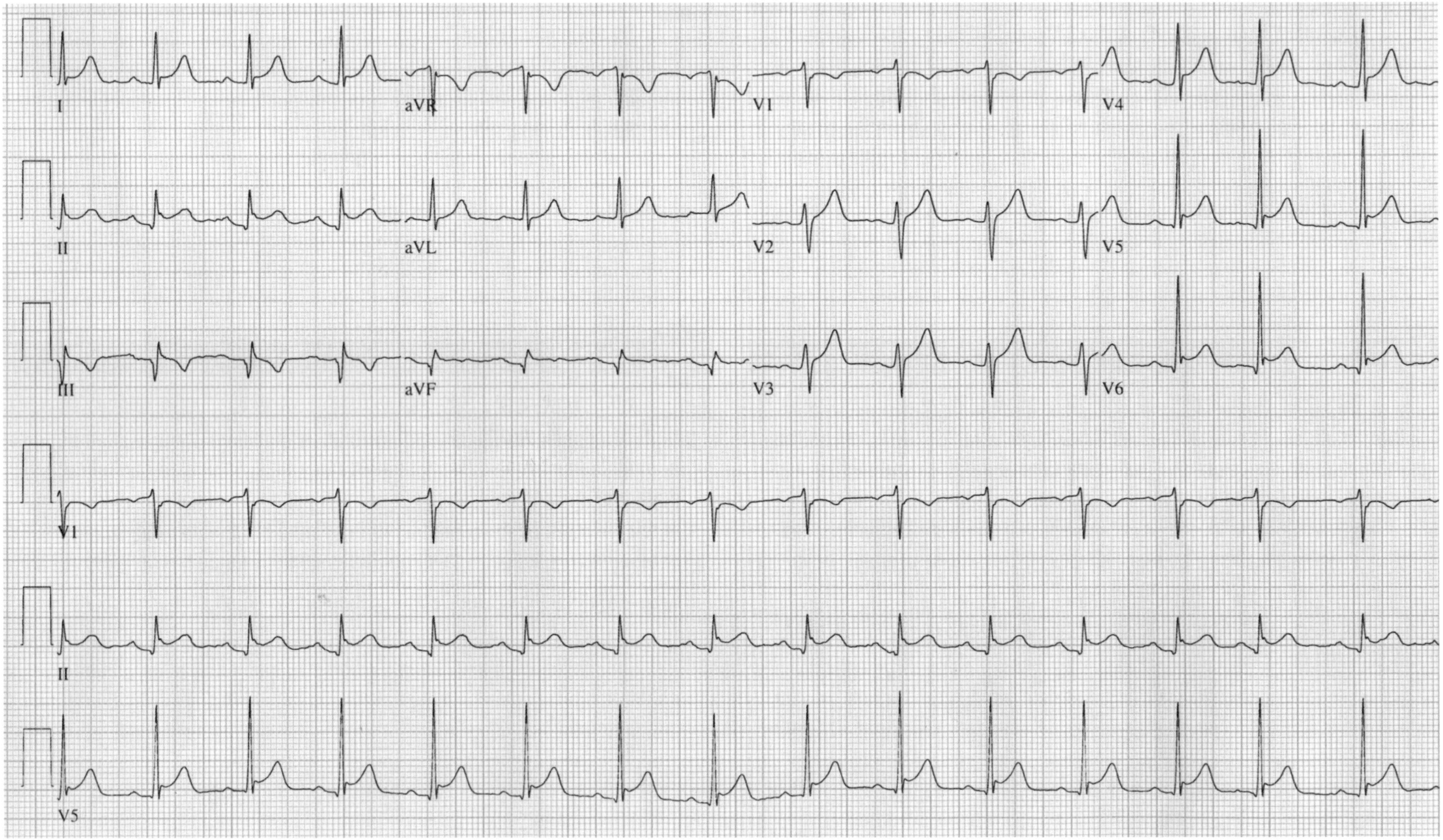

 笔记：

心电图解释

心电图示P波电轴正常，心房率约90次/分钟，为窦性心律。可见普遍导联J点和ST段抬高，也可见aVR导联PR段抬高。综合这些表现，支持开胸心脏手术后出现的心包炎。Ⅱ、Ⅲ及aVF导联可见明显Q波，QRS波群及Q波均低小，Q波时限约40毫秒，具有诊断意义，支持时间不确定的下壁心肌梗死。倒数第2个QRS波群是房性早搏传导至心室产生的波群。

主要诊断

- 正常窦性心律
- 心包炎
- 时间不确定的下壁心肌梗死
- 房性早搏

学习要点

■ 当评价心包炎时，aVR导联非常有帮助。PR段的抬高对心包炎诊断有高度特异性，当同时考虑心包炎和急性心肌损伤时，有重要的鉴别意义。另外，心包炎不像急性心肌损伤时有典型的相对应导联的ST-T改变。

■ Q波时限比振幅有更重要的诊断意义，这幅心电图就是最好的例证，Q波的振幅相对低小，但时限达40毫秒，可诊断为时间不确定的下壁心肌梗死。这一诊断与该患者已知冠心病心肌梗死病史一致。心导管检查证实右冠状动脉慢性闭塞及冠状动脉多支病变。系列心肌酶学检查除外了急性心肌损伤。

综合评述

这幅心电图显示窦性心律、时间不确定的下壁心肌梗死、普遍导联J点和ST段抬高，以及aVR导联PR段抬高支持心包炎。该图中，下壁导联ST段抬高系心包炎叠加所致，并不支持急性心肌损伤。普遍导联J点和ST段抬高结合临床病史，支持这一诊断。考试诊断选项包括正常窦性心律、时间不确定的下壁心肌梗死及心包炎。无电交替证据，不支持引起血流动力学改变的大量心包积液。倒数第2个QRS波群稍有提前，其前的P波形态与正常略有不同，支持房性早搏诊断。

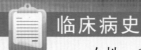

心电图案例 #56

临床病史

女性，64 岁，有高血压病及中度主动脉瓣狭窄史，心血管内科随访。

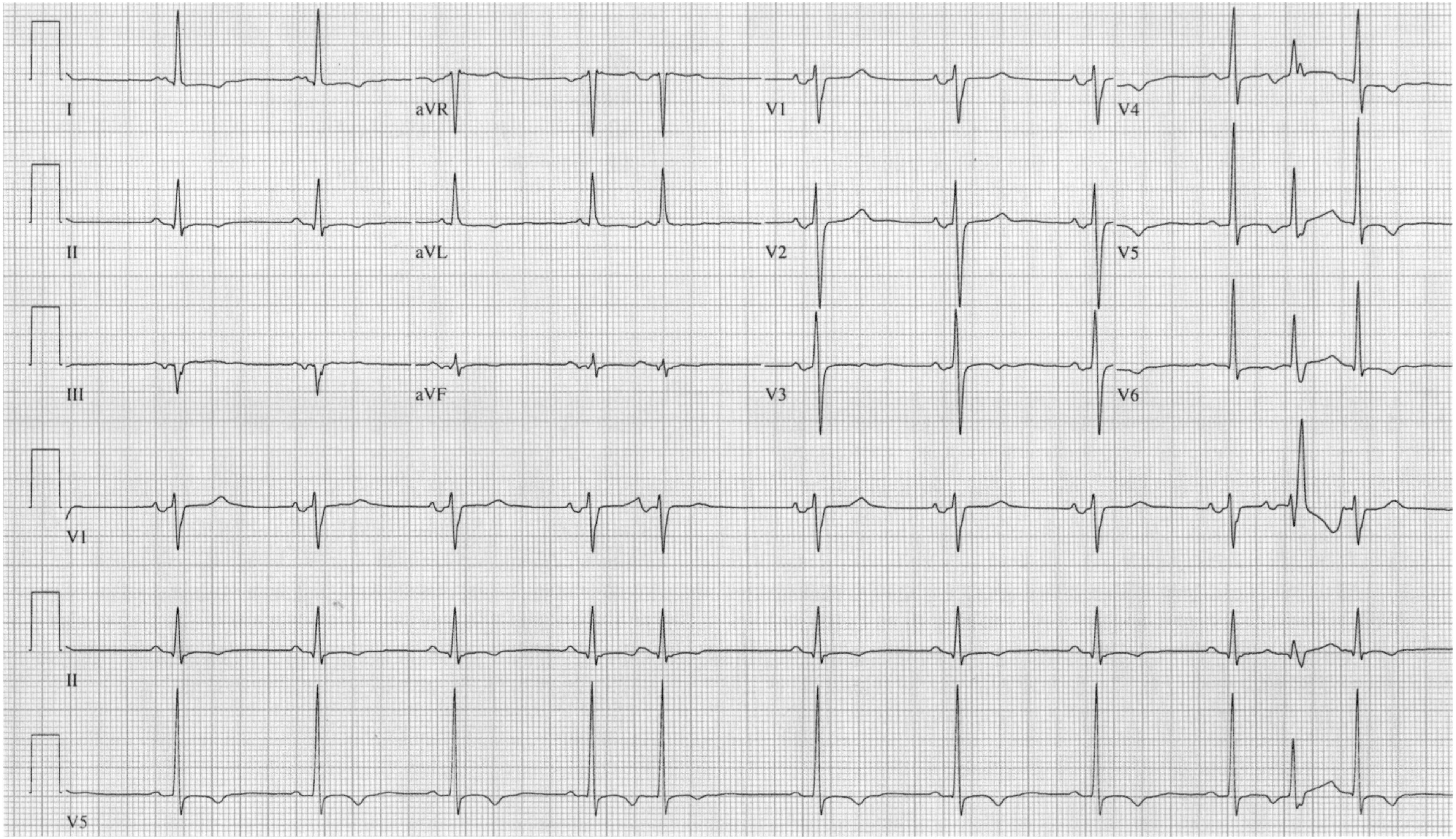

 笔记：

心电图案例 #56

心电图解释

心电图示 P 波电轴正常，心房率约 70 次 / 分钟，符合窦性心律。长 V1 导联条图上，第 5 个 P 波提前出现，顺传至心室，为房性早搏。第 10 个 P 波也提前出现，为房性早搏，这个 P 波传到心室时发生差异传导，QRS 波群呈完全性右束支阻滞图形。与第 1 个房性早搏有代偿间歇不同，第 2 个房性早搏未使窦房结发生重整，为插入性房性早搏。V1 导联的窦性 P 波终末向量为负向，提示左心房异常。可见普遍的非特异性 ST-T 改变。未发现明确的心肌梗死图形。

主要诊断

- 正常窦性心律
- 房性早搏
- 插入性房性早搏
- 左心房异常
- 非特异 ST-T 改变
- 完全性右束支阻滞型差异传导

学习要点

■ 插入性房性早搏比非插入性房性早搏少见。二者的临床意义未见显著不同。

■ 图中可见左心房异常，可能是房性早搏的基础。

■ 房性早搏伴右束支阻滞差异传导图形比伴左束支阻滞的图形更常见，与右束支的不应期较长有关。

综合评述

这幅心电图是强调差异传导的图例。考试中至少会有一种差异传导的形式。考试诊断选项包括正常窦性心律、房性早搏、左心房异常 / 扩大、非特异性 ST-T 波异常及差异传导。对于内科学委员会考试心电图部分，不必区分插入性及非插入性房性早搏。

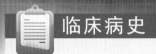

心电图案例 #57

临床病史

女性，79 岁，间断性心悸，近期拟行足部手术。

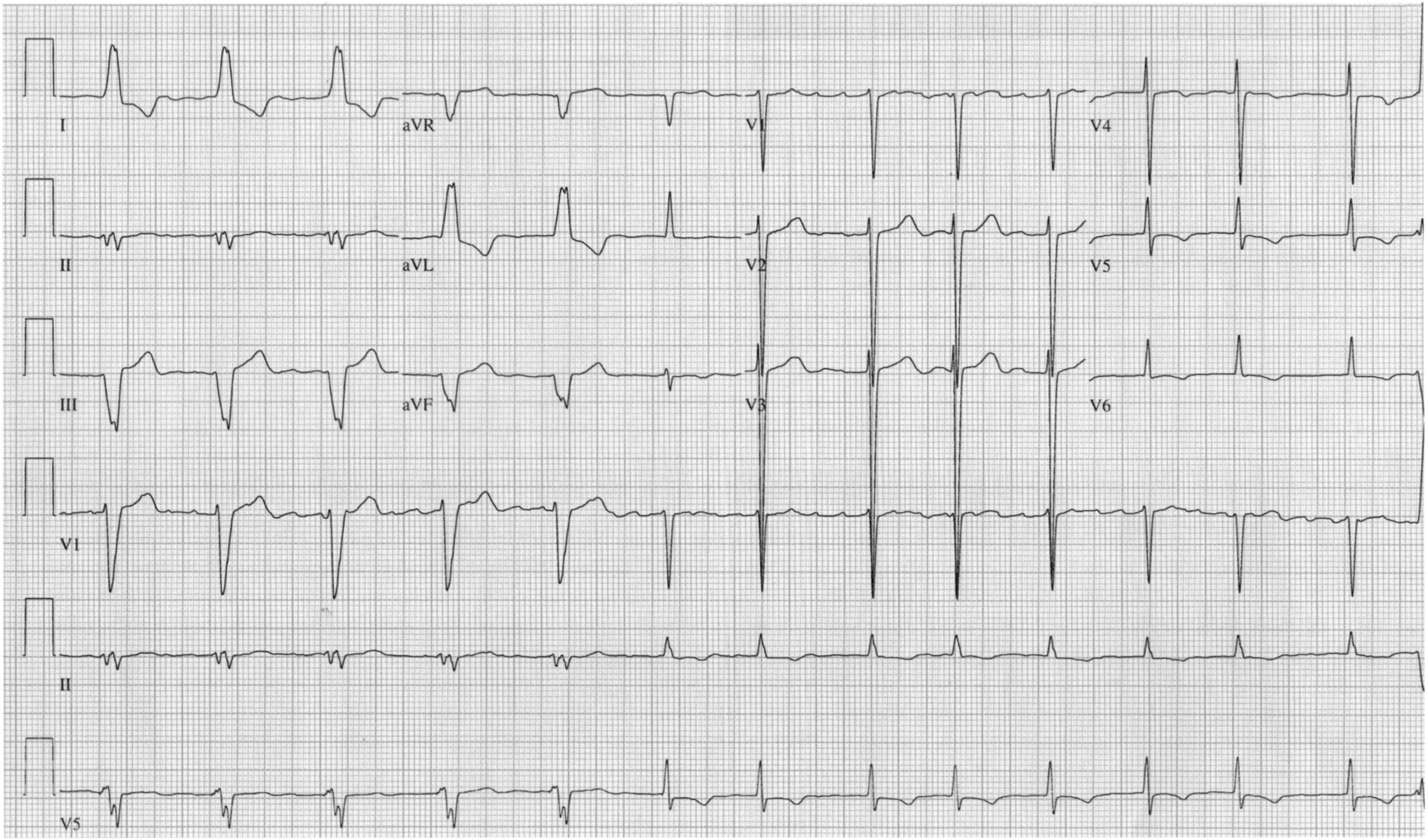

 笔记：

心电图案例 #57

心电图解释

图中未见明确的心房活动，代之以基线起伏，支持心房颤动。心室率约 80 次 / 分钟。在本图右侧，可见 QRS 波群电压增高，特别是在 V2 及 V3 导联尤为显著，但未达到左心室肥厚标准。侧壁导联可见非特异性 ST-T 改变。心电图的左侧部分，可见 QRS 波群宽大畸形，呈完全性左束支阻滞形态，QRS 波群时限＞120 毫秒，且 I 及 aVL 导联无室间隔 Q 波。另外，完全性左束支阻滞期间，Ⅰ导联 QRS 波群向量为正向，Ⅱ、Ⅲ及 aVF 导联为负向，提示 QRS 波群电轴左偏。aVF 导联上，完全性左束支阻滞转变为窄 QRS 波群，支持间歇性完全性左束支阻滞。完全性左束支阻滞期间 R-R 间期恒定不变，为加速性交界性心律。

主要诊断

- 心房颤动
- 加速性交界性心律
- 非特异性 ST-T 改变
- QRS 波群电轴左偏
- 完全性左束支阻滞
- 差异传导

学习要点

■ 如本图所示，传导异常如完全性左束支阻滞可以间歇发生。大多数情况下为心率依赖性，心率较快时出现传导异常，心率慢时传导异常消失。本例中，与窄 QRS 波群比较，心率略慢时可见完全性左束支阻滞。

■ 完全性左束支阻滞时，勿诊断为时间不确定的心肌梗死。下壁导联可见 Q 波，这是由于完全性左束支阻滞和电轴左偏所致。该图不能诊断为既往心肌梗死。事实上，该患者超声心动图显示左心室收缩功能正常且相当有力。完全性左束支阻滞改善后，aVF 导联 q 波消失。

综合评述

这是另一例差异传导病例。心电图右侧部分，考试诊断选项包括心房颤动及非特异 ST 和 / 或 T 波异常。心电图的左侧部分，包括加速性交界性心律、完全性左束支阻滞及 QRS 波群电轴左偏。这些都是短暂表现，考试诊断选项以差异传导最为精确。考试中对于这些短暂发作，并不推荐选择完全性左束支阻滞或 QRS 波群电轴左偏。

心电图案例 #58

临床病史

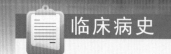

男性，82 岁，有冠心病史，3 年前患心肌梗死，现门诊随访，无心肺疾病症状。

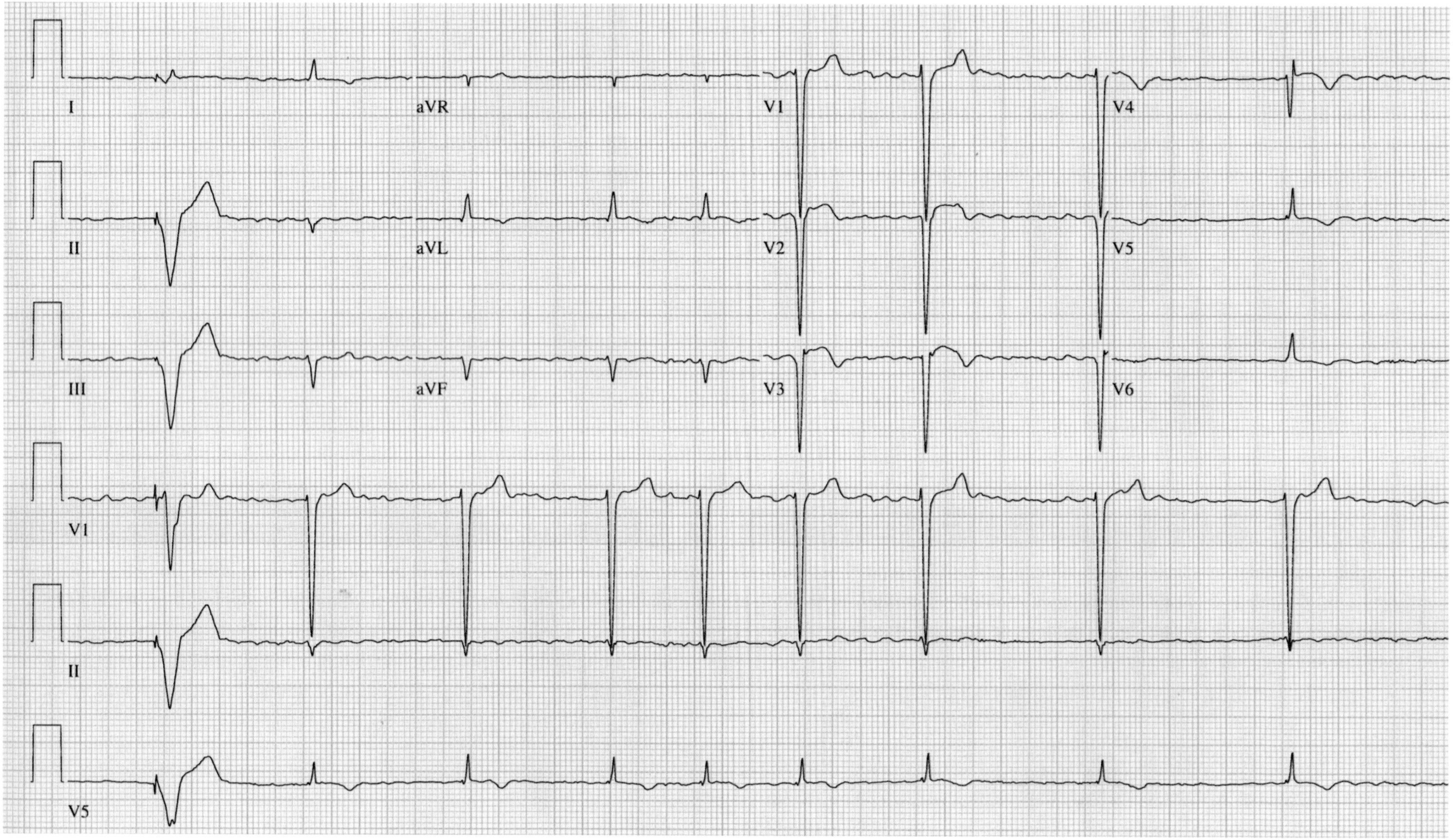

 笔记：

心电图案例 #58

心电图解释

图中无可识别的心房活动，为心房颤动，平均心室率约为 60 次 / 分钟。第 1 个 QRS 波群宽大，其前可见清晰曲折，为心室起搏信号。肢体导联 QRS 波群振幅＜ 0.5mV，符合肢体导联低电压标准。Ⅰ导联 QRS 波群向量为正向，Ⅱ、Ⅲ及 aVF 导联为负向，支持左前分支阻滞。V1 导联示 R 波，而 V2 及 V3 导联为 Q 波，V4 导联仅见小 R 波，这些表现符合时间不确定的前间壁心肌梗死。出现 Q 波的导联，J 点抬高伴 ST 段弓背向上抬高，提示急性心肌梗死。侧壁导联可见非特异性 ST-T 改变。

主要诊断

- 心房颤动
- 心室起搏
- 肢体导联低电压
- 左前分支阻滞
- 时间不确定的前间壁心肌梗死
- 左心室室壁瘤

学习要点

■ 患者就诊于门诊部，感觉良好，无急性冠脉综合征的症状和体征，根据病史及此前的超声心动图记载左前降支供血区域有室壁瘤，解释了持续性 ST 段弓背向上抬高的原因。

■ 左前分支阻滞掩盖不了前间壁心肌梗死。V3 导联 Q 波显著加深，V4 导联 R 波极小且伴有 ST 段弓背向上抬高。综合所有表现，证实既往左前降支供血区心肌梗死。

综合评述

正确的考试诊断选项包括心房颤动、左前分支阻滞、肢体导联低电压、时间不确定的前间壁心肌梗死及功能正常的心室按需起搏（VVI）。因患者缺乏急性冠脉综合征的症状，V1-V4 导联 J 点和 ST 段抬高，支持左心室室壁瘤。这一诊断选项未包括在考试中，但其具有临床意义，提示可能有左心室收缩功能障碍。这一概念可能以另一种形式出现在考试中，记住这一心电图的图形特点甚为重要。

心电图案例 #59

临床病史

女性，58 岁，有肥厚型心肌病史，肥厚心肌切除术后。

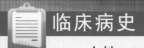

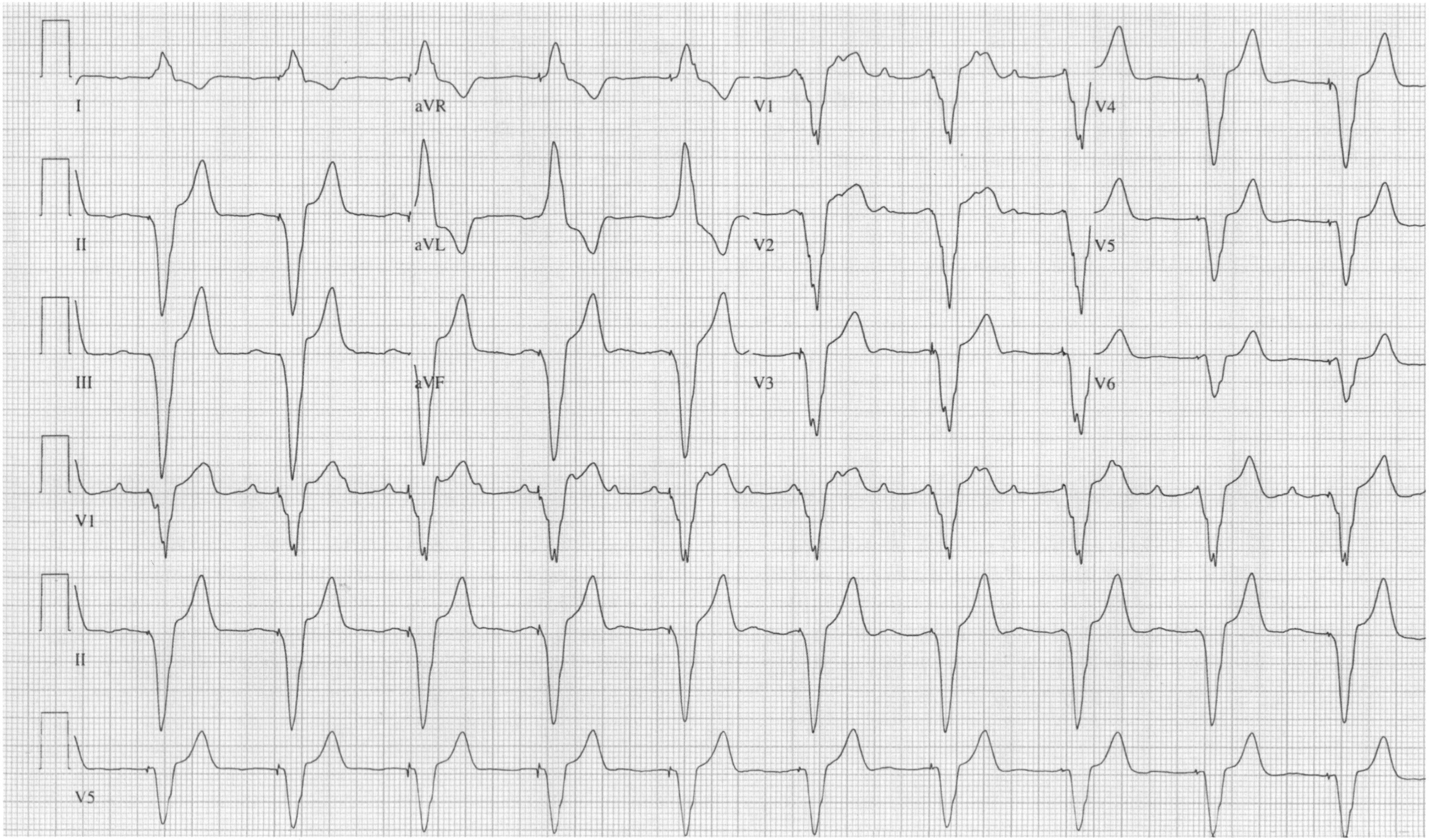

 笔记：

心电图解释

心电图示QRS波群宽大，频率略＞60次/分钟，在每个QRS波群前均有一狭窄曲折，符合心室起搏。P波清晰可见，规律发生，但P波电轴异常，Ⅰ、Ⅱ及aVL导联P波向量呈负向，心房率约230次/分钟，最符合异位房性心动过速。P波与QRS波群无关，提示完全性心脏阻滞。

主要诊断

■ 异位房性心动过速
■ 心室起搏
■ 完全性心脏阻滞

学习要点

■ 完全性心脏阻滞明确无误，心房除极和心室起搏波群之间并无关系。此外，心室起搏波群间期规整，未见房室之间传导的证据。

■ QRS波群电轴左偏为预期表现，因心室起搏电极位于右心室心尖部。心脏的除极方向与正常相反，从心尖部到基底部，背对下壁Ⅱ、Ⅲ及aVF导联。

综合评述

对于考试诊断选项，本图为功能正常的心室按需起搏器（VVI）案例。另外，还有房性心动过速和完全性心脏阻滞。因有心室起搏的存在，诊断选项不应包括QRS波群电轴偏移或传导异常，如完全性左束支阻滞。此外，因为有房性心动过速，P波电轴不能用于评价心房异常/扩大。

心电图案例 #60

临床病史

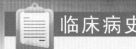

女性，82 岁，严重冠状动脉性心脏病，冠状动脉左主干闭塞，急诊入冠心病重症监护病房。伴有严重低血压和间断发作的宽 QRS 波群心动过速。

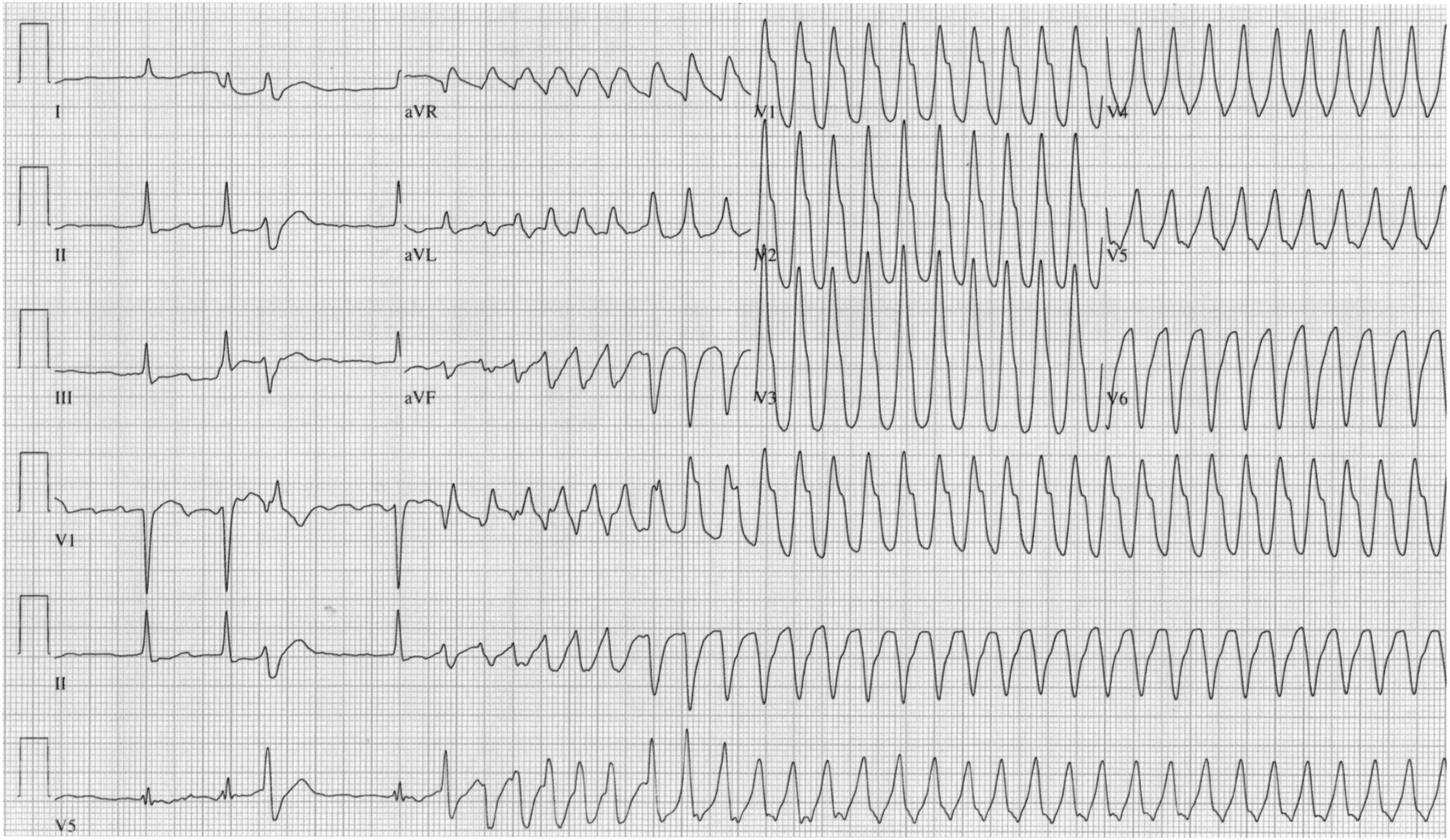

 笔记：

心电图解释

心电图左侧部分，无清晰可辨的心房活动，符合心房颤动。第 3 个 QRS 波群为室性早搏。Ⅰ、Ⅱ及Ⅲ导联可见非特异性 ST-T 改变。第 4 个 QRS 波群之后，宽大 QRS 波群心动过速开始。V1 导联上，宽大 QRS 波群心动过速呈单向 R 波，符合室性心动过速，循环周期约 250 毫秒。

主要诊断

- 心房颤动
- 室性早搏
- 非特异性 ST-T 改变
- 室性心动过速

学习要点

■ 阵发性室性心动过速是由室性早搏落在前一个 T 波之上诱发，以 aVL 和 aVF 导联最明显。短阵尖端扭转性室速之后，紧跟一个规律的单形性心动过速，符合室性心动过速。

■ 室性心动过速伴严重冠状动脉病变时，心室率极快，有可能导致严重心肌缺血、左心室收缩功能障碍及血流动力学改变。该患者在记录本图后不久即死亡。

综合评述

心电图的第一部分显示心房颤动、非特异性 ST 和 / 或 T 波异常。第 3 个 QRS 波群是室性早搏。上述三种诊断应为考试诊断选项。随后出现短阵持续室性心动过速（3 个或 3 个以上波群）也应选择。

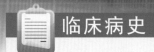

心电图案例 #61

临床病史

男性，29 岁，间歇性心悸伴头晕，就诊于心血管内科作进一步评估。

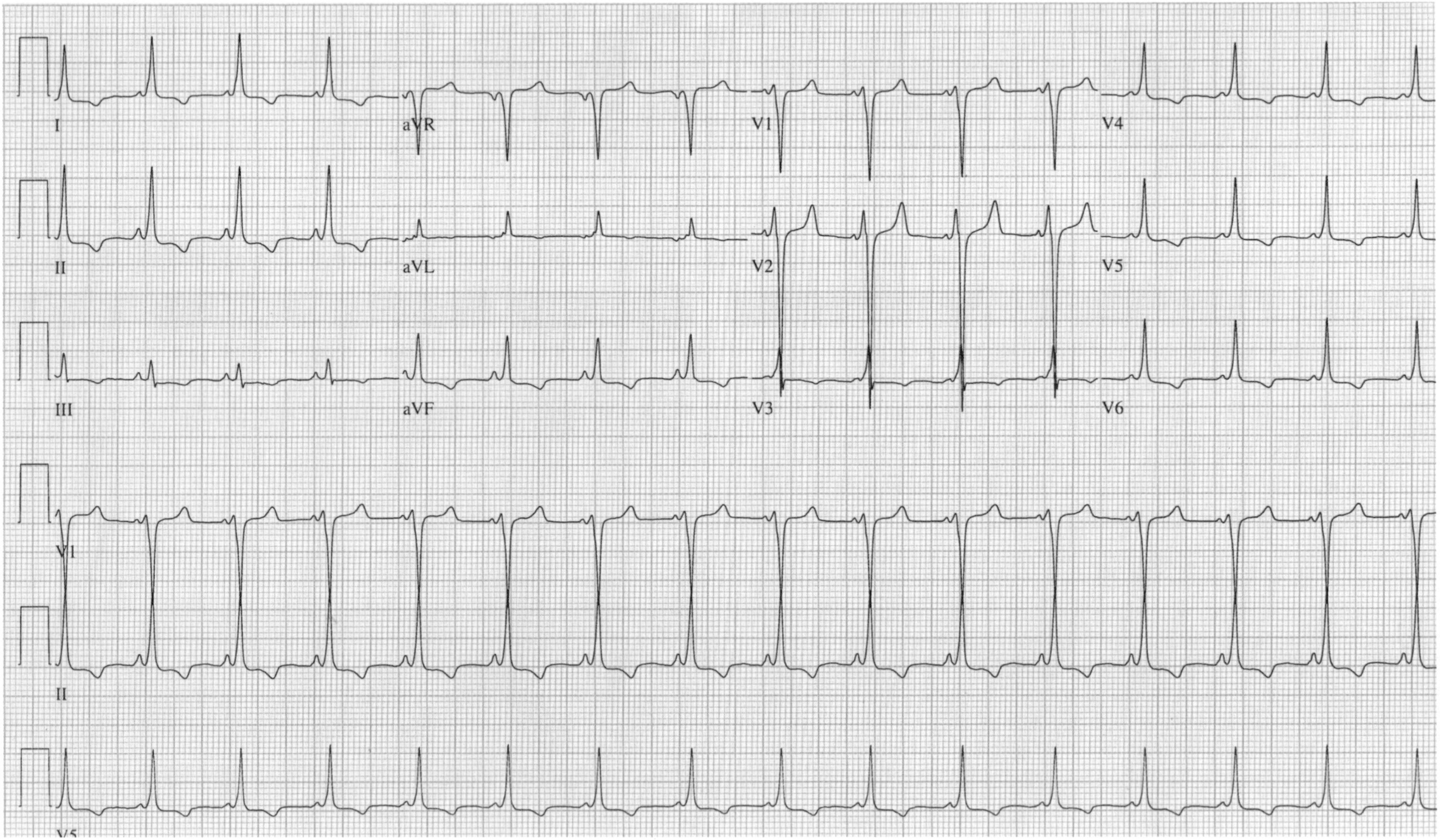

 笔记：

心电图案例 #61

心电图解释

图示，P 波电轴正常，心房率略＜ 100 次 / 分钟，符合窦性心律。所有导联上，PR 间期缩短，且 QRS 波群升支粗顿，符合心室预激和 W-P-W 综合征。同时可见普遍导联非特异性 ST-T 改变。

主要诊断

- 正常窦性心律
- W-P-W 综合征

学习要点

- 这幅心电图中，W-P-W 综合征的心室预激极易辨认，可见 PR 间期缩短及 QRS 波群升支粗顿。所有导联中均可见复极改变，与由旁路传导致心室异常激动有关。
- 复极改变提示 QRS 波群为融合波，由正常的前传通路和旁路同时除极心室形成。

综合评述

考试中最少能见到一幅关于 W-P-W 综合征的图形。该例示正常窦性心律和 W-P-W 综合征。ST 段和 T 波异常是继发于心室的提前激动，没有必要另外选择这一考试选项。PR 间期缩短也是由于心室提前激动所致，也不必选择这一选项。

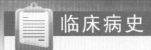

心电图案例 #62

临床病史

女性，34 岁，突发心悸伴头晕，间断发作 12 月余。

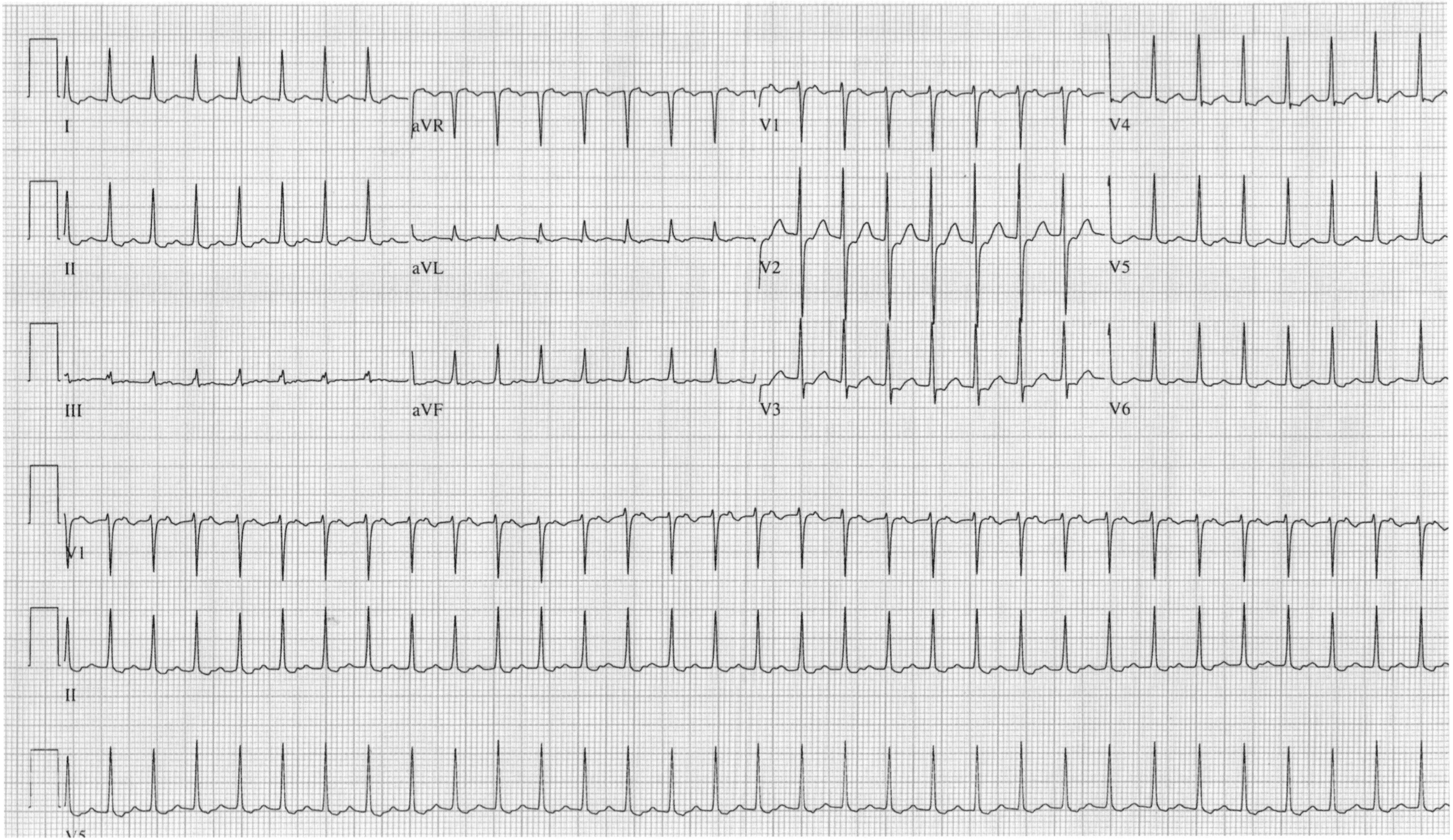

 笔记：

心电图解释

心电图示窄QRS波群心动过速，R-R间期为310毫秒，心率约190次/分钟。V1导联QRS波群之后可见P波，Ⅱ导联ST段上也可见到P波。V4-V6导联ST段上可见倒置P波。

主要诊断

■ 室上性心动过速

学习要点

■ 窄QRS波群心动过速示短RP和长PR间期。可能的鉴别诊断包括典型的房室结折返性心动过速、房性心动过速伴一度房室阻滞和顺传型房室折返性心动过速。

■ 该患者接受电生理检查证实具有旁路，成功行心内旁路消融术，未再出现快速心律失常复发症状。

综合评述

本图只有一个诊断选项，即室上性心动过速。可见继发于心动过速的非特异性ST-T改变，因为是继发于心动过速，因此不作选项。图中未见到其他异常。心电图并不能确诊旁路，不必列出选项。

心电图案例 #63

临床病史

女性，55 岁，近期发生劳累后气短和胸闷，初诊保健医生听诊有收缩期杂音后转诊于心血管内科。

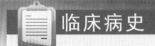

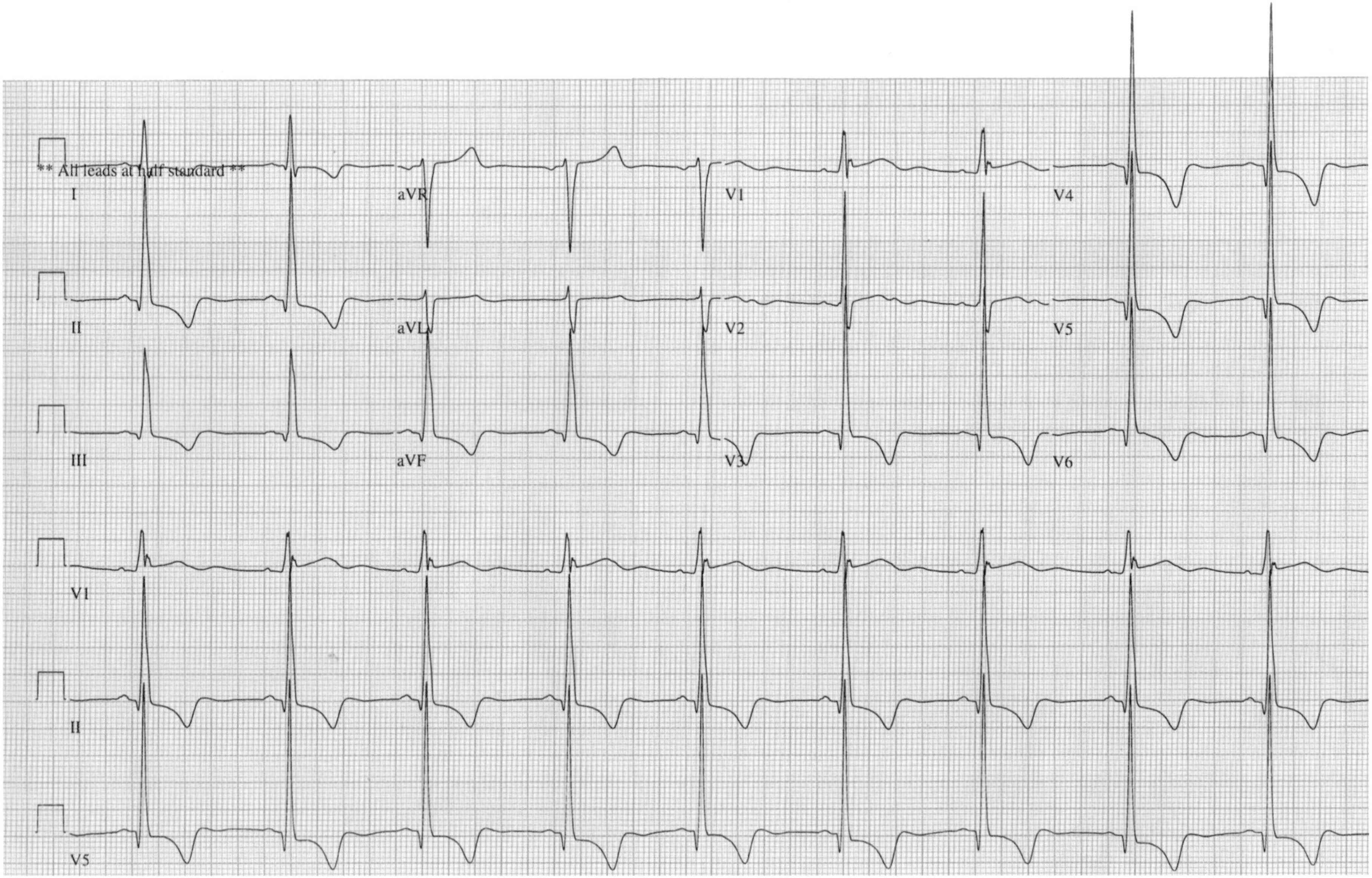

 笔记：

心电图案例 #63

心电图解释

图示P波电轴正常，频率略＜60次/分钟，系窦性心动过缓。QRS波群＞100毫秒，无典型束支阻滞的图形，最好定为非特异性室内传导延迟。尽管所有导联为半标准电压，但Ⅱ、aVF及V4-V6导联QRS波群电压仍然显著增高，且伴非对称性T波倒置，支持左心室肥厚伴继发性ST-T改变。V1、V2导联R波显著增高，支持右心室肥厚。本图为双心室肥厚实例，可见于肥厚型心肌病患者。

主要诊断

- 窦性心动过缓
- 非特异性心室内传导延迟
- 左心室肥厚伴继发性ST-T改变
- 右心室肥厚
- 双心室肥厚
- 肥厚型心肌病

学习要点

■ 下壁、前间隔、前壁和侧壁导联均可见Q波。本例中，Q波并非心肌梗死引起，而是因室间隔显著增厚除极所致。

■ 尽管V1导联QRS波群呈现Rsr'型，提示右心室传导延迟，但其并非典型的右束支阻滞形态，对这一表现，最准确的描述应该是非特异性室内传导延迟。

综合评述

这幅心电图中，正确的考试诊断选项包括临床疾病肥厚型心肌病、窦性心动过缓、双心室肥厚、继发于肥厚的ST和/或T波异常及非特异性室内传导障碍。在一般情况下，心肌肥厚伴有心房异常/扩大，但在本图中并无心房异常/扩大的明确证据。

心电图案例 #64

临床病史

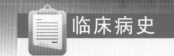

男性，43 岁，突发剧烈的前胸疼痛，30 分钟内自行驾车到达医院急诊室。记录本图后立即送至心脏导管室。

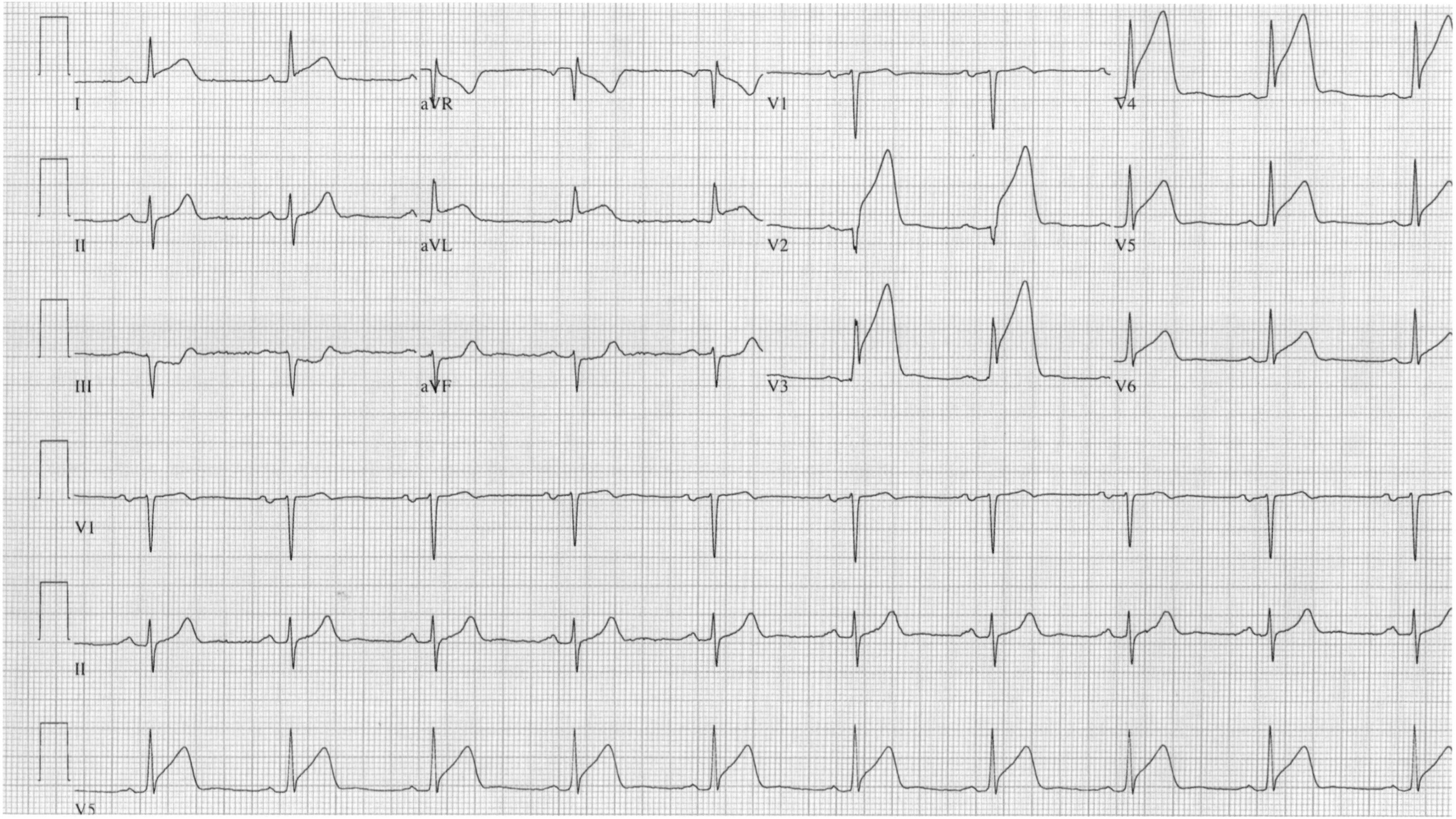

 笔记：

心电图解释

图示P波电轴正常，频率为60次/分钟，为正常窦性心律。I导联QRS波群向量为正向，II导联正负双向相等，在III、aVF导联为负向，为QRS波群电轴左偏。在V2-V6、I及aVL导联J点抬高，ST段呈直线抬高。相对应导联，III导联可见ST段压低，aVF导联也轻微压低。这些表现均符合冠状动脉左前降支支配区域急性心肌损伤。

主要诊断

- 正常窦性心律
- 电轴左偏
- 急性心肌损伤

学习要点

- V1导联未见J点和ST段抬高，支持左前降支发出第一穿隔支后闭塞。
- I、aVL导联J点和ST段抬高，反映大对角支灌注的高侧壁心肌受累。
- 急诊心导管检查证实，左前降支在发出穿隔支后急性血栓形成，第一对角支近端也有血栓形成。左回旋支细小。

综合评述

本图为正常窦性心律，V2-V6、I及aVL导联J点和ST段抬高，以及ST和/或T波异常考虑为心肌损伤。相对应的III、aVF导联ST-T改变可不作选择。QRS波群电轴明显左偏（> -30°），应该列为考试选项。并无Q波心肌梗死证据，因此心肌梗死不应作为考试选项之一。

心电图案例 #65

临床病史

男性，79 岁，因精神状态异常和尿毒症入院。患者有缺血性心脏病史，记录本图前 6 个月，曾出现过失代偿性充血性心力衰竭。

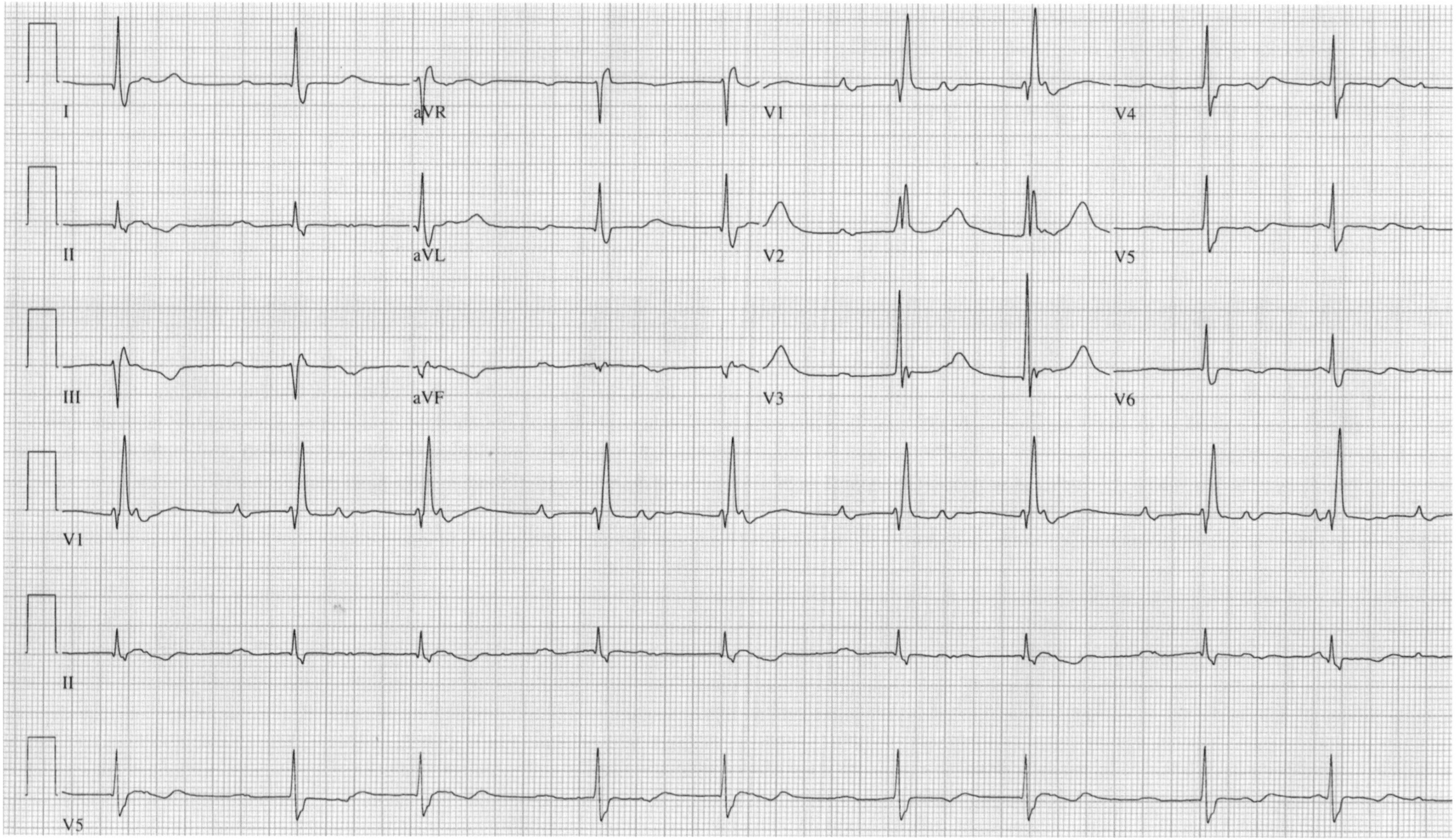

 笔记：

心电图解释

心电图示 P-P 间期固定，P 波电轴正常，频率为 80 次 / 分钟，系正常窦性心律。可见 QRS 波群成组出现，P 波与 QRS 波群比例是 3:2，PR 间期进行性延长，符合 3:2 莫氏 I 型房室阻滞。该序列中第 3 个 P 波位于 QRS 波群的终末部分，其后无 QRS 波群。V1 导联中，P 波终末向量呈负向，Ⅱ导联 P 波时限延长＞ 110 毫秒，符合左心房异常。Ⅲ导联中，第 2 个 QRS 波群及 aVF 导联各个 QRS 波群，其 Q 波时限均＞ 40 毫秒，符合时间不确定的下壁心肌梗死。V1 导联 QRS 波群呈 rsR' 型，时限延长＞ 120 毫秒；Ⅰ、aVL 导联及 V4-V6 导联 QRS 波群 S 波传导延迟，符合完全性右束支阻滞。侧壁导联可见非特异性 ST-T 改变，可能与下壁心肌梗死有关。

主要诊断

- 正常窦性心律
- 左心房异常
- 二度莫氏 I 型（文氏型）房室阻滞，
- 时间不确定的下壁心肌梗死
- 时间不确定的后壁心肌梗死
- 完全性右束支阻滞
- 原发性 T 波改变

学习要点

■ 对任何心电图来说，最重要的首先是确定心律。本图中，P-P 间期固定，且＞ 60 次 / 分钟，符合窦性心律。确定 P-P 间期及 P 波和 QRS 波群的关系极为重要。一旦确定 P-P 间期，就很容易发现文氏周期中的第 3 个未下传的 P 波重叠在 QRS 波群的终末部分。遵循这个规律， 极易发现文氏周期。

■ aVF 导联是评估右冠状动脉或下壁心肌分布范围最重要导联，aVF 导联的 Q 波极具特征性。即使Ⅱ、Ⅲ导联 Q 波缺如，仅 aVF 导联有诊断时限的 Q 波，也能充分诊断时间不确定的下壁心肌梗死。

■ V2-V3 导联可见完全性右束支阻滞图形，但 T 波却呈直立状。这一原发性 T 波改变可能反映下壁心肌梗死波及后壁。心脏影像学检查，如超声心动图可进一步证实或排除这一疑点。

综合评述

考试诊断选项包括正常窦性心律、二度莫氏 I 型（文氏型）房室阻滞、左心房异常 / 扩大、时间不确定的下壁心肌梗死（基于 aVF 导联的 Q 波）、时间不确定的后壁心肌梗死可能（V2-V3 导联原发性 T 波改变及 V2 导联高大 R 波），以及完全性右束支阻滞。后壁心肌梗死并未明确诊断，可不作选择。如考试中出现后壁心肌梗死，则 V1 导联的 R 波振幅应大于 S 波的振幅，并可能伴下壁和侧壁导联有诊断时限的 Q 波。

心电图案例 #66

临床病史

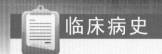

男性，77 岁，有冠心病史，拟近期行腹主动脉瘤修复术入院。

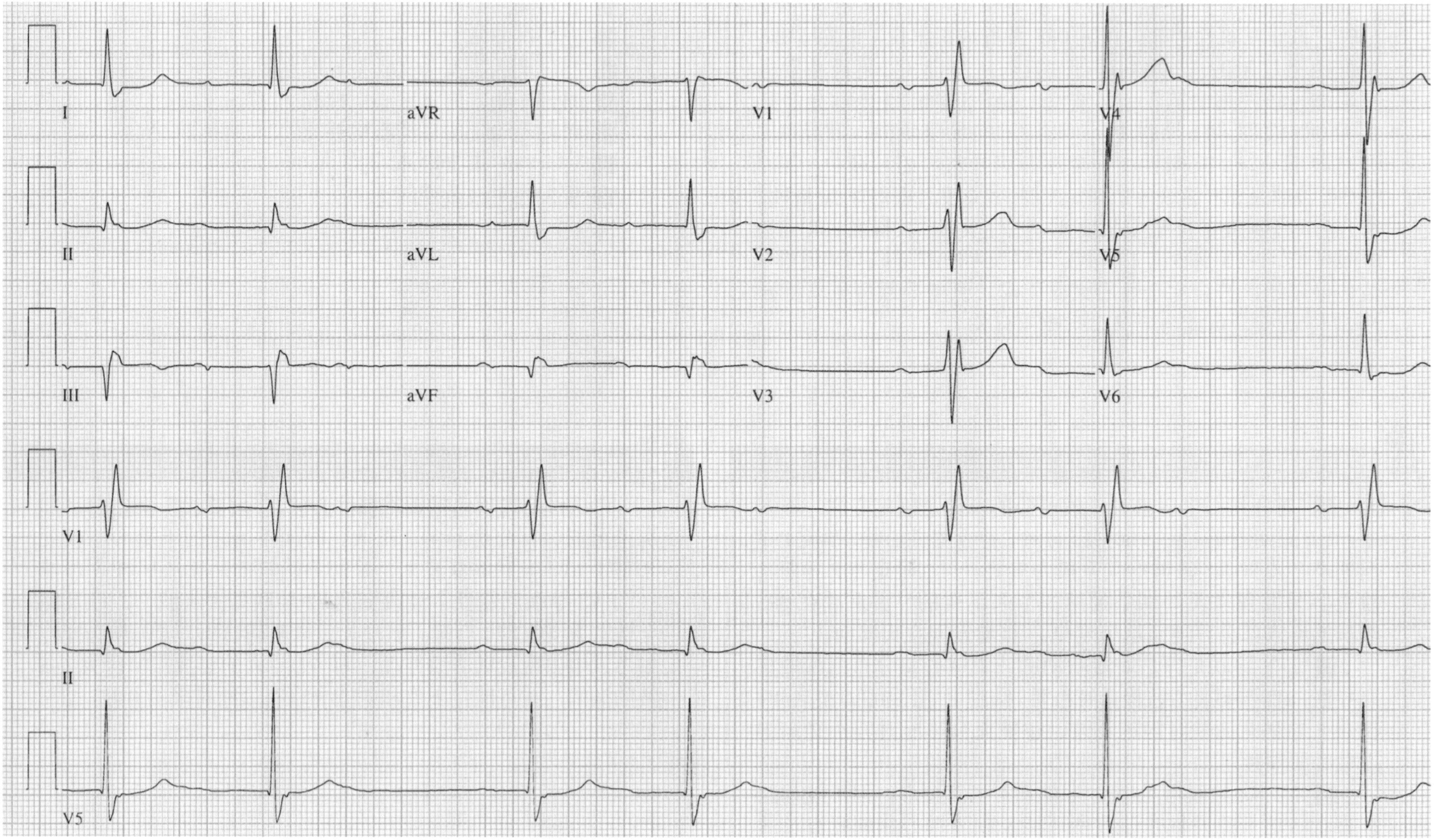

 笔记：

心电图解释

心电图中，P 波电轴正常，频率为 60 次 / 分钟，PR 间期进行性延长，心房到心室以 3:2 的比例传导，符合莫氏 I 型（文氏型）房室阻滞。V1 导联 P 波的终末向量呈负向，符合左心房异常。Ⅱ、Ⅲ、aVF 导联 Q 波时限达到诊断标准，符合时间不确定的下壁心肌梗死。该图中，也出现完全性右束支阻滞，QRS 波群时限约 150 毫秒，V1-V3 导联呈 rSR' 型，同时出现原发性 T 波改变，即在 V1-V3 导联 T 波直立。该患者曾行冠状动脉造影及经胸超声心动图检查，右冠状动脉完全闭塞，仅见细小侧支循环。另外，上述两项检查均发现左心室下壁基底段室壁瘤形成。Ⅲ、aVF 导联 ST 段抬高，也与下壁基底段左心室室壁瘤一致。

主要诊断

- 正常窦性心律
- 莫氏 I 型（文氏型）房室阻滞
- 时间不确定的下壁心肌梗死
- 完全性右束支阻滞
- 原发性 T 波改变
- 左心室室壁瘤
- 左心房异常

学习要点

■ 心电图可能是左心室室壁瘤首要的临床诊断依据。时间不确定的心肌梗死伴有持续的 ST 段抬高，增加了诊断左心室室壁瘤可能性。最好进一步行心脏影像学检查如超声心动图。

■ 胸前导联 V5-V6 可见 R 波递减；V6 导联也可见细小 Q 波，时限未达诊断标准。R 波递减，结合 V6 导联 Q 波，以及下壁导联 Q 波，提示下壁心肌梗死可能向侧壁的延展。V6 导联 Q 波未达诊断时限（40 毫秒），所以不具诊断意义。

综合评述

正确的考试选项包括正常窦性心律、二度莫氏 I 型（文氏型）房室阻滞、时间不确定的下壁心肌梗死、完全性右束支阻滞。V6 导联 q 波不达诊断时限，所以不诊断时间不确定的侧壁心肌梗死。V1 导联 P 波的终末向量呈负向，支持左心房异常 / 扩大，这也为本图中的诊断选项之一。

心电图案例 #67

临床病史

女性，55 岁，长期高血压病史，主动脉瓣二叶式畸形伴严重狭窄。

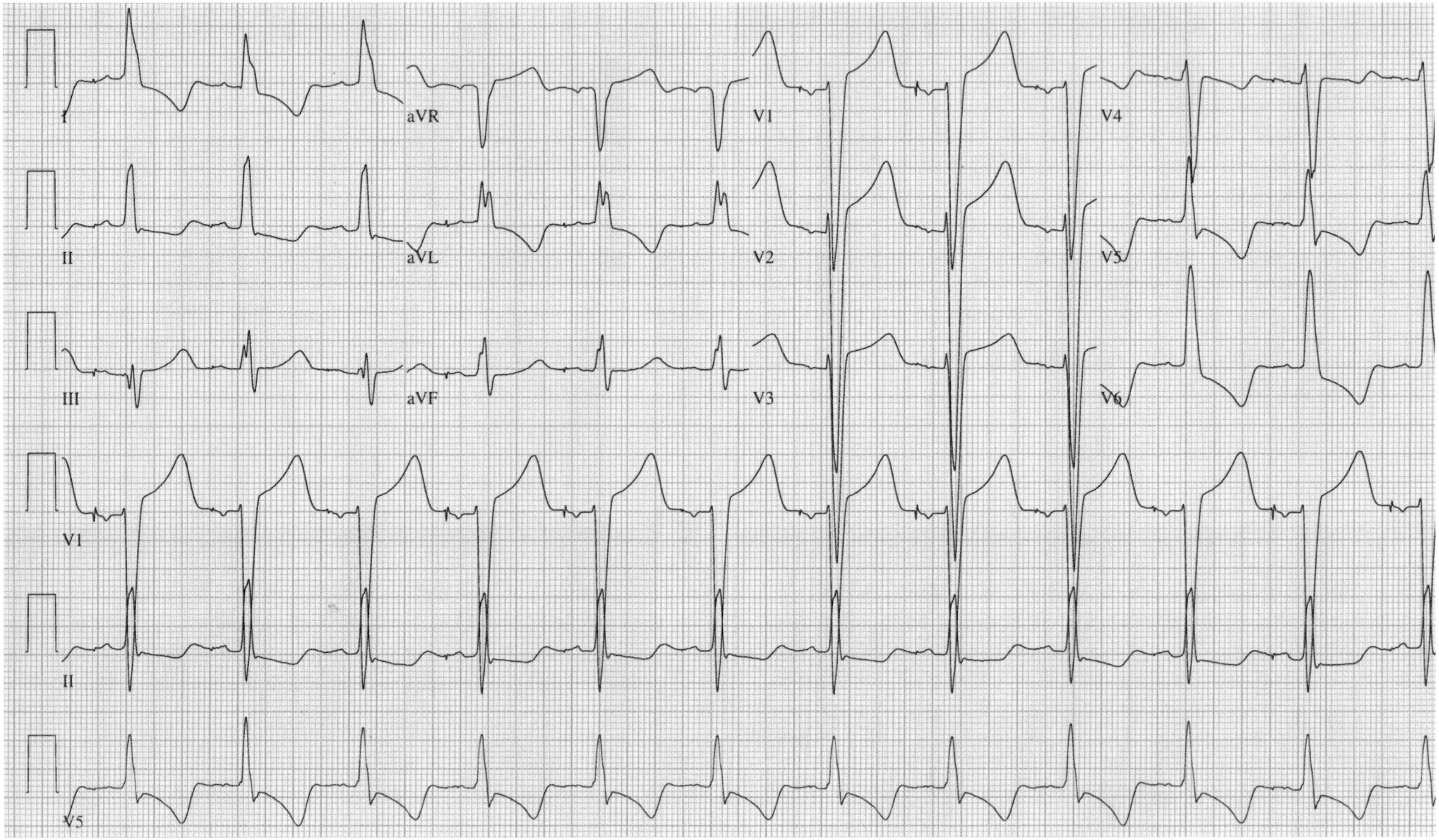

 笔记：

心电图案例 #67

心电图解释

心电图示，每个 P 波之前均可见清晰曲折，为心房起搏。QRS 波群时限延长，时限约 130 毫秒，其形态符合完全性左束支阻滞。

主要诊断

■ 心房起搏

■ 完全性左束支阻滞

学习要点

■ 这幅心电图并未显示房室双腔起搏。QRS 波群为左束支阻滞图形，因有心房起搏，也许有人会推测还有心室起搏。这一观点不够正确，因该图中 QRS 波群前并未见起搏信号。

■ QRS 波群电轴并不支持心室起搏。心室起搏时，Ⅱ、Ⅲ、aVF 导联上典型的 QRS 波群综合向量为负向。而本图中，Ⅱ及 aVF 导联 QRS 波群向量为正向。

■ Ⅲ导联上，QRS 波群电轴多变，第 2 个 QRS 波群为正向波，而第 1、3 个 QRS 波群为负向波。这可能是由于呼吸的变化致心脏位置轻微移位。

综合评述

心电图中考试诊断选项包括心房或冠状窦起搏及完全性左束支阻滞。应注意，有心房起搏时，勿选择心房形态变化（如左心房异常 / 扩大）。另外，当 QRS 波群呈左束支阻滞图形时，应仔细检查 QRS 波群起始或近端部分，判断有无细小的心室起搏信号。本幅心电图中未见明确的起搏信号。完全性左束支阻滞时，勿选择 ST 或 T 波改变，因为 ST-T 改变为继发性复极表现。最后，左束支阻滞时也勿选择左心室肥厚，因左心室除极异常及同向向量相加可使 QRS 波群电压增高，其意义无法确定。

心电图案例 #68

临床病史

女性，54 岁，非缺血性左心室收缩功能障碍及重度二尖瓣反流，近期二尖瓣修补术后。

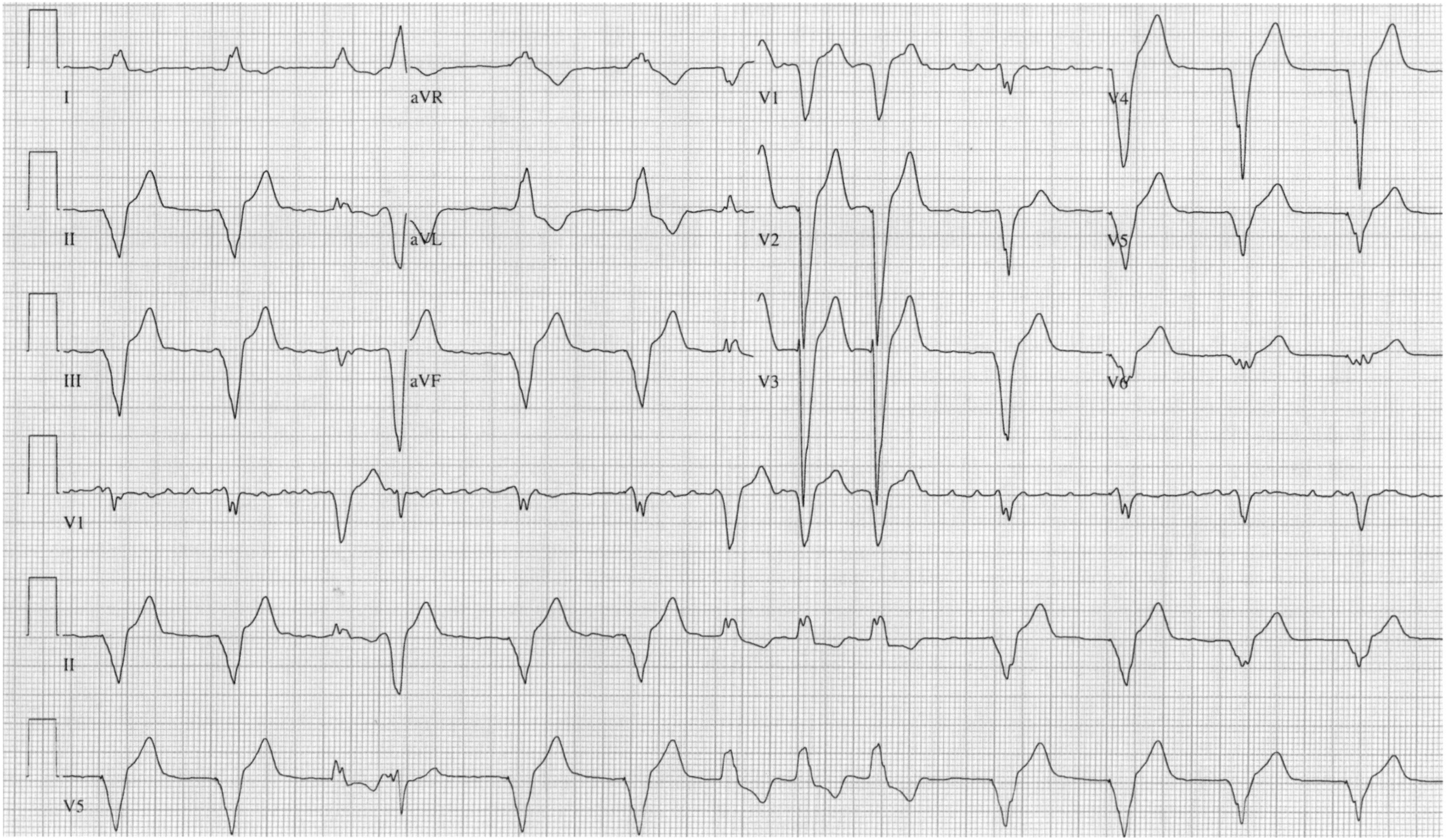

 笔记：

心电图案例 #68

心电图解释

心电图中，基线呈波浪式，未见清晰的心房活动，为心房颤动。第 1、2、5、6、10、11、12 和第 13 个 QRS 波群为心室起搏波形。第 7、8、9 个 QRS 波群时限延长，考虑为左束支阻滞形态。第 3、4 个 QRS 波群形态介于自身左束支阻滞图形和心室起搏图形之间，是最典型的起搏融合波。

主要诊断

- 心房颤动
- 完全性左束支阻滞
- 心室起搏
- 起搏融合波

学习要点

■ 如有可能，在起搏心电图上，从心脏起搏波中识别自身 QRS 波群的形态极为重要。本图中，间断出现心室起搏，有助于明确其他诊断和识别完全性左束支阻滞。

■ 这幅心电图示心房颤动，但 V1 导联节律条图中基线波动又提示有心房扑动的可能。但与整个心房颤动心电图表现不太一致，因此诊断心房颤动较为恰当。

综合评述

考试诊断选项包括心房颤动、完全性左束支阻滞及功能正常的心室按需起搏（VVI）。要注意勿诊断室性心动过速（3 个或 3 个以上连续波群）或心肌梗死。图中 Q 波为继发于心室起搏，不能诊断既往心肌梗死。QRS 波群电轴正常。

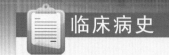

心电图案例 #69

临床病史

男性，50岁，劳力性头晕、胸部不适和先兆晕厥1月余。为初次心血管内科就诊时心电图。

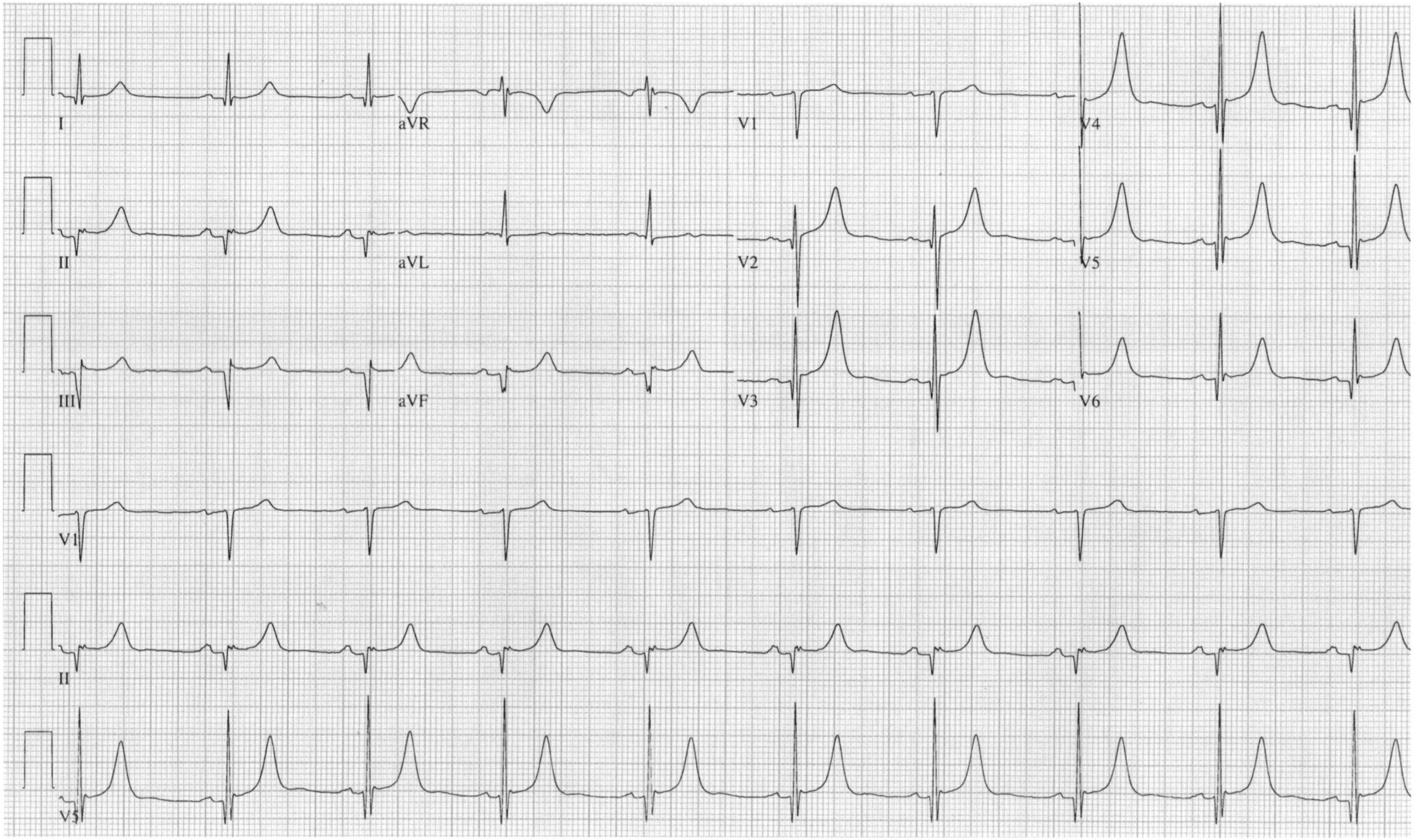

 笔记：

心电图解释

心电图示，P 波电轴正常，心率规整，频率略＜ 60 次 / 分钟，复合窦性心动过缓。V2-V6 导联可见 Q 波，但 Q 波狭窄不具有诊断意义，不应诊断心肌梗死。Ⅱ、Ⅲ及 aVF 导联也可见 Q 波，aVF 导联 Q 波时限为 40 毫秒，提示为时间不确定的下壁心肌梗死。

主要诊断

- 窦性心动过缓
- 肥厚型心肌病
- 假性心肌梗死图形

学习要点

- 已知该患者患有肥厚型心肌病。超声心动图示室间隔厚度达 2.2 厘米，后壁厚度为 1.4 厘米，证实为非对称型室间隔肥厚。无节段性室壁运动异常，不支持既往下壁心肌梗死的证据。
- V2-V6 导联 Q 波为肥厚的室间隔除极所致。
- 下壁导联可见 Q 波，虽可提示时间不确定的下壁心肌梗死，但实际上与肥厚型心肌病有关。这一点可从超声心动图表现得到佐证。超声心动图显示，右冠状动脉分布区域室壁运动正常。
- 肥厚型心肌病时，Q 波常可出现在所有冠状动脉分布区域。另外，也可有复极异常，但本图中未见这一表现。其他常见表现有左心房异常，这归因于左心室舒张功能障碍和心内压力增高。

综合评述

临床病史支持肥厚型心肌病，心电图表现一目了然。若几乎所有导联均出现明显的时限短暂的 Q 波，则支持肥厚型心肌病。肥厚型心肌病选项罗列在考试的临床疾病部分。正确诊断选项包括窦性心动过缓和肥厚型心肌病。

心电图案例 #70

临床病史

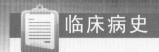

男性，73 岁，多发性骨髓瘤，常规随访心电图。既往无心脏病史。

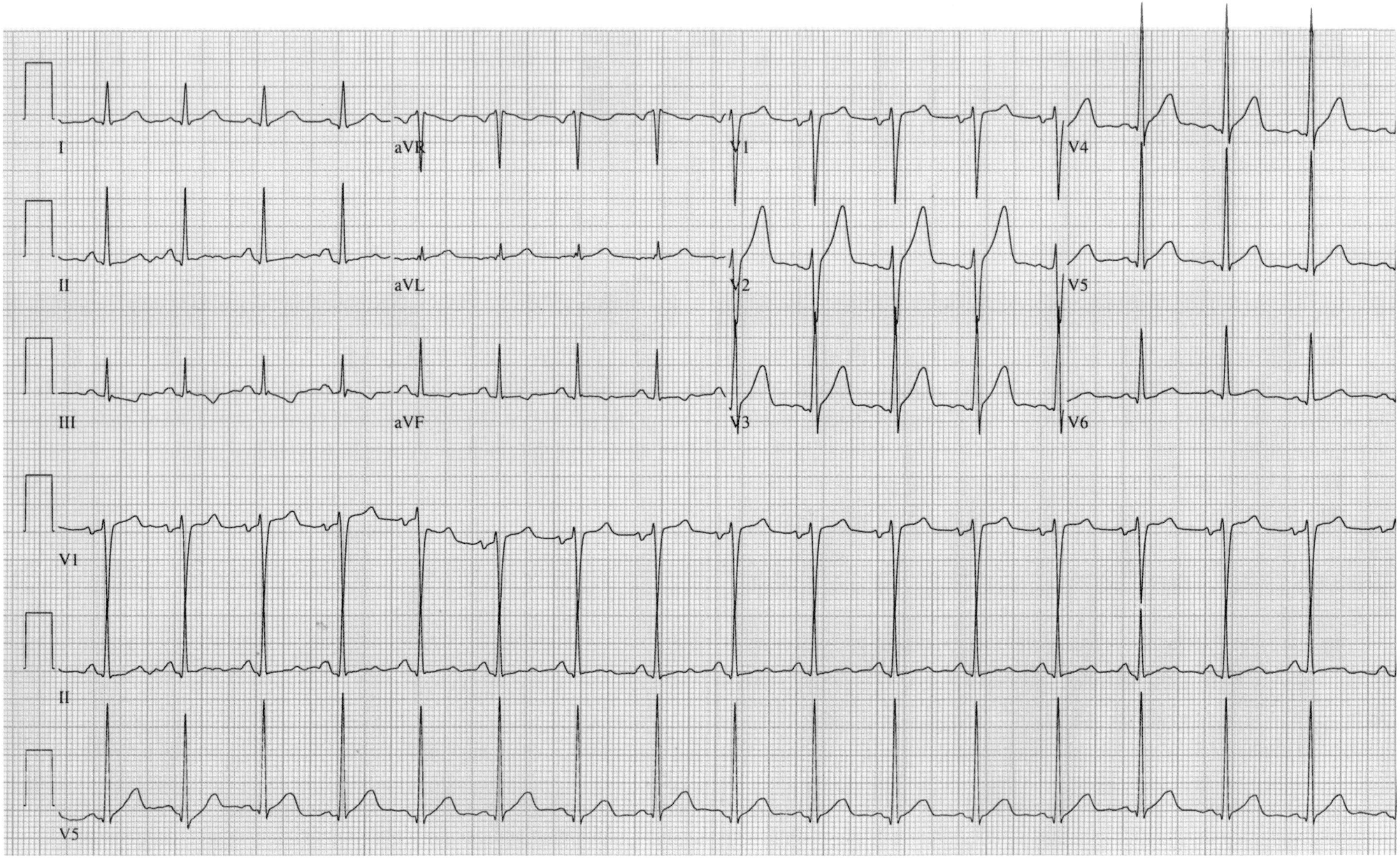

 笔记：

心电图案例 #70

心电图解释

心电图示，P 波电轴正常，频率 100 次 / 分钟，为正常窦性心律。Ⅱ、Ⅲ及 aVF 导联可见非特异性 T 波低平和轻度倒置。V2-V4 导联可见 J 点略抬高，意义不详，可能反映过早复极改变。重要的是，心电图显示 ST 段和 QT 间期缩短，以 V4、V5 导联最为明显。已知该患者患高钙血症，记录本幅心电图时血清钙为 12.2mEq/L。

主要诊断

- 正常窦性心律
- 短 QT 间期
- 非特异性 ST-T 改变
- 高钙血症
- 过早复极

学习要点

- 钙代谢紊乱可影响 ST 段，而不影响 T 波。高钙血症时，ST 段缩短，从 QRS 波群突然过渡到 T 波，ST 段短暂或缺如。
- 下壁导联非特异性 ST-T 改变无诊断意义。图中无心肌梗死图形，也无明确心包炎的证据。

综合评述

本幅心电图示高钙血症的心电图细微表现。考试选项除了高钙血症外，其他诊断选项包括正常窦性心律及 ST 和 / 或 T 波异常提示电解质紊乱。J 点轻微抬高提示过早复极也应予以选择。aVR 导联未见 PR 段抬高，并无心包炎。

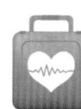

心电图案例 #71

临床病史

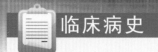

女性，74 岁，严重症状性心悸、乏力和头晕 24 小时，就诊于急诊室，随后入院。

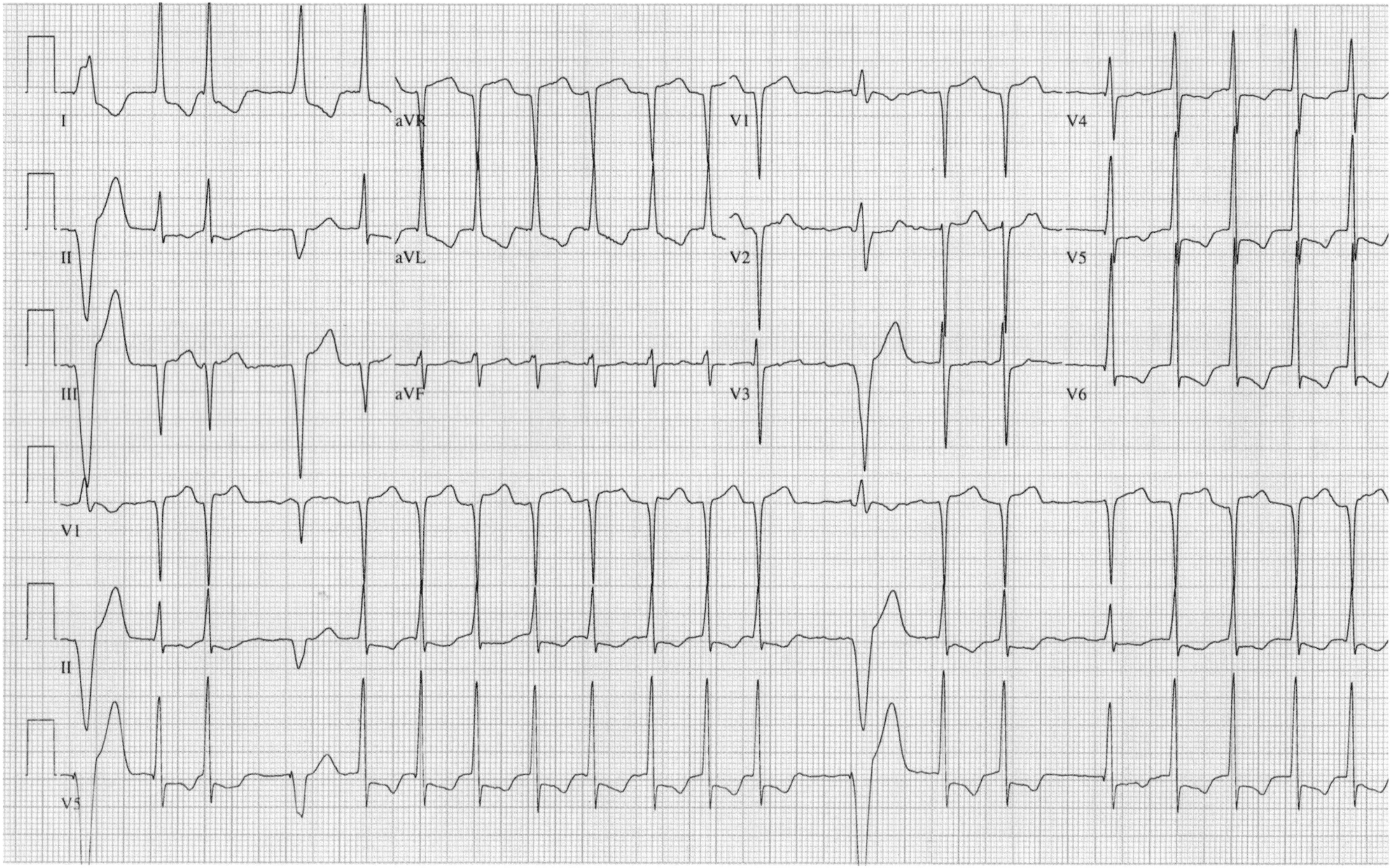

 笔记：

心电图解释

心电图中，未见清晰可辨的心房活动。心房节律考虑为心房颤动。在本图底部，V1、Ⅱ和 V5 导联的节律长条图是观察心房活动的最佳导联，但并未见心房活动。本图中可见该患者有快速心室反应。可见弥漫性非特异性 ST-T 改变。Ⅰ、aVL、V5 及 V6 导联 J 点压低，ST 段呈下斜型压低，疑似心肌缺血或非 ST 段抬高型心肌梗死。图中可见心律呈周期性停搏，第 1、4、13 个 QRS 波群宽大畸形，其每个 QRS 波群之前可见清晰曲折，提示为心室起搏。第 4 个 QRS 波群是由房室结传导和心室起搏同时除极心室形成的融合波或杂交波。

主要诊断

- 心房颤动
- 快速心室反应
- 非特异性 ST-T 改变
- 心室起搏
- 起搏融合波

学习要点

■ 根据一过性血清心肌同功酶增高，诊断为急性非 ST 段抬高心肌梗死。心导管检查确认为严重的多支冠状动脉病变，立即行冠脉旁路移植术。

■ 该患者于这次临床症状出现 2 年前置入起搏器，起搏器功能正常。心房颤动体快速心室反应时，R-R 间期延长时，可见起搏器功能正常。

综合评述

考试的诊断选项包括心房颤动、左心室肥厚（aVL 导联）、继发于心室肥厚的 ST 和 / 或 T 波改变及功能正常的心室按需起搏（VVI）。应注意，勿将心室起搏波群误为室性逸搏（注意起搏信号），或误为室性早搏，其实并非早搏。评估心室反应和 R-R 间期时应使用分规。因室率增快时，R-R 间期之间的差别不易判别。

心电图案例 #72

临床病史

男性，78 岁，多支冠状动脉旁路移植术及严重主动脉瓣狭窄行主动脉瓣置换术后 3 天。患者恢复良好，心电图检查前不久突发气短。

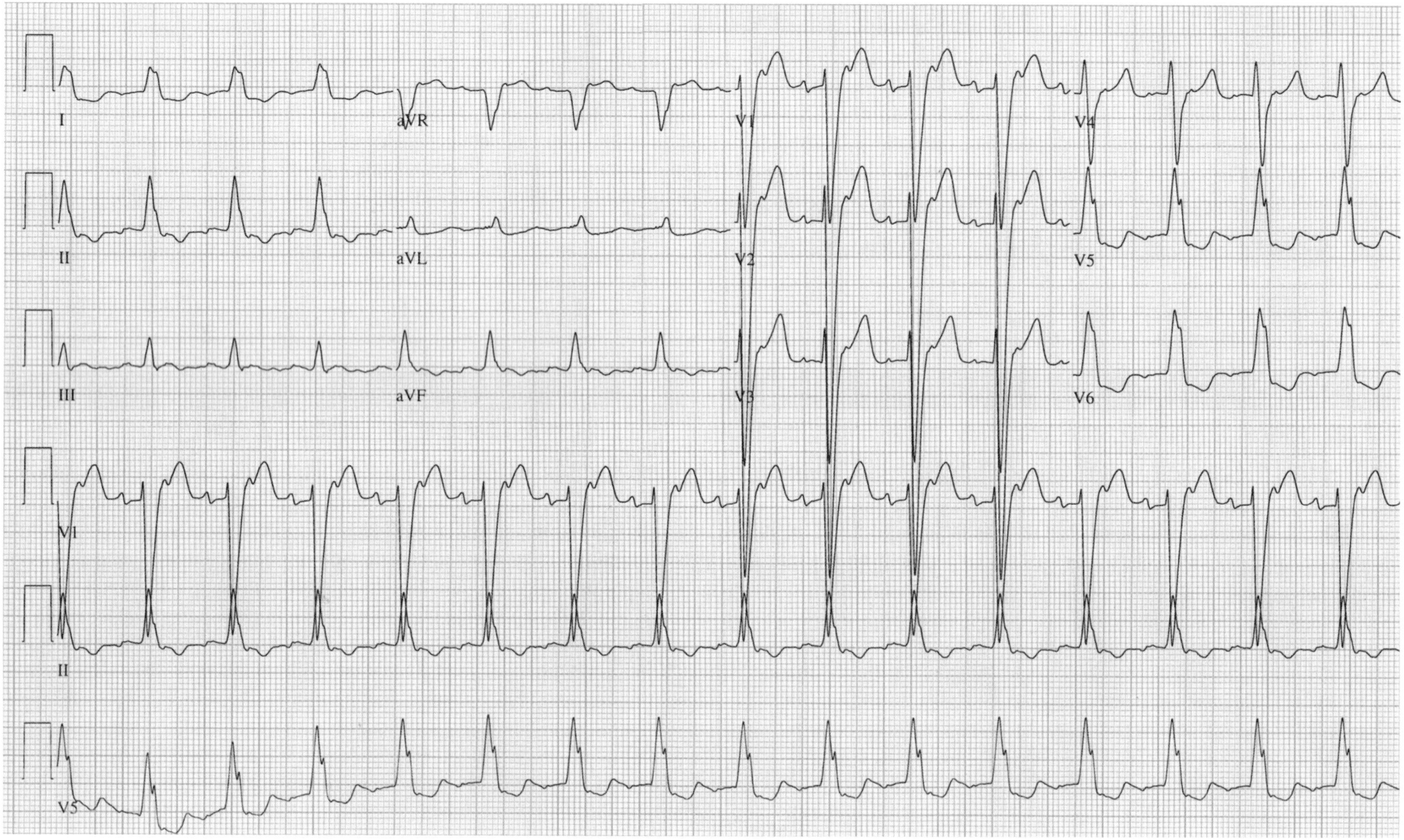

 笔记：

心电图解释

心电图显示，心房除极波规整，频率约 190 次 / 分钟，尤其在 V1 导联的节律条图中最为明显。心房除极电轴异常，Ⅰ和Ⅱ导联倒置，这些表现符合异位房性心动过速。每一 QRS 波群前有两个心房除极波，证实 2:1 房室传导。第 2 个心房除极波恰在 QRS 波群之后，ST 段 /T 波的近端。QRS 波群宽大，时限＞ 120 毫秒，未见室间隔 Q 波，证实为完全性左束支阻滞。

主要诊断

- 异位房性心动过速
- 2:1 房室传导
- 完全性左束支阻滞

学习要点

■ P 波电轴异常时，确定房室传导比例极为重要。运用分规测量后可发现，两个 P 波一个 QRS 波群，且 QRS 波群间期规整，证实为 2:1 房室传导。这一表现并非传导阻滞，而是房室结正常的“门卫”功能，两个异位心房除极到达房室结时，仅每隔一个可下传至心室所致。

■ 完全性左束支阻滞并非正常表现，而提示心肌病变。因患者有多支冠状动脉病变及严重的主动脉瓣狭窄，几乎可以肯定存在心肌病变。

综合评述

对于考试，这份心电图强调的选项为心房节律和房室传导。P 波电轴异常，心房率接近 200 次 / 分钟，每一心房除极清晰可见，支持异位房性心动过速。诊断还包括 2:1 房室传导及完全性左束支阻滞。请勿选择房室分离，因房性心动过速时 P-P 间期恒定，且与 QRS 波群具有一定关系。未见心室起搏信号。QRS 波群电轴正常。

心电图案例 #73

临床病史

女性，29 岁，已知因恶性肿瘤行强化化疗。记录本图时患者血清钾水平为 2.6mEq/L。

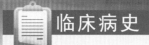

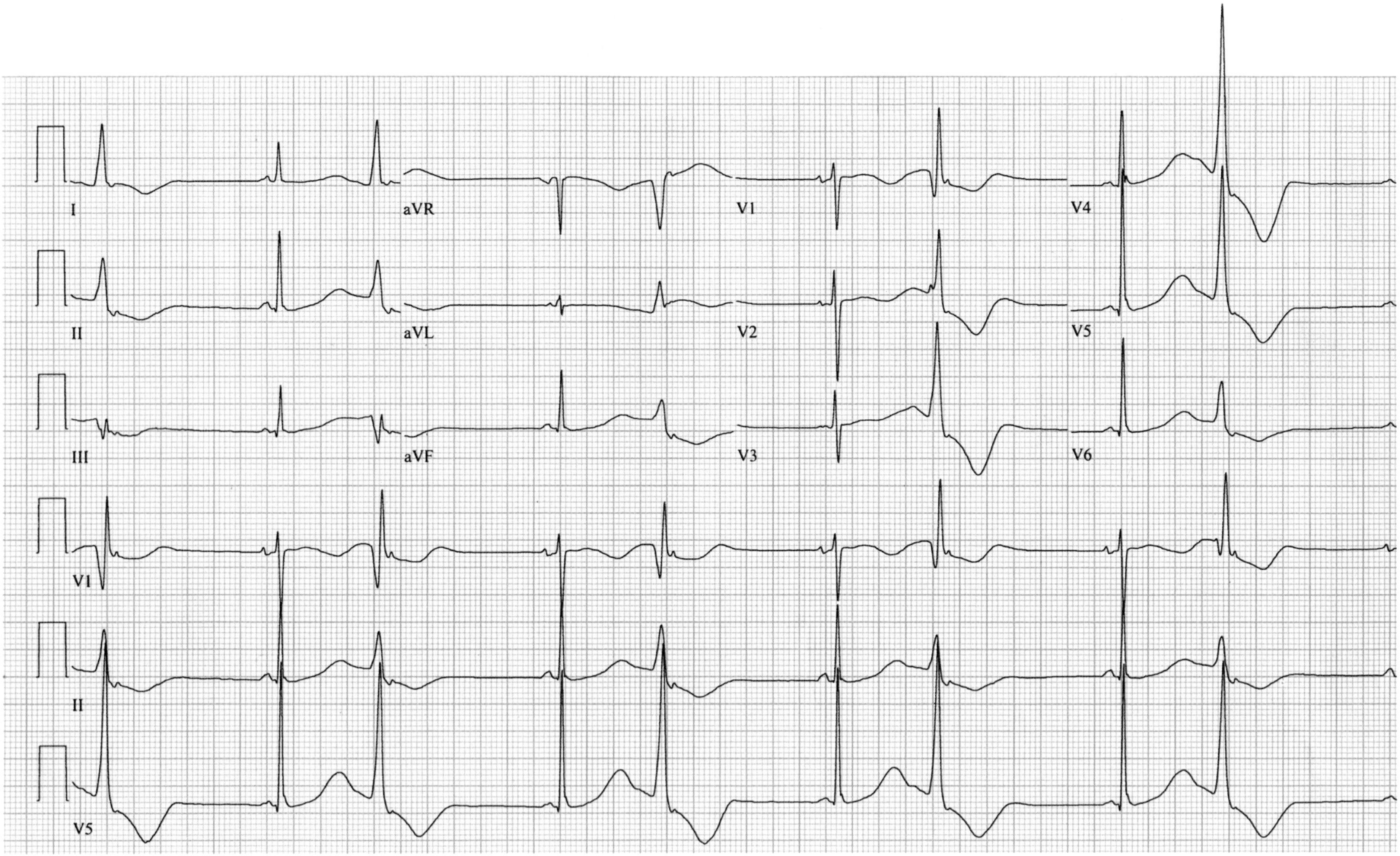

 笔记：

心电图解释

这幅心电图示窦性心动过缓，心房率略< 60 次 / 分钟，P 波电轴正常。可见频发室性早搏形成二联律。QT 间期明显延长，但实际上为延长的 QT-U 间期。V2、V3 及 V4 导联可见正向 U 波。V2、V3 导联上，与高尖的 U 波相比，T 波略显低小。这些表现常见于严重低钾血症。

主要诊断

- 窦性心动过缓
- 室性早搏
- QT-U 间期延长
- 低钾血症
- Ron T 现象

学习要点

- 本图记录后不久，患者血流动力学恶化，尖端扭转型室性心动过速发作。这是由于室性早搏发生在心室的易损期，即所谓的 Ron T 现象。
- 图中可见 Ron T 现象的证据，特别是 V2 和 V3 导联，在 U 波的终末部分可见室性早搏。
- 应记住，QT-U 间期时限与心室率成反比。因本图示窦性心动过缓，QT-U 间期可能更会更长。
- 该患者 PR 间期过短，但无心室预激的证据。

综合评述

这幅心电图再次强调系统评估的必要性。图中可见频发室性早搏。考虑到室性早搏，平均心房率略< 60 次 / 分钟，支持窦性心动过缓。这也可能是室性早搏发生的原因。QT 间期明显延长和显著 U 波，支持低钾血症。考试选项包括窦性心动过缓、QT 间期延长、显著 U 波、ST 和 / 或 T 波异常提示电解质紊乱、室性早搏及临床疾病低钾血症。

心电图案例 #74

临床病史

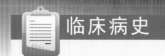

男性，78 岁，近日突发间断心悸和头晕。患者应内科医生要求就诊于心血管内科。

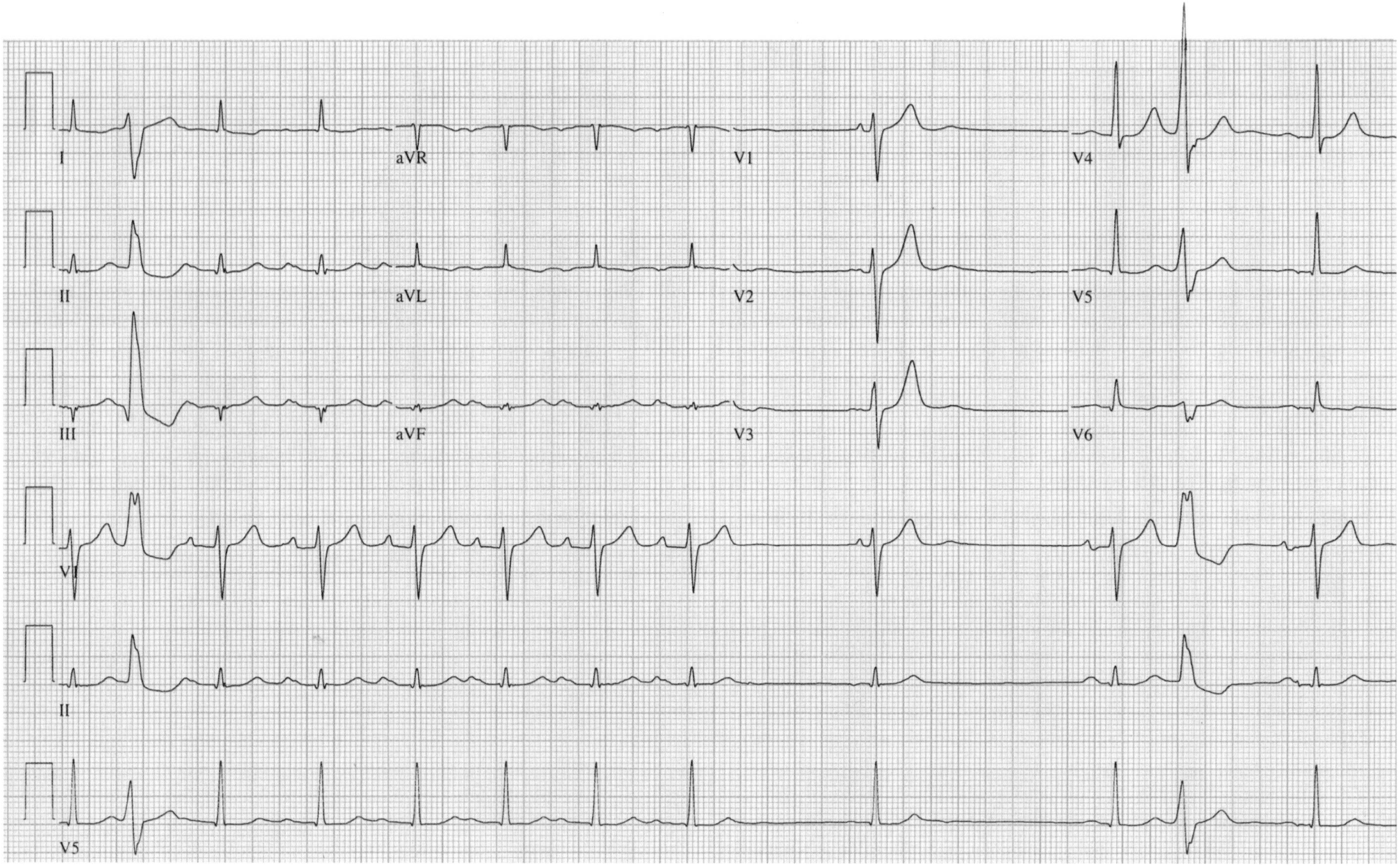

 笔记：

心电图案例 #74

心电图解释

心电图示正常窦性心律，频率约 80 次 / 分钟。心电图的右侧部分，第 9、11 个 QRS 波群之前可见 P 波，其电轴正常，说明存在正常窦性心律。在心电图的左侧和右侧部分，可见两个宽大的 QRS 波群，因 V1 导联呈 RsR' 型，符合左心室起源的室性早搏。第 3 ～ 7 个 QRS 波群之前的 P 波，与正常 P 波电轴不同，V1 导联呈单相直立、且无终末负向向量，符合异位房性心律。本图的中间部分，在 V1 导联的节律条图中，可见一长间歇发生，且第 8 个 QRS 波群之前的 P 波形态不同于窦性 P 波，这一 P 波为房性逸搏，说明其前为阵发性异位房性心律。Ⅱ、Ⅲ、aVF、V5 及 V6 导联可见低小 Q 波，这些 Q 波未达到诊断标准，故不选择心肌梗死。Ⅰ和 aVL 导联可见非特异性 ST-T 改变。窦性 P 波提示左心房异常。

主要诊断

- 正常窦性心律
- 异位房性心律
- 心房逸搏
- 室性早搏
- 非特异性 ST-T 改变
- 窦性停搏或静止
- 病态窦房结综合征
- 左心房异常

学习要点

■ 虽然不能明确诊断心肌梗死，但仍有怀疑。V5-V6 导联可见 R 波振幅递减，结合 V6 导联可见 Q 波及 T 波倒置，提示仍有缺血性心脏病的可能。

■ 实际上，该患者心肌酶升高，并进行了心导管检查。可见冠状动脉左回旋支急性闭塞，成功置入支架。未出现意外，患者 2 天后出院。

■ 房性逸搏表明有心房辅助起搏点，最常于心房除极停顿之后出现。这幅心电图特别有趣的是有 3 个不同形态的 P 波，说明存在 3 个独立的心房起搏点。

综合评述

这幅心电图较为复杂，可见到三种不同形态的 P 波。最后 2 个 P 波代表正常窦性心律，初始部分反映异位房性心律。必须选择窦性停搏，还有室性早搏。下壁和侧壁导联可见低小 Q 波， Q 波宽度不足以确诊为时间不确定的下侧壁心肌梗死。总之，考试诊断选项包括正常窦性心律、室性早搏、窦性停搏或窦性静止、左心房异常 / 扩大。侧壁和高侧壁 ST 和 / 或 T 波改变支持还有非特异性 ST 和 / 或 T 波异常选项。

心电图案例 #75

临床病史

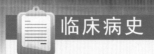

男性，68 岁，年度体检，否认心脏病史，无任何不适症状。

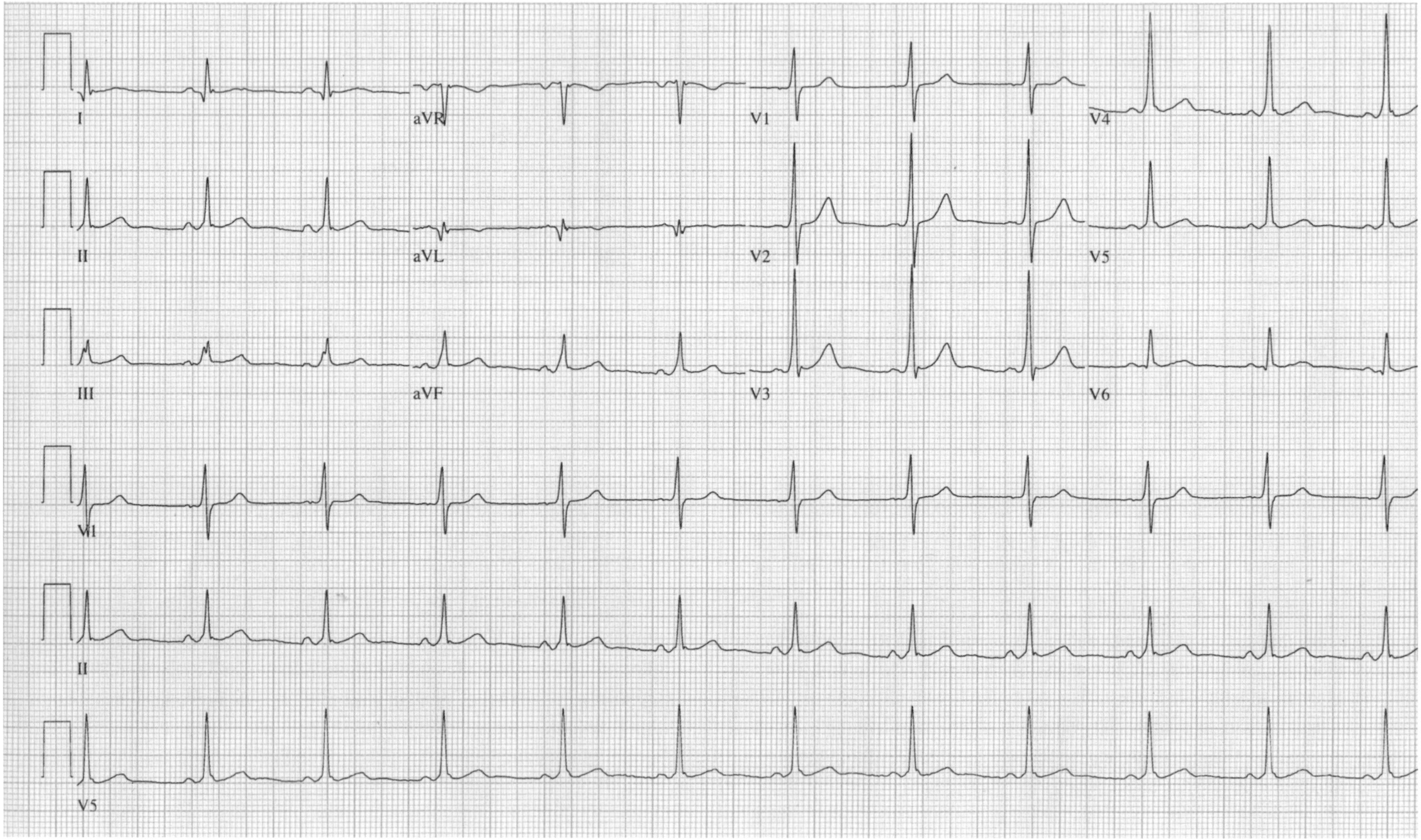

 笔记：

心电图解释

心电图示正常窦性心律，心率略< 70 次 / 分钟。Ⅰ、Ⅱ及 aVF 导联 P 波直立，证实 P 波电轴正常。Ⅰ、aVL 导联可见 Q 波，提出可能有高侧壁心肌梗死。这些 Q 波为假性心肌梗死并非真正的缺血性心脏病。实际是心室预激和 W-P-W 综合征。Ⅱ、Ⅲ、aVF、V1、V2、V3、V4 和 V5 导联可见反映心室预激的 δ 波。PR 间期缩短符合 W-P-W 综合征。V1、V2 导联显著的 R 波通常也可确定 W-P-W 综合征，并非后壁心肌梗死，而是反映心室从左向右激动。

主要诊断

- 正常窦性心律
- W-P-W 综合征
- 假性心肌梗死图形

学习要点

■ 本例中，W-P-W 综合征的诊断是基于 PR 间期缩短。这些表现极易被忽视。

■ 这幅心电图支持后侧壁心肌梗死。当见到这类图形时，要除外 PR 间期缩短和 δ 波的可能性。这份心电图上心肌梗死图形并不代表真正的缺血性心脏病。

综合评述

考试诊断选项包括正常窦性心律和 W-P-W 综合征。介绍几个考试相关的重要概念，V1 导联 R 波振幅增高，提示心室预激的可能性。Ⅰ、aVL 导联可见 Q 波，结合 V1 导联 R 波振幅增高，首先支持时间不确定的后壁和侧壁心肌梗死。PR 间期略微缩短及 QRS 波群升支粗顿可除外缺血性心脏病，同时确认了正常窦性心律和 W-P-W 综合征诊断，为考试的正确选项。

心电图案例 #76

临床病史

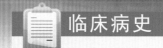

女性，66 岁，在家中出现意识丧失，救护车送至急诊室。记录本图后不久患者死亡。

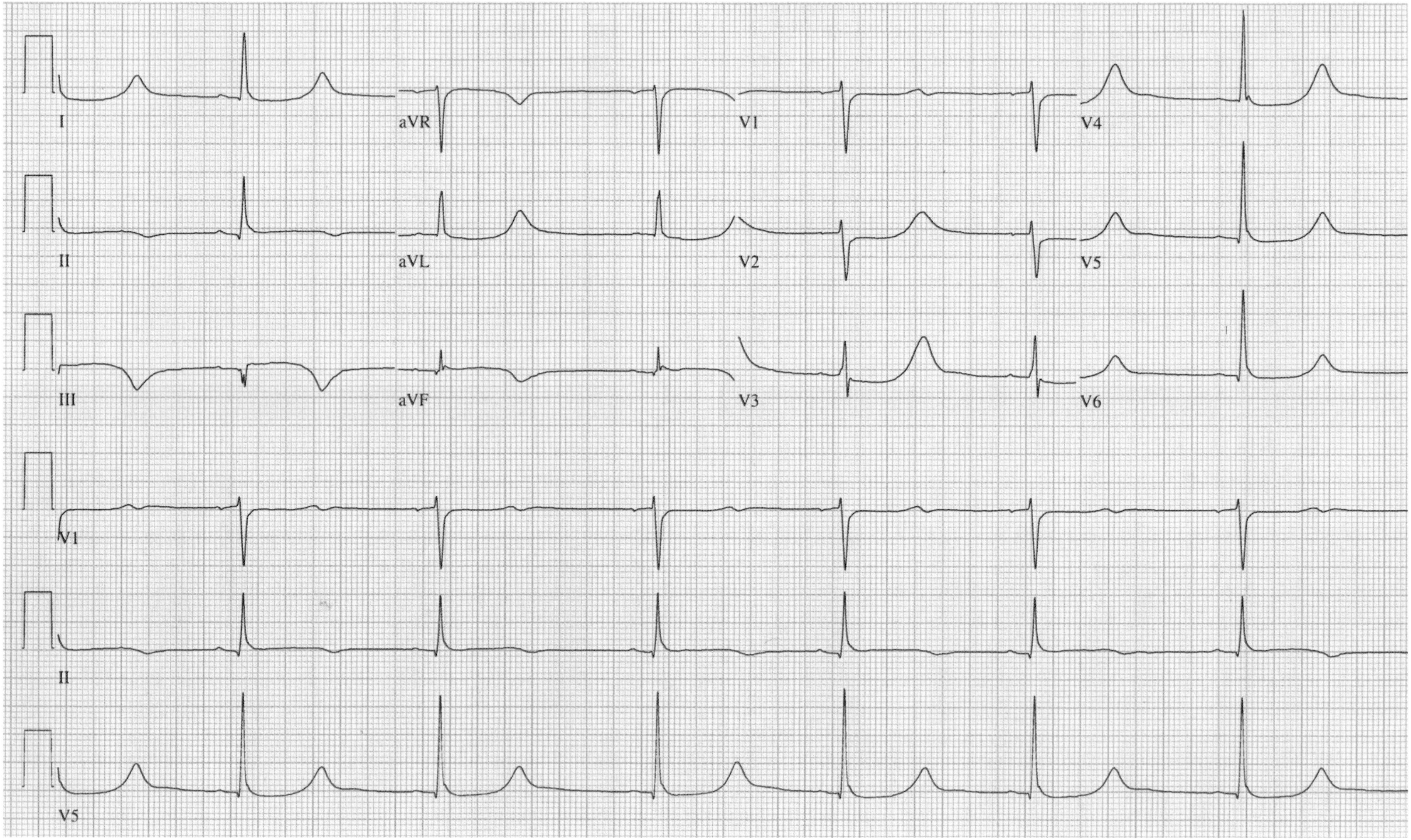

 笔记：

心电图解释

心电图示，Ⅰ、Ⅱ导联P波直立，aVF导联可见低小P波，心率约40次/分钟，最符合窦性心动过缓。这份心电图值得注意的是ST段明显延长，T波宽大及QT间期延长。窦性心动过缓和QT间期延长经常见于急性颅内压增高。下壁导联也可见ST-T改变，Ⅲ导联ST段抬高，但早期心肌酶检查并不支持急性心肌损伤。

主要诊断

- 窦性心动过缓
- QT间期延长
- 非特异性ST-T改变
- 中枢神经系统事件

学习要点

- 通常情况下，心电图上很难区分心肌缺血和急性颅内压升高。急性颅内压升高时，常可见QT间期延长和心动过缓。
- 对称性T波倒置常见于急性颅内压升高，也见于心肌缺血和非ST段抬高心肌梗死。系列心肌酶学检测、超声心动图评价左心室室壁运动和功能，以及系列心电图检查有助于二者的鉴别诊断。

综合评述

与临床病史一致，这份心电图支持考试诊断选项的中枢神经系统疾病。此外，诊断选项还包括窦性心动过缓、QT间期延长及非特异性ST和/或T波异常。

心电图案例 #77

临床病史

男性，49 岁，轻微活动即感严重气短，曾诊断重度二尖瓣狭窄和重度肺动脉高压。拟行二尖瓣置换术，术前评估。

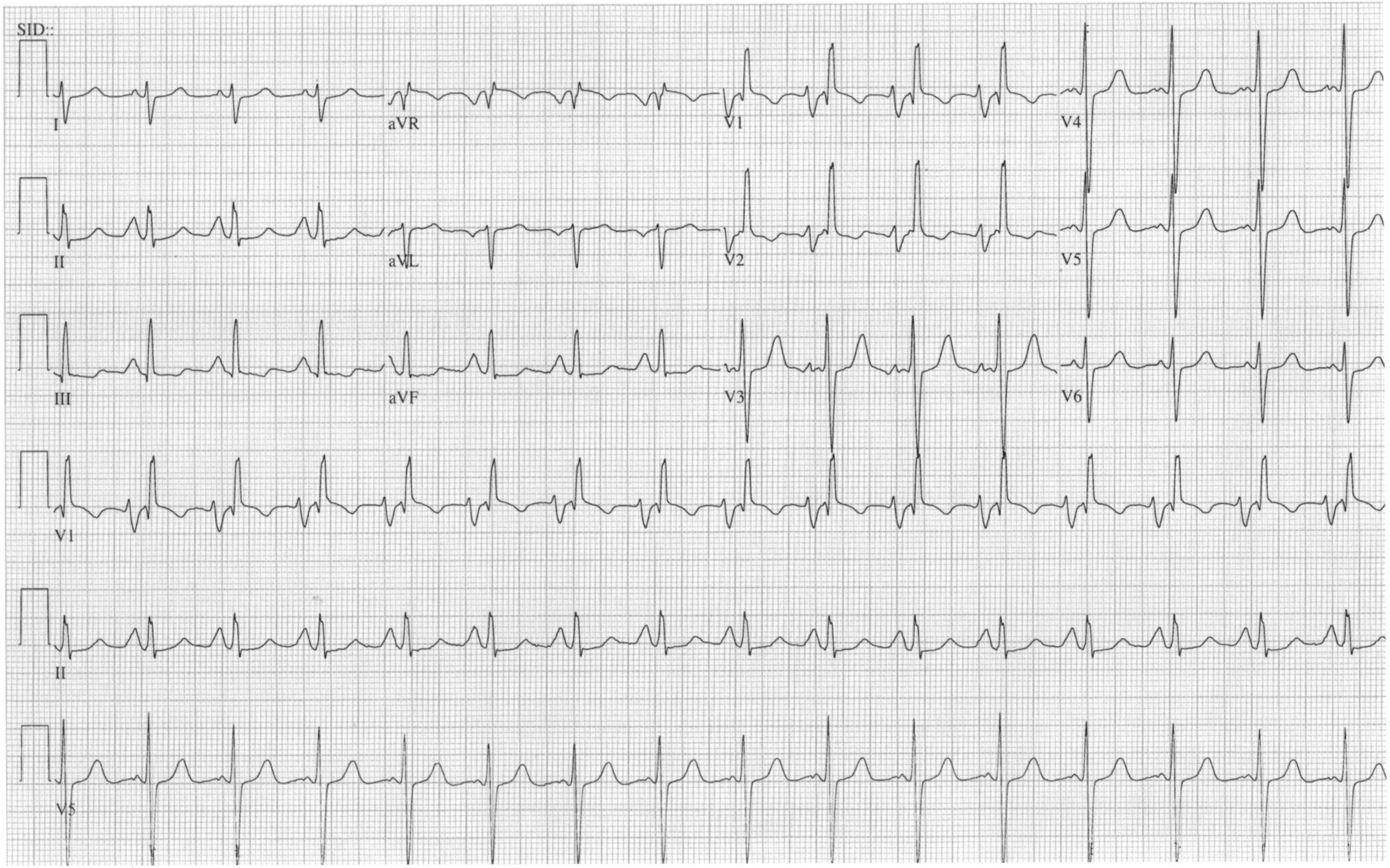

 笔记：

心电图解释

心电图示，Ⅰ、Ⅱ、Ⅲ及 aVF 导联 P 波直立，心房率略＜ 100 次 / 分钟，符合正常窦性心律。Ⅱ导联 P 波振幅在 0.4 ～ 0.5mV，提示右心房异常，也称之为“肺型 P 波”。V1 导联上，P 波示较深的终末负向波，支持左心房异常，也称之为“二尖瓣型 P 波”。Ⅱ导联 P 波时限＞ 110 毫秒，进一步支持左心房异常。Ⅰ导联 QRS 波群向量呈负向，Ⅱ、Ⅲ及 aVF 导联 QRS 波群向量呈正向，系 QRS 波群电轴右偏。QRS 波群时限正常。V1、V2 导联 QRS 波群呈 qR 型，T 波倒置。V6 导联 R / S ＜ 1，提示 R 波递增不良。这些均符合右心室肥厚伴继发性 ST-T 改变。

主要诊断

- 正常窦性心律
- 左心房异常
- 右心房异常
- QRS 波群电轴右偏
- 右心室肥厚伴继发性 ST-T 改变。

学习要点

- 这幅心电图为未经手术治疗的长期严重二尖瓣狭窄的典型表现，即同时存在左、右心房异常及右心室肥厚，支持显著升高的肺动脉压。
- 注意不要将这份心电图与原发性肺动脉高压混淆。原发性肺动脉高压时，可出现右心房异常，但不可能出现左心房异常。原发性肺动脉高压无左心房异常，可与二尖瓣狭窄相鉴别。

综合评述

这份心电图是长期严重二尖瓣狭窄的典型表现。考试诊断选项包括正常窦性心律、左心房异常 / 扩大、右心房异常 / 扩大、电轴右偏（＞＋ 100°）、右心室肥厚和继发于右心室肥厚的 ST 和 / 或 T 波异常。

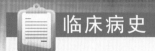

心电图案例 #78

临床病史

女性，63 岁，依赖透析的终末期肾病。因导管相关性血行感染入院。

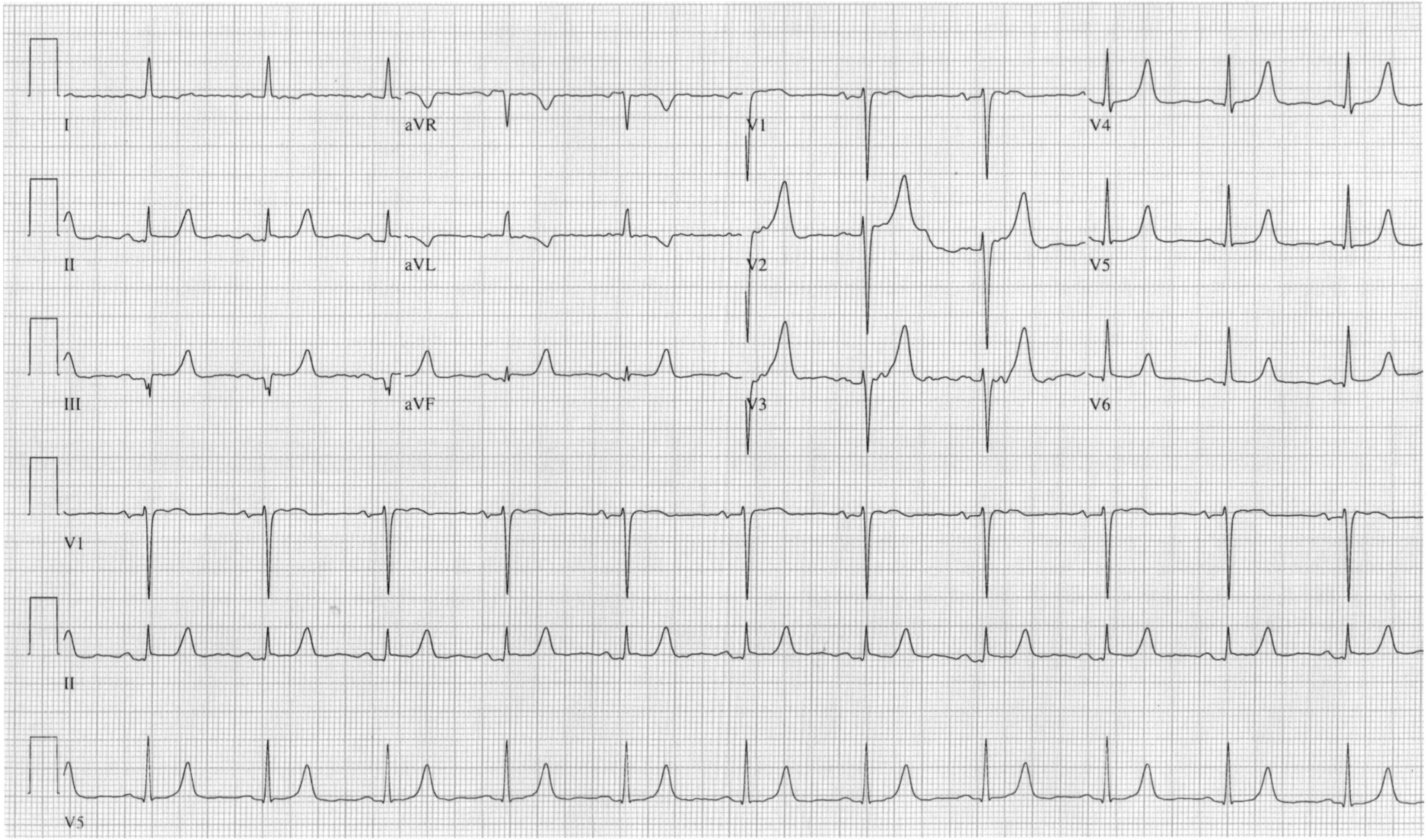

 笔记：

心电图案例 #78

心电图解释

心电图示Ⅰ、Ⅱ、Ⅲ和aVF导联P波直立，心房率略<70次/分钟，支持正常窦性心律。Ⅱ、Ⅲ、aVF及V4-V6导联J点和ST段抬高，以及aVR导联PR段抬高，均支持该尿毒症患者有心包炎。另外，V4-V6导联可见T波高尖对称，支持高钾血症。Ⅰ导联可见非特异性ST-T改变，aVL导联T波倒置。

主要诊断

- 正常窦性心律
- 心包炎
- 高钾血症
- 非特异性ST-T改变

学习要点

■ 这幅心电图是尿毒症患者终末期肾病的典型表现，即高钾血症和心包炎。

■ 高钾血症时，评价心电图T波振幅很重要，本图T波对称及其基底部狭窄也同样重要。无明显高大T波时，T波对称及基底部狭窄常易被忽略。

综合评述

这幅心电图是尿毒症心包炎实例。相关考试诊断选项包括正常窦性心律、心包炎及高钾血症。也可见伪差。确认选择ST和/或T波异常提示电解质紊乱。因无QT间期延长，不支持低钙血症。

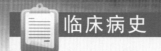

心电图案例 #79

临床病史

男性，65 岁，心血管内科门诊随访复查，有冠心病史，4 年前曾患下壁心肌梗死。

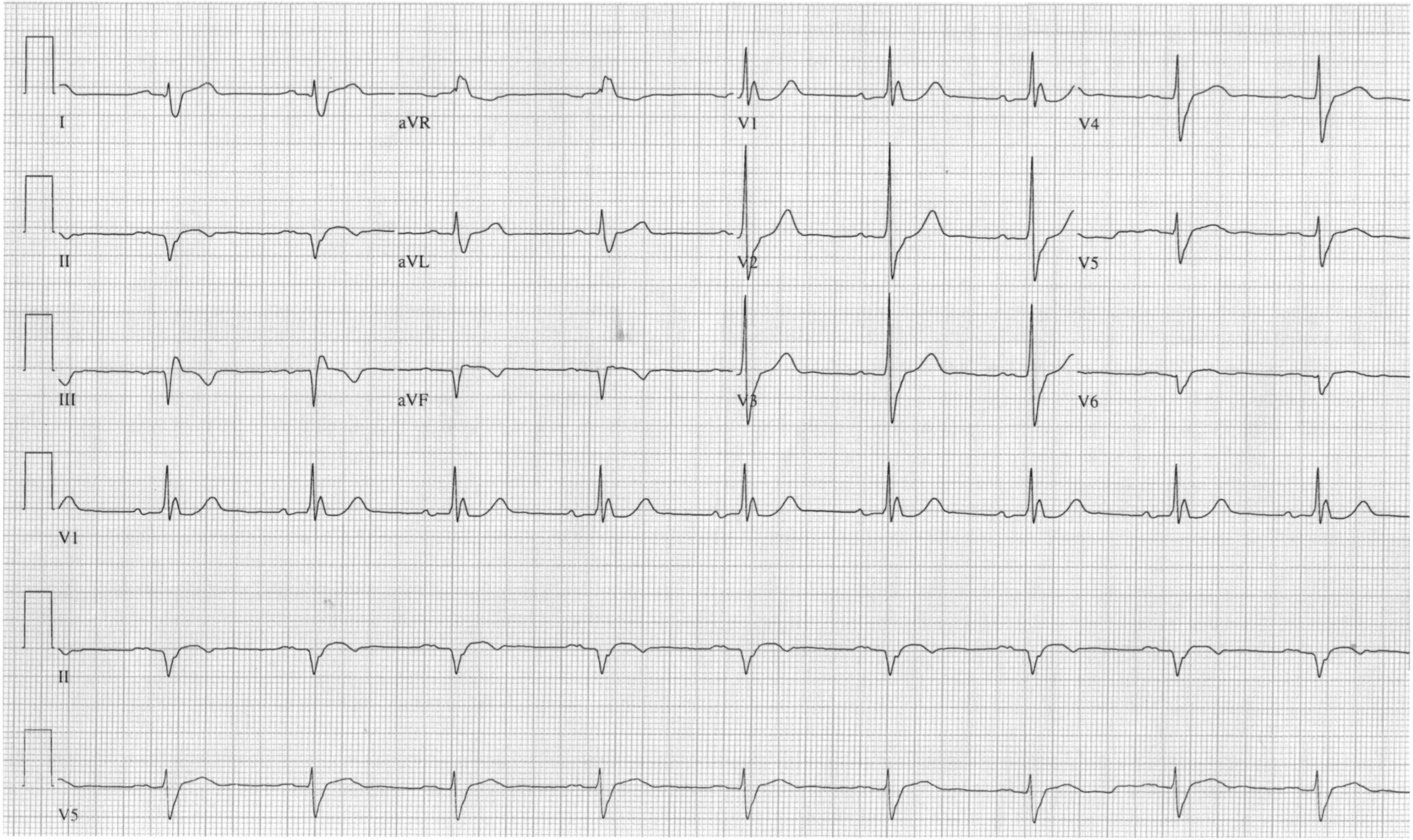

 笔记：

心电图解释

这幅心电图显示，Ⅰ、Ⅱ和 aVF 导联 P 波直立，心房率略＜ 60 次 / 分钟，提示窦性心动过缓。PR 间期略＞ 200 毫秒，符合一度房室阻滞。Ⅱ导联 P 波呈双峰，表明左心房异常。下壁导联及 V6 导联 Q 波时限＞ 40 毫秒，符合时间不确定的下壁和侧壁心肌梗死。下壁导联 ST 段抬高， 4 年前有明确的心肌梗死病史，支持左心室室壁瘤。V1 及 V2 导联 QRS 波群时限＞ 120 毫秒，呈 Rsr' 型，支持完全性右束支阻滞。V1、V2 和 V3 导联呈显著 R 波，以及有时间不确定的下、侧壁心肌梗死，因而可考虑时间不确定的后壁心肌梗死。因这 3 个部位相邻，很可能为单次心脏事件。V1、V2 及 V3 导联 T 波直立，支持缺血性心脏病所致的原发性 T 波改变。

主要诊断

- 窦性心动过缓
- 一度房室阻滞
- 左心房异常
- 完全性右束支阻滞
- 原发性 T 波改变
- 时间不确定的下壁心肌梗死
- 时间不确定的侧壁心肌梗死
- 时间不确定的后壁心肌梗死
- 左心室室壁瘤

学习要点

- 该患者在心肌梗死后即刻行心导管检查，显示右冠状动脉优势，支配下壁、后壁及侧壁区域心肌灌注。其近段闭塞。
- 经超声心动图证实左心室下壁室壁瘤。

综合评述

对于心电图考试，本图示缺血性心脏病典型表现。本图的重点在于，强调心电图相邻区域概念。考试诊断选项包括窦性心动过缓、时间不确定的下壁、后壁及侧壁心肌梗死、完全性右束支阻滞。下壁导联 ST 段抬高，如果有临床病史，应选择急性下壁心肌梗死。该病例中，已知患者有左心室下壁室壁瘤，心电图不应选择急性冠脉综合征。

心电图案例 #80

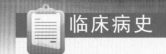

临床病史

女性，57 岁，非缺血性左心室收缩功能障碍门诊复查。记录本图 3 周前置入埋藏式心脏复律除颤器。

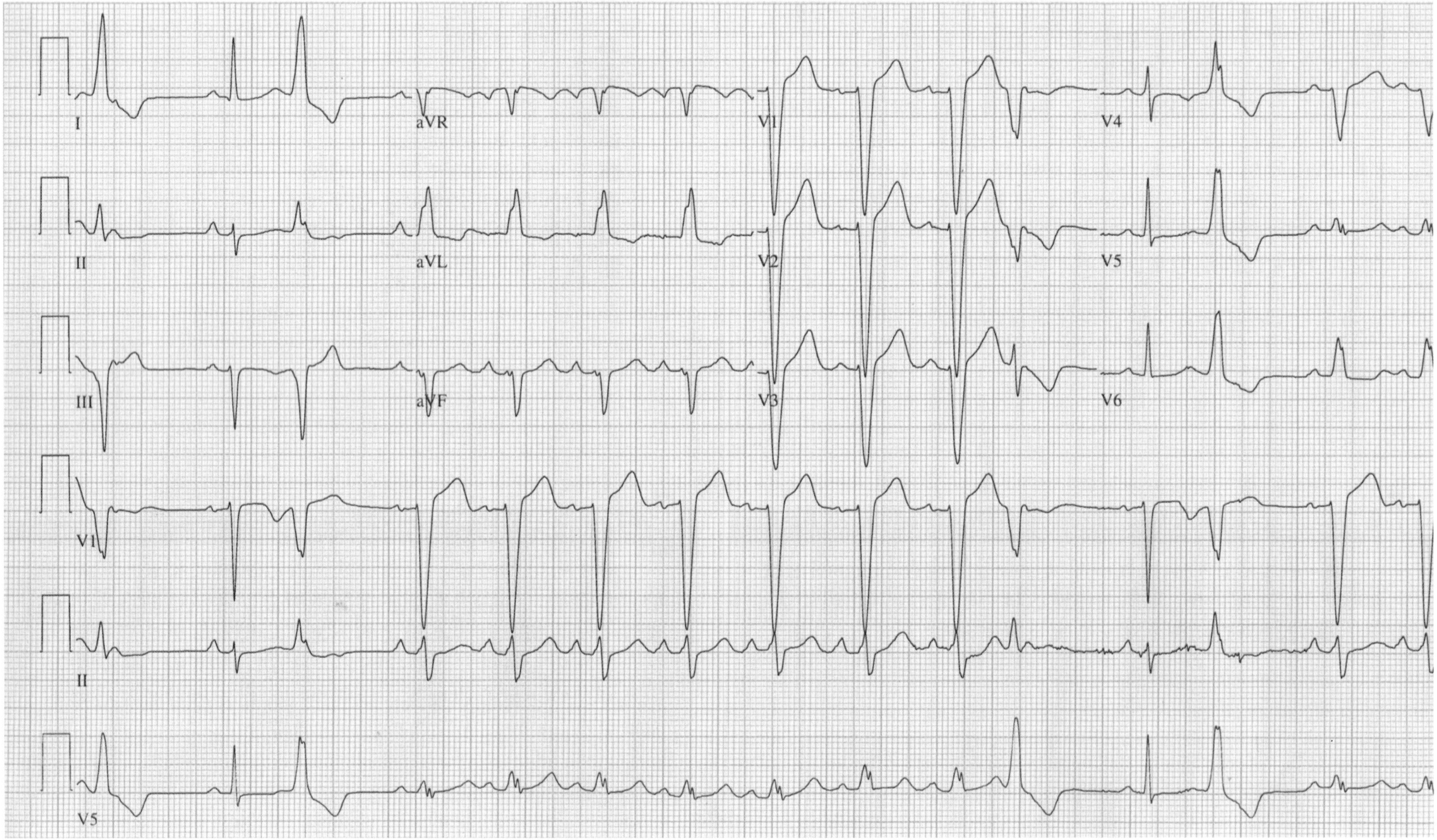

 笔记：

心电图案例 #80

心电图解释

心电图显示Ⅰ、Ⅱ、Ⅲ、和 aVF 导联 P 波直立，心房率略＜100 次 / 分钟，为正常窦性心律。Ⅰ导联 QRS 波群向量为正向，Ⅱ、Ⅲ导联 QRS 波群向量为负向，系左前分支阻滞。第 1、3、11 和 14 个 QRS 波群时限增宽，呈完全性左束支阻滞图形，为起源自右心室的室性早搏。第 3 个室性早搏之后为窦性心律，QRS 波群为完全性左束支阻滞的图形。第 11 个 QRS 波群为室性早搏，其后的 QRS 波群时限正常。最后一个早搏之后，再现完全性左束支阻滞。V4 和 V5 导联 QRS 波群时限正常时，分别显示非特异性 T 波倒置和 T 波低平。

主要诊断

- 正常窦性心律
- 左前分支阻滞
- 频率依赖性完全性左束支阻滞
- 室性早搏
- 非特异性 ST-T 改变

学习要点

- 当心率较快时，左束支处于绝对不应期，表现为完全阻滞。这是一种异常表现。传导异常掩盖了非特异性 ST-T 改变，如在 V4 和 V5 导联所示。
- 完全性左束支阻滞为异常表现，与结构性心脏病有关，如左心室收缩功能障碍、左心室肥厚、心脏瓣膜病或缺血性心脏病等。

综合评述

这是又一个功能性（频率相关的）差异传导的病例，是考试中经常强调的概念。该图考试诊断选项包括正常窦性心律、室性早搏、左前分支阻滞、非特异性 ST 和 / 或 T 波异常（以 V4 和 V5 导联最清楚）及功能性（频率相关的）差异传导。

心电图案例 #81

临床病史

女性，55 岁，二尖瓣脱垂伴重度反流。二尖瓣修补术后第 1 天，在重症监护室观察。

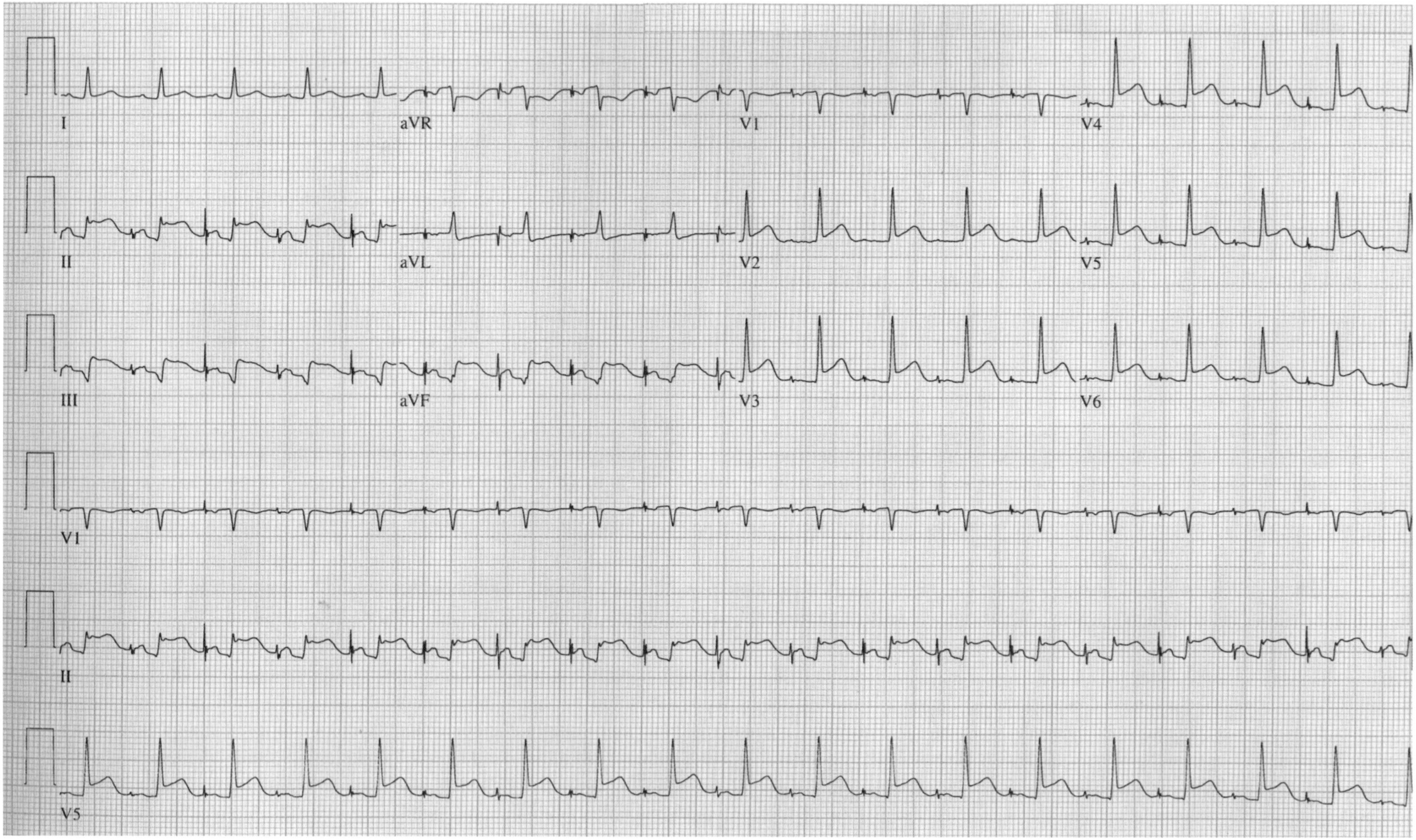

 笔记：

心电图解释

心电图显示心房起搏，频率约 110 次 / 分钟。Ⅱ、Ⅲ及 aVF 导联可见起搏信号后有直立的 P 波。广泛导联 J 点和 ST 段抬高，aVR 导联 PR 段抬高，综合这些现象均支持术后心包炎。Ⅲ及 aVF 导联可见低小 Q 波，特别是 aVF 导联的 Q 波，不足诊断时限，故不支持时间不确定的心肌梗死。

主要诊断

- 心房起搏
- 心包炎

学习要点

- 对于该患者，系列心电图检查非常重要。下壁导联 ST 段抬高较其他导联更明显，鉴别诊断应考虑急性心肌损伤。
- 心电图检查后不久行超声心动图检查，可见少量心包渗出伴左心室收缩增强，未见节段性收缩功能不全的证据。后续随访也证实了 ST 段抬高的原因为心包渗出。患者无并发症，于术后 5 天出院。

综合评述

考试诊断选项包括心房或冠状窦起搏和急性心包炎。可疑的诊断选项包括急性下壁心肌梗死和 ST 和 / 或 T 波异常提示心肌损伤。对于考试而言，预料不会出现有争议心电图。不会像这个病例可能同时表现出急性心肌梗死和心包炎。急性心包炎时，ST 和 / 或 T 波异常提示心肌损伤的选项可不予常规选择。急性心包炎典型表现是心外膜损伤，而不是心肌损伤。

心电图案例 #82

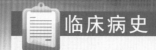

临床病史

男性，58 岁，二尖瓣、三尖瓣修补术后 3 天，远程监护病房观察无不适。记录本图前，护理人员发现窄 QRS 波群心动过速。

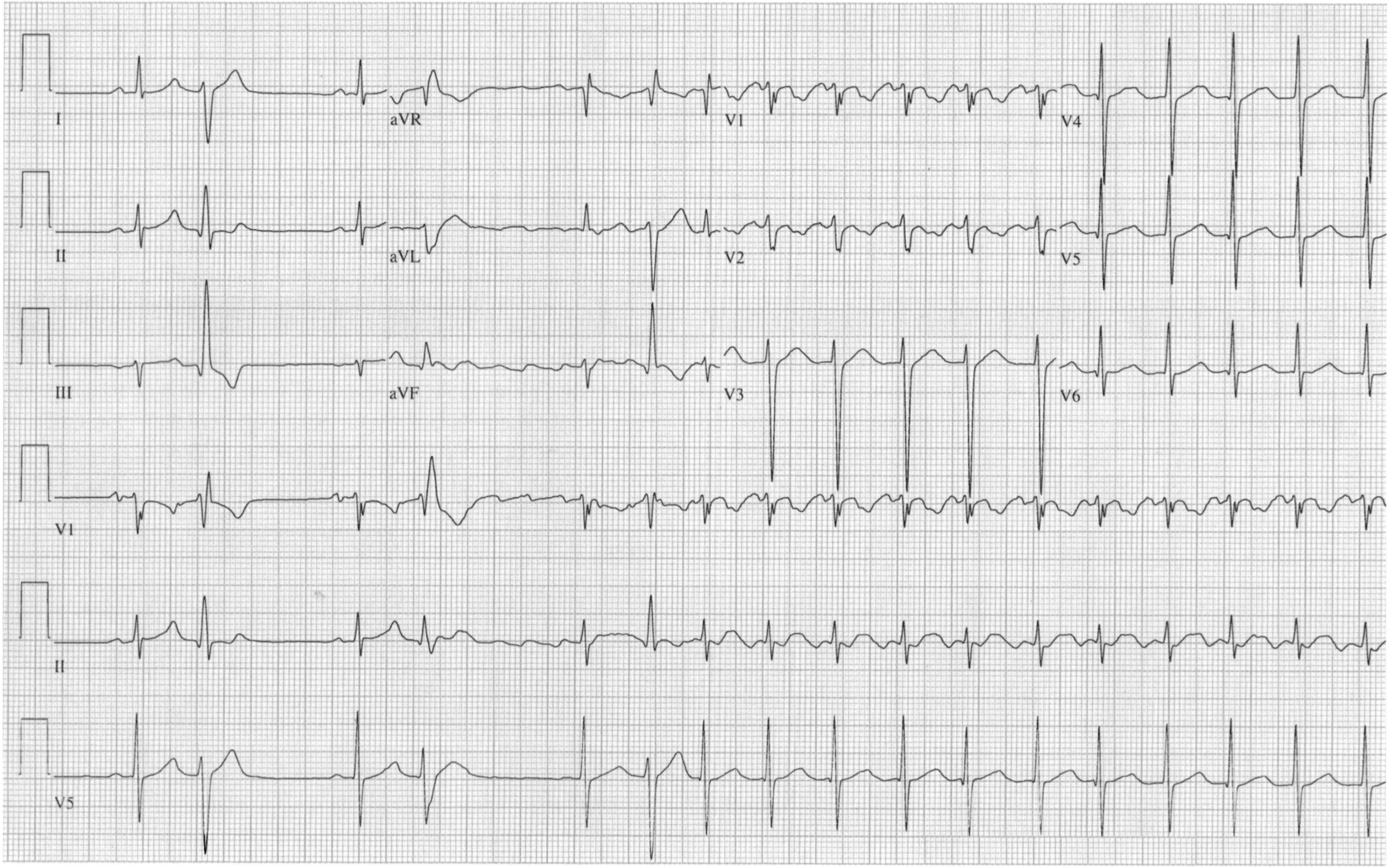

 笔记：

心电图解释

心电图的左侧，Ⅰ、Ⅱ导联P波直立，系正常窦性心律。第2个QRS波群前的P波致其前面T波的终末部分变形，支持房性早搏，伴完全性右束支阻滞型差异传导。第4个QRS波群同样为房性早搏伴差异传导。第4个QRS波群之后，aVF、Ⅱ及V1导联节律条图中均可见清楚的心房扑动波，在3个心房扑动波后紧跟心房扑动2:1传导，心室率约135次/分钟。

主要诊断

- 正常窦性心律
- 房性早搏
- 完全性右束支阻滞型差异传导
- 心房扑动
- 2:1房室传导

学习要点

- 房性早搏常可触发室上性心律失常，包括心房扑动，如本图所示。
- 房性早搏伴完全性右束支阻滞型差异传导，QRS波群时限延长，易被误认为室性早搏。为避免这一错误，应仔细检查其前的ST段和T波，可能会因P波重叠而变形，如本图所示，特别是分析节律条图时可见这一现象。

综合评述

这份心电图显示几个重要的考试选项。诊断选项包括正常窦性心律、房性早搏、功能性（频率依赖性）差异传导及心房扑动伴2:1房室阻滞。勿选择完全性右束支阻滞，而是房性早搏伴频率依赖性差异传导。

心电图案例 #83

临床病史

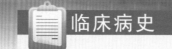

男性，38 岁，突发心悸、晕厥。急送医院，入冠心病重症监护病房。镇静后，行紧急心脏电复律。

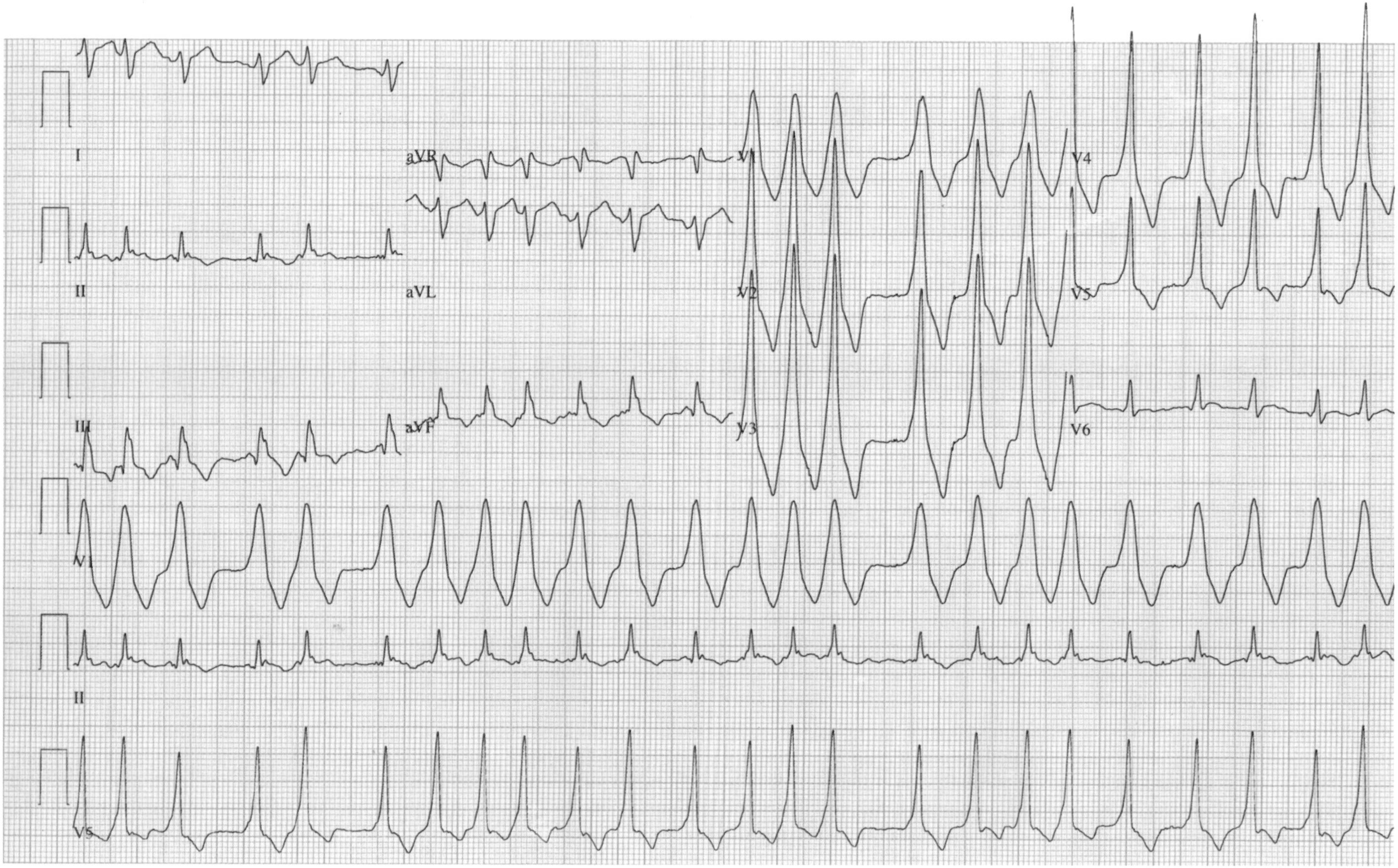

 笔记：

心电图案例 #83

心电图解释

心电图示宽 QRS 波群心动过速，平均心率约 150 次 / 分钟。未见支持心房颤动的明确心房除极波形。心室反应不规律，V2、V3 及 V4 导联可见 δ 波。心电图为经房室逆传、旁路前传所致的快速心房颤动。

主要诊断

- 心房颤动
- W-P-W 综合征

学习要点

- 本图描述的心房颤动经旁路快速前传具有潜在致命性危险。正如该患者表现，可出现严重血流动力学异常。记录本图后该患者立即行心内旁路射频消融术。
- 患者有症状，体表心电图上有明显的心室预激波，目前标准治疗是心内射频消融术。
- V1 导联可见单相 R 波，提示该患者为左侧旁路。

综合评述

这是一份考试时必须熟悉的重要心电图。诊断选项包括心房颤动和 W-P-W 综合征。请勿选择电轴右偏（> +100°），电轴偏移并非 QRS 波群本身引起，而是由于旁路改变了心室激动的顺序所致。因为心律绝对不齐，勿诊断室性心动过速（3 个或 3 个以上连续的 QRS 波群）。也许有人会误认为是室性心动过速。

心电图案例 #84

临床病史

男性，73 岁，有高血压病史，因近期气短内科随访。

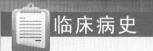

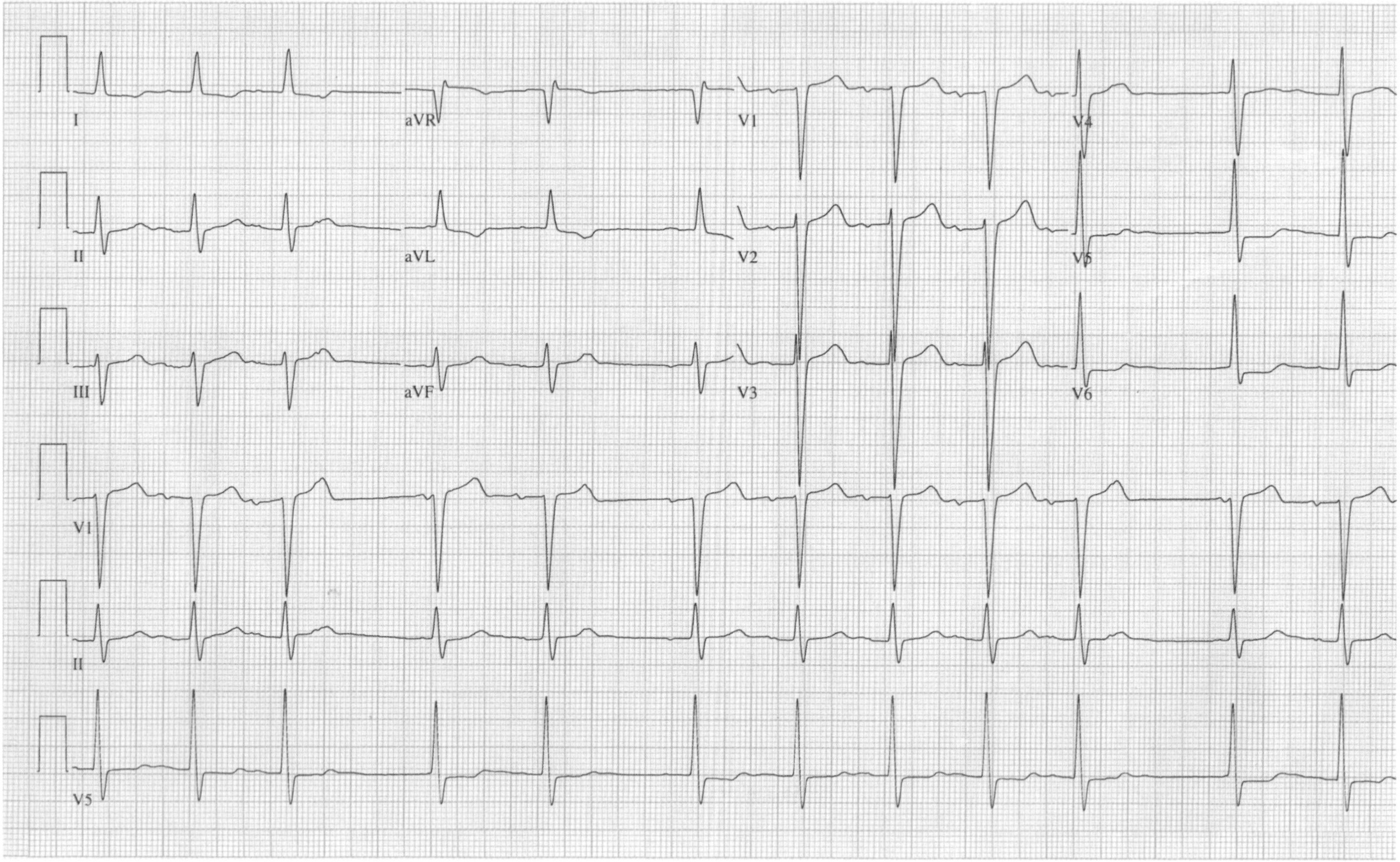

 笔记：

心电图案例 #84

心电图解释

心电图左侧，每个 QRS 波群前均可见 P 波，Ⅰ及 aVF 导联 P 波接近等电位线，符合异位房性心律，心房率约 70 次 / 分钟。PR 间期＞ 200 毫秒，系一度房室阻滞。第 3 个 QRS 波群之后可见 P 波与 ST 段重叠，为房性早搏未下传。第 4 个 QRS 波群前有 P 波，但 PR 间期太短而不能下传至心室，为交界性逸搏。第 5 个 QRS 波群前的 P 波下传至心室。第 6 个 QRS 波群前的 P 波形态不同，为房性逸搏。心电图右侧，在房性早搏未下传的长间歇之后，再次出现交界性逸搏。QRS 波群增宽时限＞ 100 毫秒，为非特异性室内传导延迟。也可见侧壁和高侧壁非特异性 ST-T 改变。

主要诊断

- 异位房性心律
- 一度房室阻滞
- 房性早搏未下传
- 交界性逸搏
- 房性逸搏
- 非特异性室内传导延迟
- 非特异性 ST-T 改变
- 病态窦房结综合征

学习要点

- 该患者显示窦房结病变，表现为异位房性心律、交界性逸搏及房性逸搏。

综合评述

可见异位房性心律。考试时，选择正常窦性心律，因异位房性节律不包括在考试选项之内。图中有一度房室阻滞、房性早搏及房室交界性逸搏。QRS 波群时限＞ 100 毫秒，为非特异性室内传导障碍。侧壁和高侧壁导联也可见非特异性 ST 和 / 或 T 波异常。

心电图案例 #85

临床病史

男性，83 岁，已知患冠心病，门诊复查。该患者曾有缺血性左心室收缩功能不全，估测左心室射血分数为 30%。

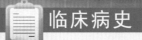

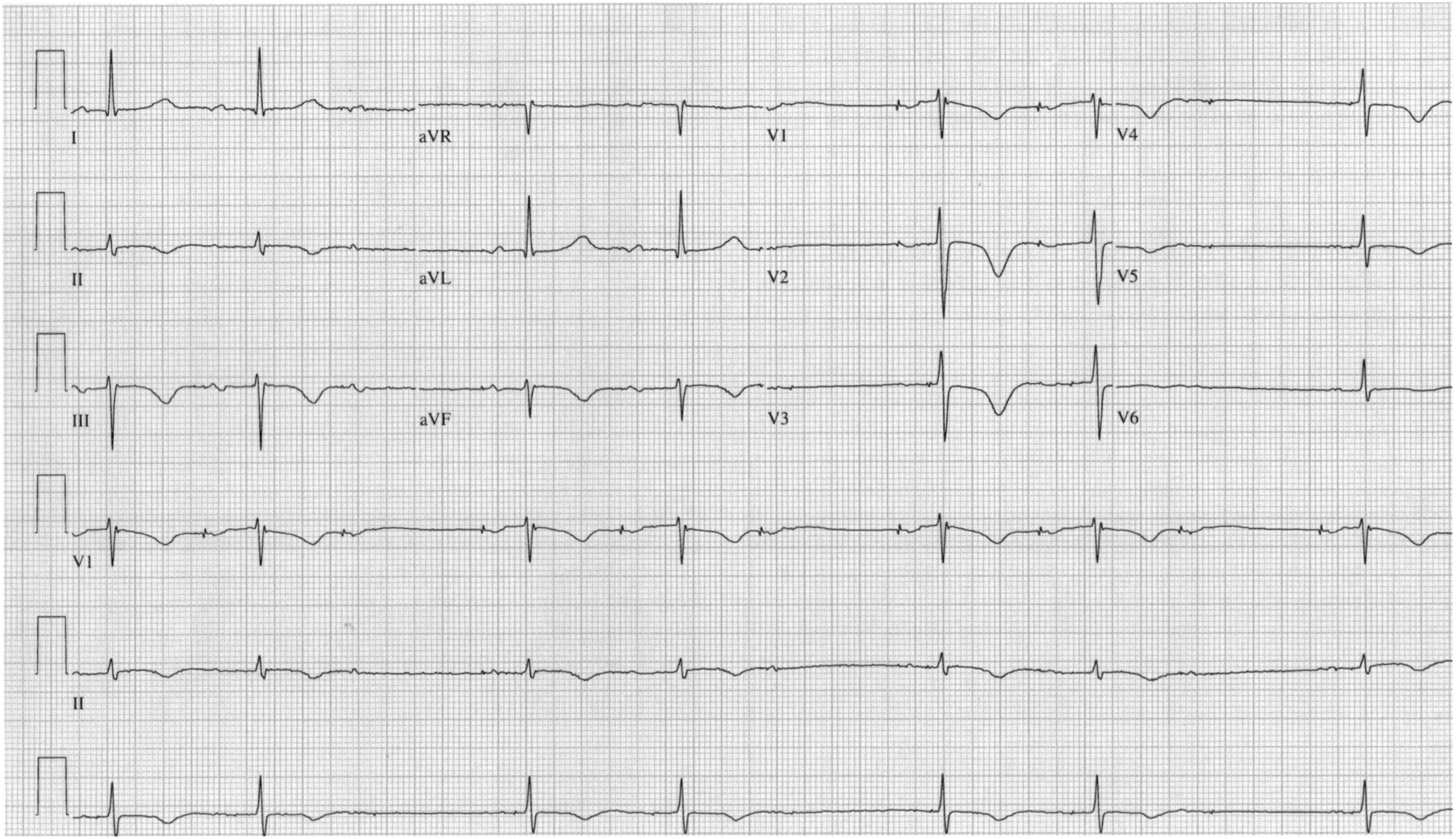

 笔记：

心电图案例 #85

心电图解释

图中每个P波前可见起搏信号，频率为60次/分钟，系心房起搏。心房起搏到QRS波群时限延长> 200毫秒。心房起搏波至QRS波群的时限逐渐延长。3个心房起搏波形与2个QRS波群构成为一组，符合3:2莫氏Ⅰ型（文氏型）房室阻滞。普遍导联呈非特异性ST-T改变，表现为前侧壁和下壁导联T波倒置。

主要诊断

- 心房起搏
- 二度莫氏Ⅰ型（文氏型）室阻滞
- 非特异性ST-T改变

学习要点

- 图中，心房起搏时，房室传导异常很容易识别。
- 尽管有缺血性左心室收缩功能不全，但未见可诊断时间不确定的心肌梗死型Q波。
- V1导联QRS波群呈rsr'型，r'时限< 30毫秒，未达不完全性右束支阻滞诊断标准。

综合评述

起搏心律时，评价传导系统（包括房室和室内）传导异常十分重要。对于这份心电图，考试诊断选项包括心房或冠状窦起搏、二度莫氏Ⅰ型（文氏型）房室阻滞及非特异性ST和/或T波异常。T波深倒置可能继发于已知的缺血性心脏病。对考试而言，并无支持急性冠脉综合征的临床病史，但推荐至少应列出非特异表现，如非特异性ST-T改变。

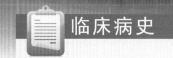

心电图案例 #86

临床病史

男性，71 岁，胰腺大部切除术后即刻，出现急性失血、严重低血压。本图为术后即刻记录。

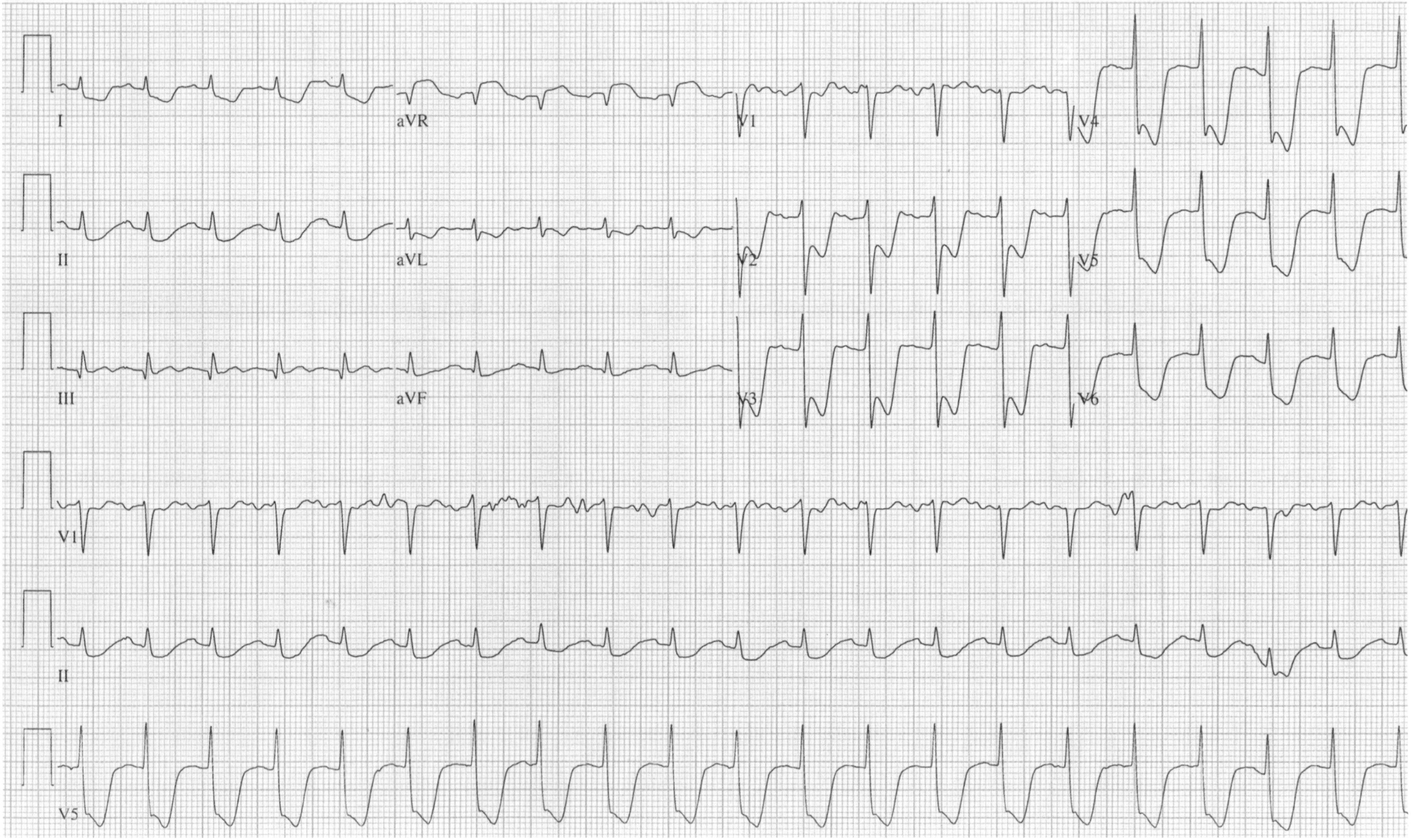

 笔记：

心电图解释

图中P-P间期恒定，P波电轴正常，频率为125次/分钟，符合窦性心动过速。V2、V3、V4、V5和V6导联ST段呈明显下斜型压低。Ⅰ及Ⅱ导联也可见ST段下斜型压低。可见对应的aVR导联ST段抬高。本图符合急性低血压事件时的严重心肌缺血。

主要诊断

- 窦性心动过速
- 心肌缺血

学习要点

- 急性失血和低血压共同导致急性心肌缺血，左心室收缩功能不全，心肌酶升高证实为急性心肌损伤。
- 心内膜下灌注压明显减少会导致严重左心室收缩功能不全及心肌损伤。记录本图后不久患者死亡。

综合评述

这幅心电图的诊断选项非常明确。窦性心动过速及ST和/或T波异常提示心肌缺血。这份心电图与运动试验中阳性结果相似，ST段呈显著下斜型压低，在严重冠状动脉多支病变或左冠状动脉主干病变患者运动试验达到极量时有可能见到类似表现。

心电图案例 #87

临床病史

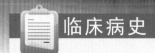

男性，73 岁，冠心病史，心血管内科门诊复查，目前无不适。

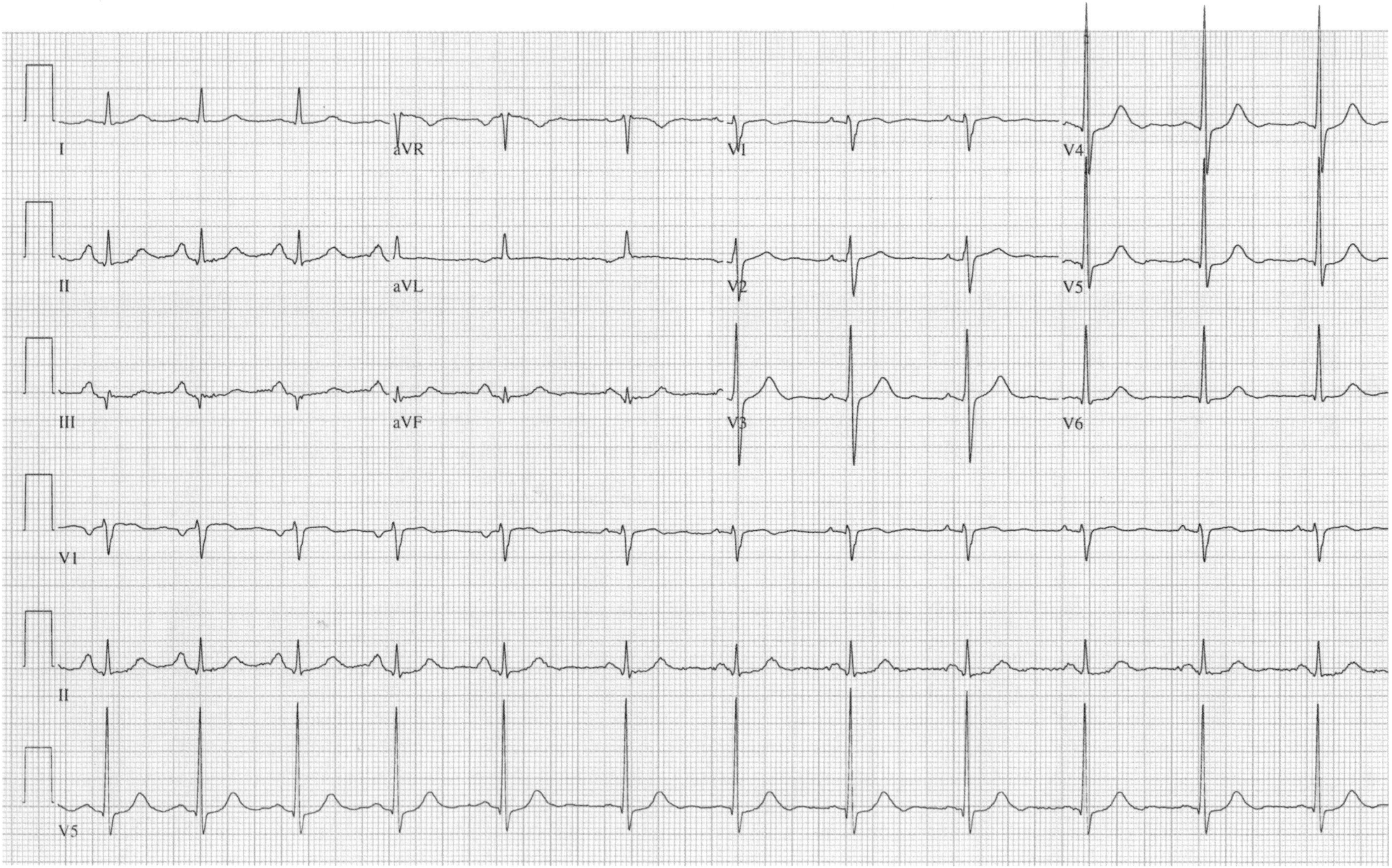

 笔记：

心电图解释

心电图示，前 5 个 QRS 波群之前的 P 波形态相同，P 波电轴正常，心房率 85 次 / 分钟，支持正常窦性心律。II 导联 P 波振幅增高，说明右心房异常。短暂的间歇后，第 6 个 QRS 波群之前的 P 波形态发生变化，为异位房性心律，频率约 70 次 / 分钟。II、III及 aVF 导联可见 Q 波，但 Q 波时限未达诊断心肌梗死的标准。V4、V5 和 V6 导联 T 波后可见负向 U 波，可能提示该患者有冠心病。

主要诊断

- 正常窦性心律
- 异位房性心律
- 负向 U 波
- 右心房异常

学习要点

■ 负向 U 波是一重要的心电图表现。大多数情况下，最常见于 V4、V5 及 V6 导联。反映左心室质量增加，见于长期血压控制不良的高血压患者。负向 U 波也可见于潜在的冠心病患者，也可能是结构性心脏病首先出现的临床表现。

■ 确定 P 波电轴及其在整个心电图上不变非常重要。本例中，P 波电轴的变化是由于阵发性异位房性心律所致。

综合评述

本图中可见到多种形态的 P 波。考试中需要选择正常窦性心律选项。本图并不是严格意义上的窦性心律不齐，窦性心律不齐时 P 波形态应保持不变。可能有左心房异常 / 扩大。考试中需要选择明确的诊断，尽可能减少选择模棱两可的选项。II 导联 P 波振幅增高，应考虑右心房异常 / 扩大。负向 U 波是重要的临床指征，但并非心电图考试重要部分。未见明确的房性早搏。

心电图案例 #88

临床病史

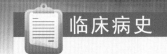

女性， 71 岁，腹部巨大肉瘤切除术后 2 天，突然出现心率增快、意识模糊、劳力性呼吸困难。远程监护发现心率突然增快后行心电图检查。

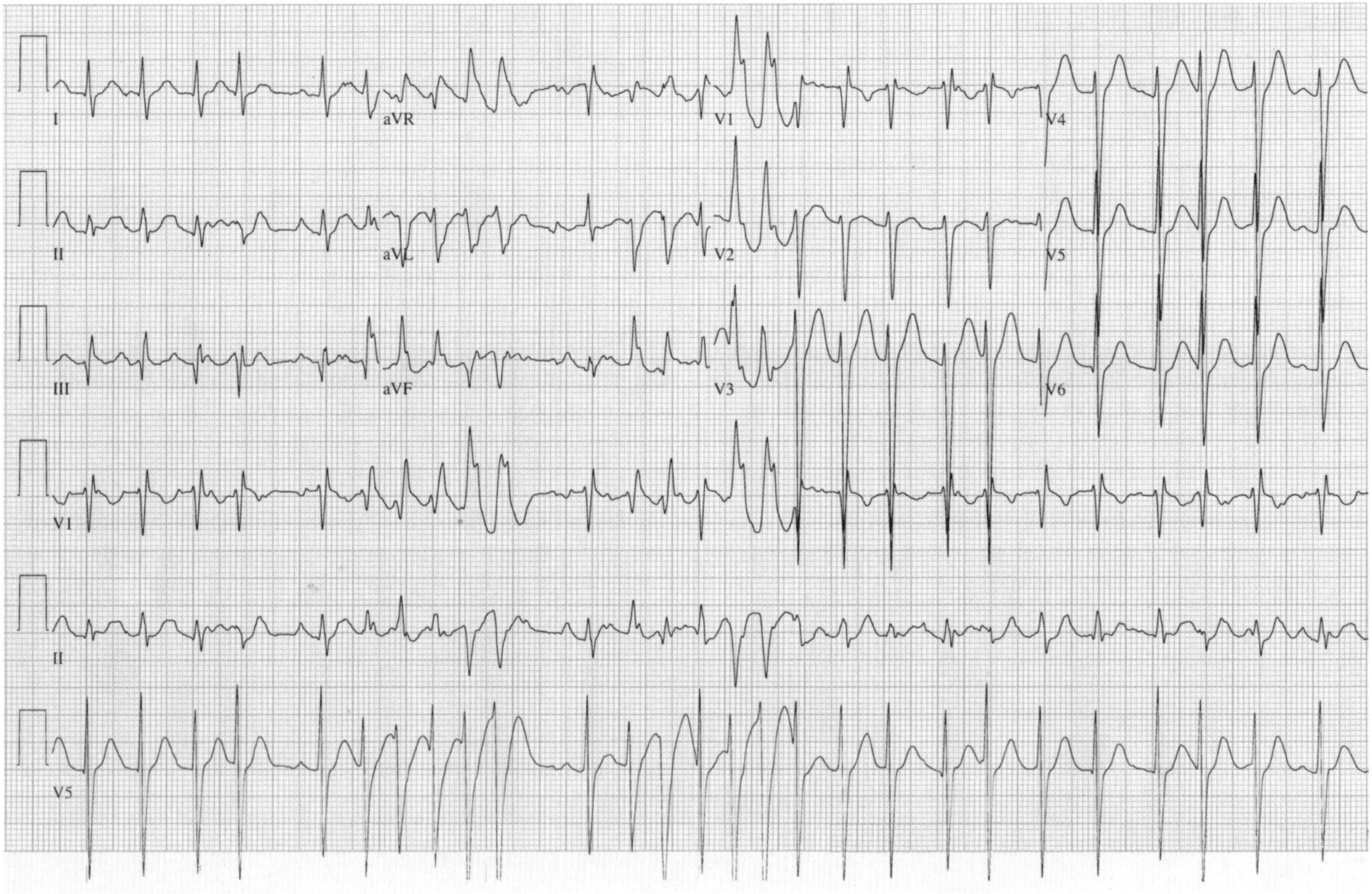

 笔记：

心电图解释

图示快速心率，无明确可辨的 P 波，非常符合心房颤动伴快速心室反应。第 5、11 个 QRS 波群前 P 波电轴正常，为正常窦性节律、阵发性房颤伴快速心室反应。V1 导联 QRS 波群呈 rSr' 型，说明在心房颤动伴快速心室反应时伴心室内差异传导。

主要诊断

- 正常窦性心律
- 心房颤动
- 快速心室反应
- 不完全性右束支阻滞
- 差异传导

学习要点

- 室内差异传导在房性心动过速伴快速心室反应时很常见，通常发生在长 R-R 间期之后，因心室传导系统的绝对不应期与其前的 R-R 间期成正比。

综合评述

这份心电图显示多个重要的考试诊断选项。心动过速时心率过快，使心电图复杂多变。首先选择基线伪差，其次列出正常窦性心律和心房颤动。QRS 波群呈右心室传导延迟图形，提示室内差异传导。勿诊断室性心动过速（3 个或 3 个以上连续的波群）或室性早搏。可见不完全性右束支阻滞，V1 导联最容易识别。要仔细评价每份心电图操作技术，包括基线伪差、肢体导联或胸前导联电极位置错误、半电压或双倍标准电压、右胸前导联和低电压，这些表现任何一项均可能混杂在心电图中而影响心电图正确解释。

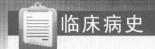

心电图案例 #89

临床病史

女性，67 岁，长期高血压，已知左心室质量增加和冠心病。心血管内科复查。

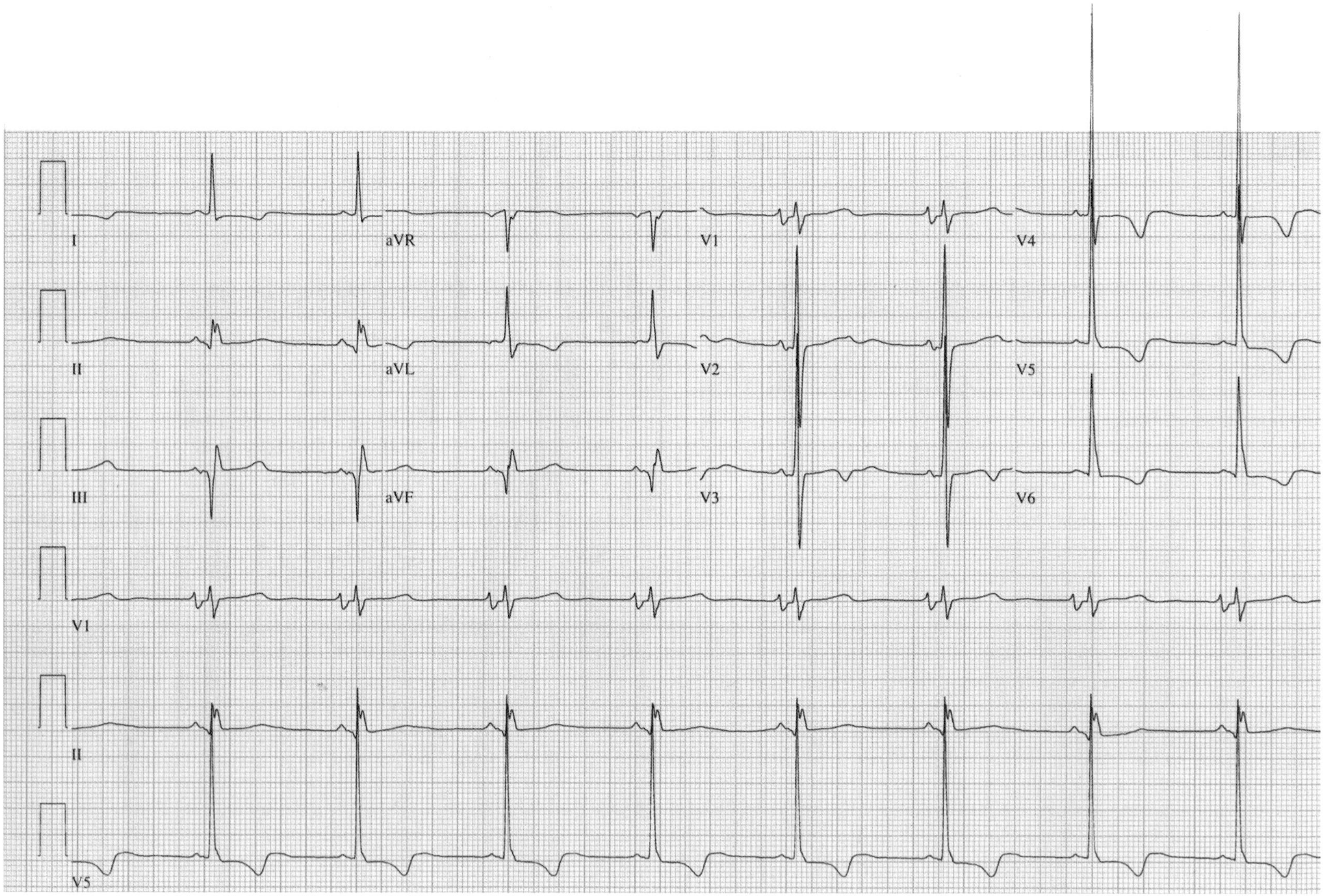

 笔记：

心电图解释

图中显示，P 波规律出现，每个 QRS 波群前的 P 波电轴正常，频率 50 次 / 分钟，符合窦性心动过缓。V1 导联 P 波终末部分呈明显负向波，Ⅱ导联 P 波有切迹，支持左心房异常。胸前侧壁导联 QRS 波群电压显著增高伴非对称性 T 波倒置，支持左心室肥厚伴继发性 ST-T 改变，即压力负荷过重型。下壁导联可见明显的 Q 波，QRS 波群增宽且终末部分传导延迟，符合时间不确定的下壁心肌梗死伴梗死周围阻滞。V1、V2 及 V3 导联可见 R 波显著增高，支持时间不确定的后壁心肌梗死。

主要诊断

- 窦性心动过缓
- 左心房异常
- 左心室肥厚伴继发性 ST-T 改变
- 时间不确定的下壁心肌梗死
- 时间不确定的后壁心肌梗死
- 梗死周围阻滞

学习要点

■ 梗死周围阻滞反映梗死区域终末传导延迟，该病例病变右冠状动脉支配区域。

■ 该患者心电图表现心室内压力增高，包括左心房异常和左心室肥厚。左心室肥厚支持左心室质量增加。

综合评述

考试诊断选项包括窦性心动过缓、左心室肥厚伴继发性 ST 和 / 或 T 波异常。同样重要的还有左心房异常 / 扩大（左心室肥厚情况下常见）、时间不确定的下壁心肌梗死、时间不确定的后壁心肌梗死和非特异性室内传导障碍。

心电图案例 #90

临床病史

男性，36 岁，高血压病史 10 年，血压控制不佳。近期出现活动时气短和心律失常，心血管内科门诊就诊。

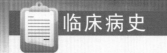

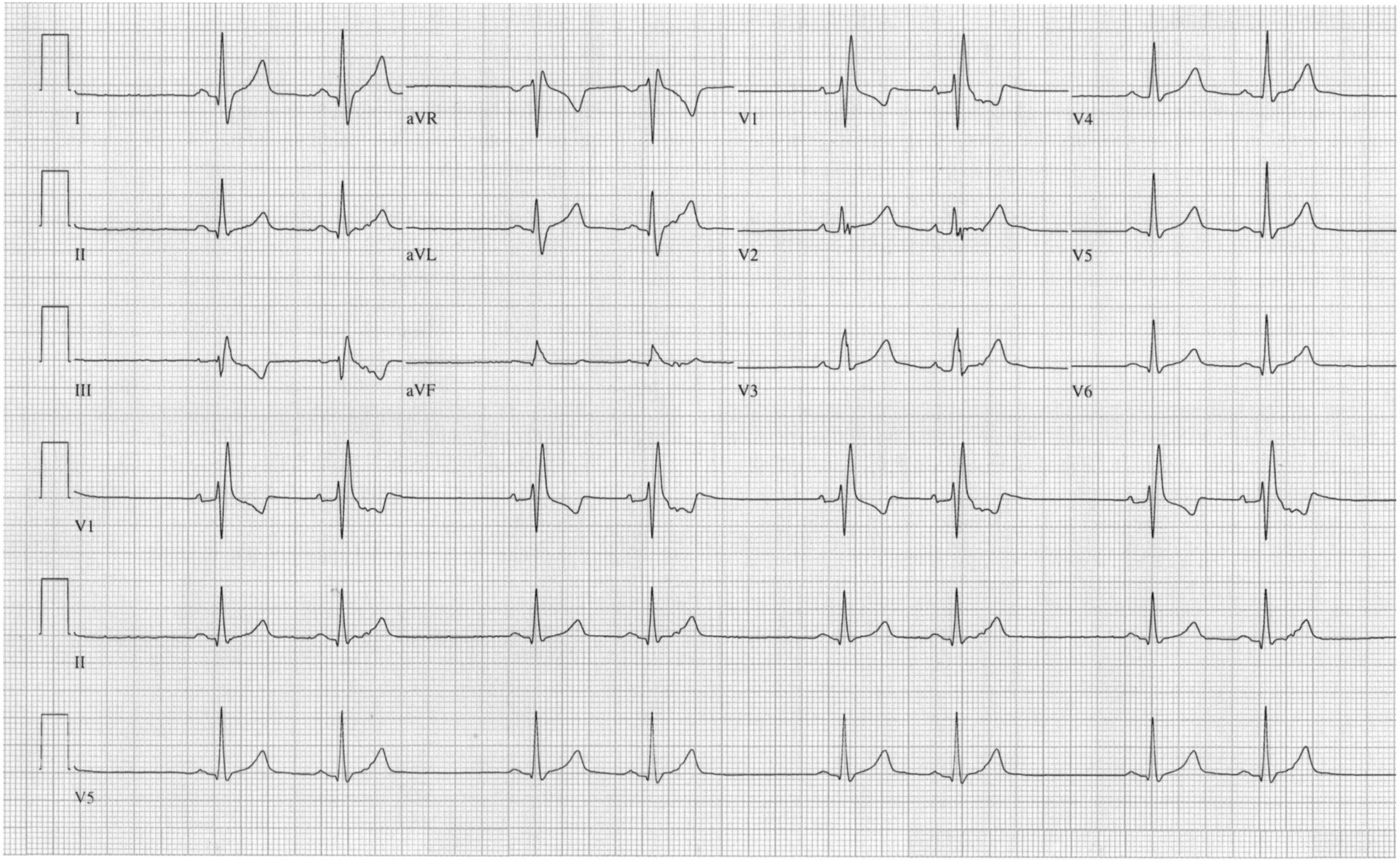

 笔记：

心电图解释

心电图显示，P 波电轴正常，QRS 波群平均频率约为 70 次 / 分钟，为正常窦性心律。QRS 波群成组出现，这是由于房性早搏未下传所致。每组中第 2 个 QRS 波群后的 ST 段上，可见一明显曲折，为房性早搏未下传。QRS 波群时限＞ 120 毫秒，V1 导联呈 rSR' 型，为完全性右束支阻滞。V2 和 V3 导联 T 波直立，表明存在原发性 T 波改变。

主要诊断

- 正常窦性心律
- 房性早搏未下传
- 完全性右束支阻滞
- 原发性 T 波改变

学习要点

- QRS 波群成组出现可能是房性早搏未下传，或莫氏 I 型（文氏型）房室阻滞。对于这一心电图，从 PR 间期保持恒定，每组第 2 个 QRS 波群的 ST 段上有未下传的房性早搏，可证实这一诊断。
- V2 和 V3 导联可见原发性 T 波改变，没有明确的诊断意义，但提示可能有冠心病。该患者行心脏负荷显像检查未见异常。

综合评述

心电图显示 QRS 波群成组出现，该病例的考试选项包括正常窦性心律、房性早搏和完全性右束支阻滞。注意不要选择以下诊断，如窦性停博或窦性静止、窦房阻滞或二度莫氏 I 型（文氏型）房室阻滞。

心电图案例 #91

临床病史

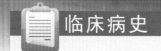

女性，74 岁，因严重胸痛、低血压和意识模糊入院。血清心肌酶升高证实为急性心肌损伤。

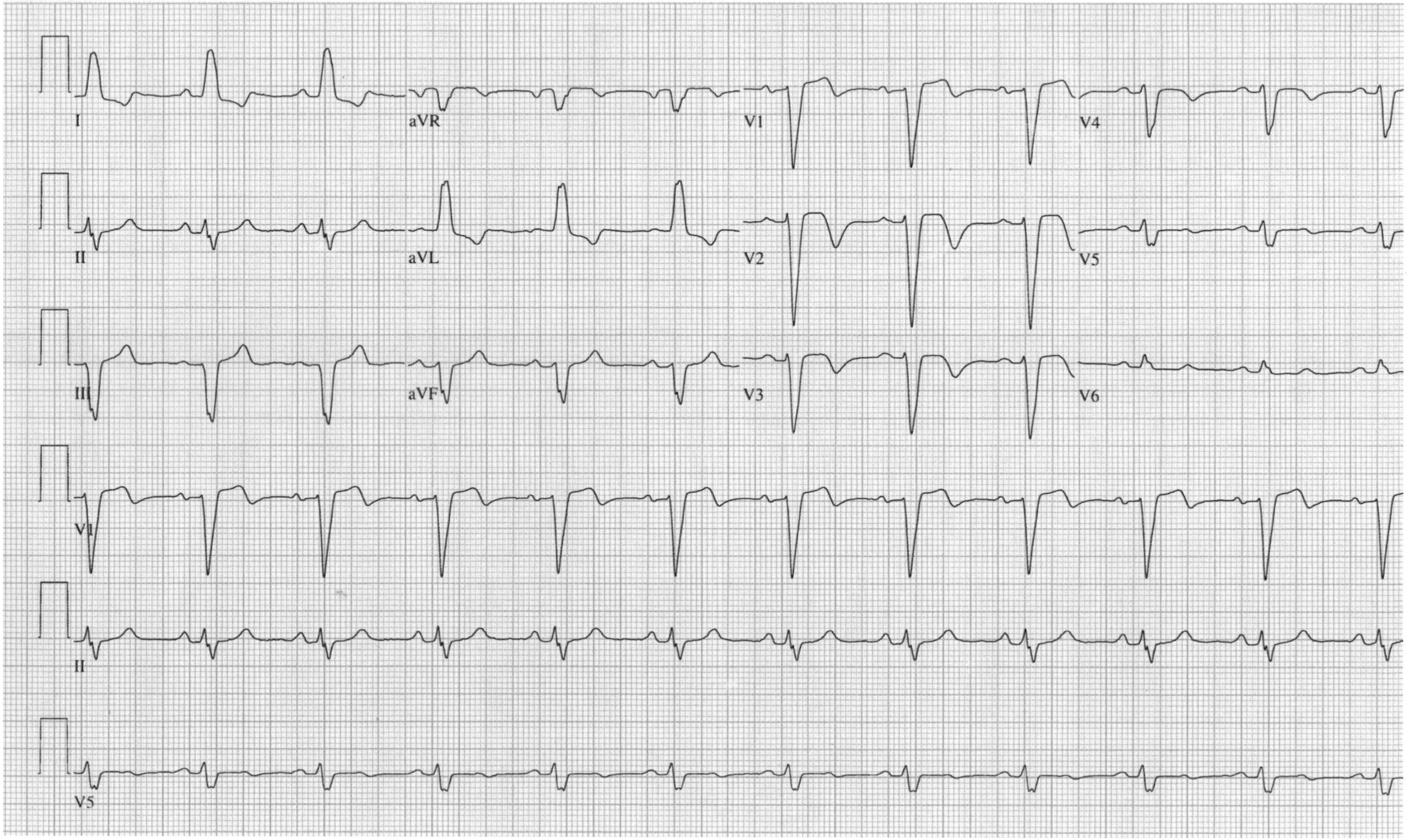

 笔记：

心电图案例 #91

心电图解释

心电图显示，P 波电轴正常，心率略< 70 次 / 分钟， P-P 间期固定，为正常窦性心律。QRS 波群延长达 120 毫秒，无室间隔 Q 波，为完全性左束支阻滞。Ⅰ导联 QRS 波群向量为正向，Ⅱ、Ⅲ及 aVF 导联 QRS 波群向量为负向，提示 QRS 波群电轴左偏。另外，V1、V2、V3 及 V4 导联可见 J 点和 ST 段向上抬高。血清心肌酶升高证实急性心肌损伤。

主要诊断

- 正常窦性节律
- QRS 波群电轴左偏
- 完全性左束支阻滞
- 急性心肌损伤

学习要点

■ 新出现的完全性左束支阻滞可确诊为急性心肌损伤。但时间不确定的心肌梗死一般不能根据完全性左束支阻滞、ST 段变化（如明显的 ST 段抬高）来确诊。

■ 该患者直接入心脏导管室检查，发现冠状动脉左前降支几乎完全闭塞。这与心电图上从 V1 导联开始 ST 段抬高一致，反映冠状动脉病变位于左前降支近段第一穿隔支之前。

综合评述

考试中，可能会有完全性左束支阻滞和急性心肌损伤病例。本图中，应注意到无 Q 波。重点是有完全性左束支阻滞时不要选择心肌梗死。恰当的诊断选项包括正常窦性心律、完全性左束支阻滞、电轴左偏（> -30°）和支持心肌损伤的 ST 和 / 或 T 波异常。最后这项选项 ST 和 / 或 T 波异常提示心肌缺血，因为同时可见 J 点和 ST 段抬高。

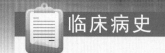

心电图案例 #92

临床病史

男性，58 岁，因急性胸前区不适，由急诊室直接入心导管室，发现左冠状动脉回旋支 100% 急性闭塞。成功置入支架后症状缓解。

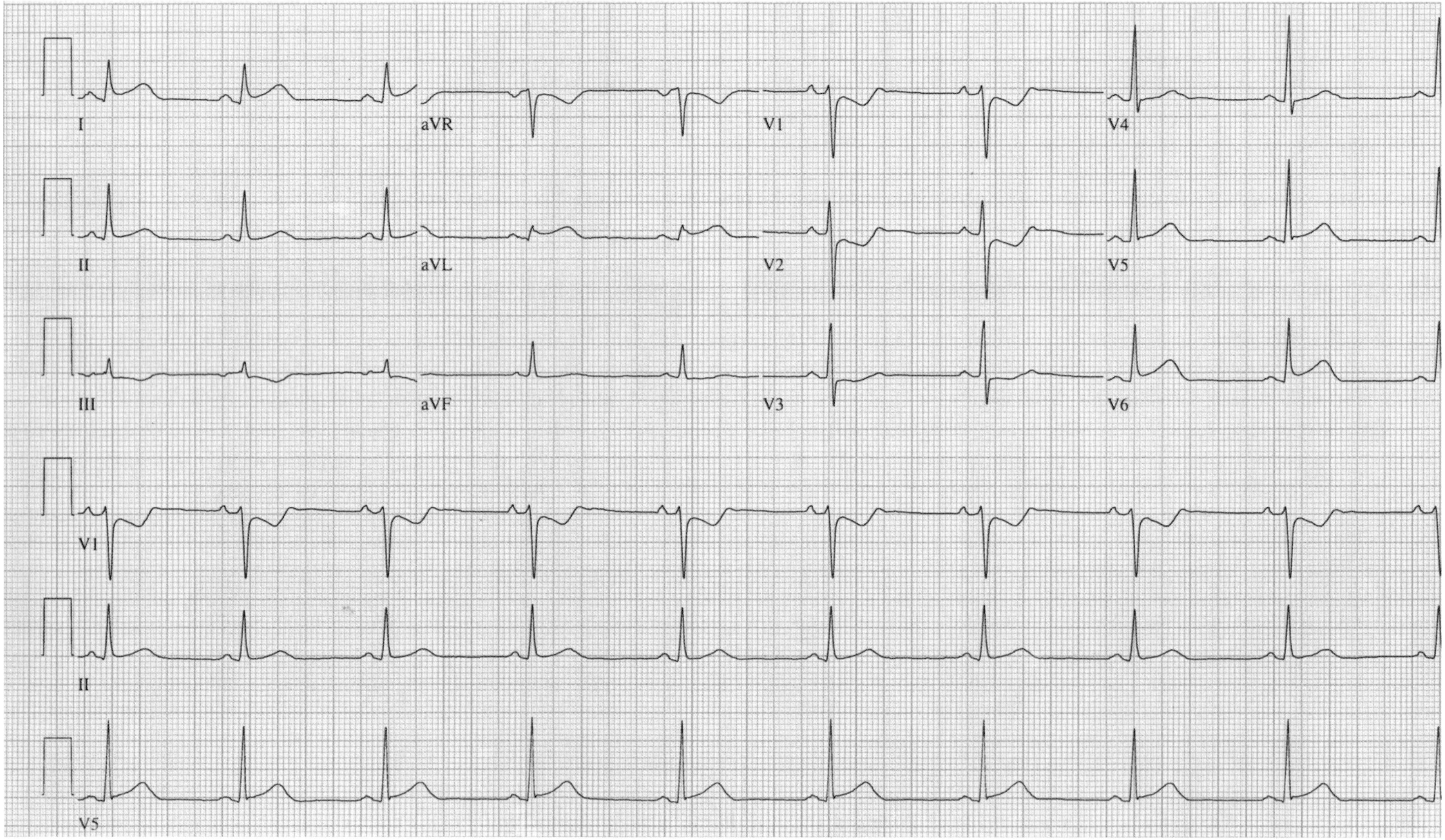

 笔记：

心电图解释

心电图显示，Ⅰ、Ⅱ及 aVF 导联 P 波直立，心房率略＜ 60 次 / 分钟，系窦性心动过缓。Ⅰ、aVL、V5 和 V6 导联可见 J 点和 ST 段抬高，未见有诊断意义的 Q 波，符合侧壁和高侧壁急性心肌损伤。V1、V2 导联可见 ST 段下斜型压低，可能是侧壁和高侧壁导联 ST 段抬高的镜像表现或后壁心肌损伤。

学习要点

■ V1、V2 导联可见 ST 段下斜型压低，要明确是急性心肌损伤部位的镜像反映，还是后壁心肌损伤，有必要行多次心电图检查。如 V1、V2 导联 R 波振幅继续增高，支持后壁心肌损伤甚至梗死。这一情况一般在初始心脏事件后 24 ～ 48 小时显现。

■ 心电图显示，J 点和 ST 段抬高，Q 波未达诊断时限，应诊断急性心肌损伤。

主要诊断

- 窦性心动过缓
- 急性心肌损伤

综合评述

本图为另一例急性心肌损伤案例。诊断选项包括窦性心动过缓及 ST 和 / 或 T 波异常提示心肌损伤。未见病理性 Q 波，不选择急性心肌梗死。

心电图案例 #93

临床病史

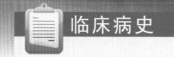

女性，75 岁，严重症状性肥厚梗阻型心肌病及多种伴发疾病。不适合外科手术治疗。行冠状动脉左前降支第一穿隔支酒精室间隔消融术后即刻行心电图检查。

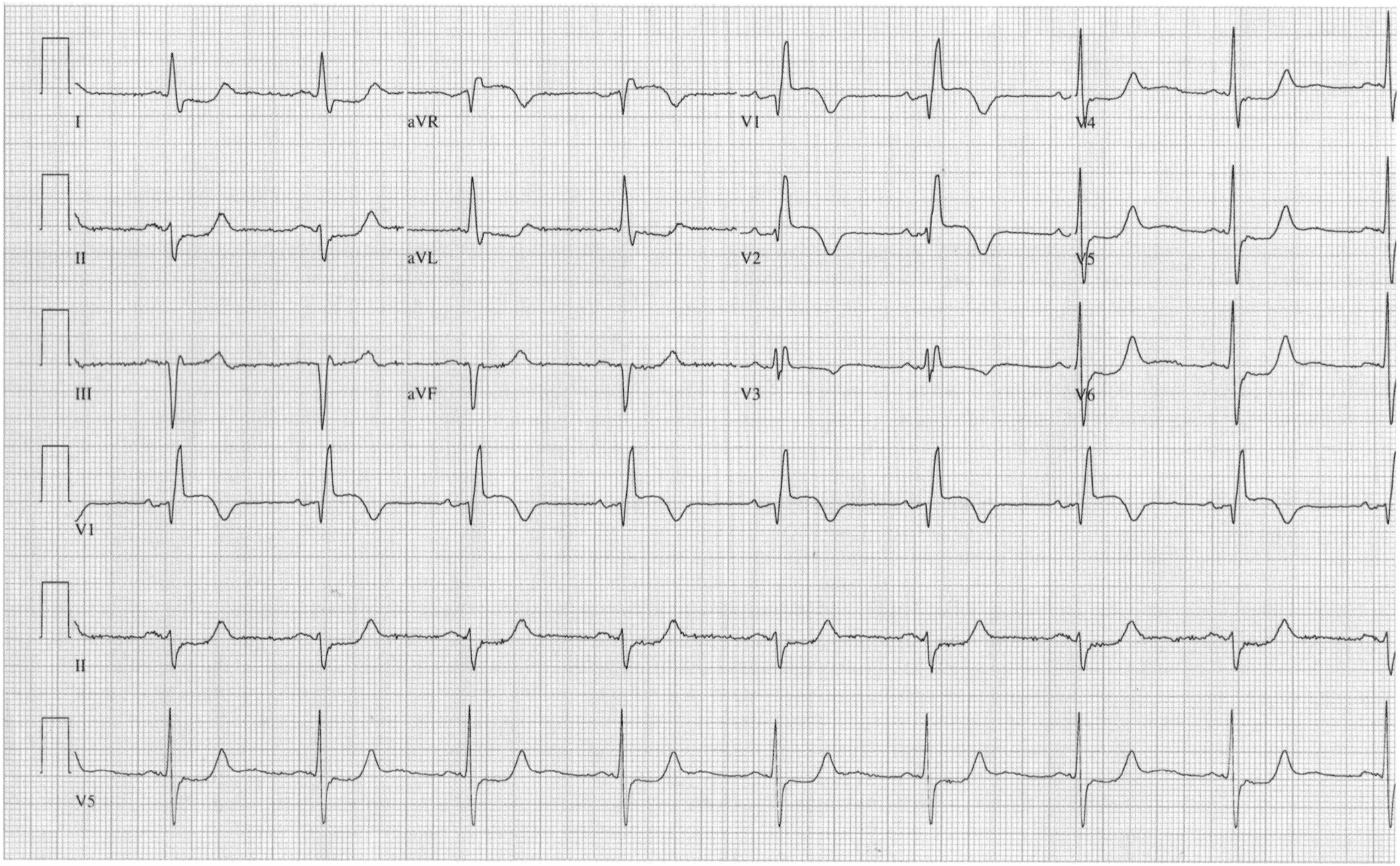

 笔记：

心电图解释

心电图显示，P-P 间期规律，P 波电轴正常，心房率约 50 次 / 分钟，支持窦性心动过缓。I 导联 QRS 波群向量为正向，Ⅱ、Ⅲ导联 QRS 波群向量为负向，为左前分支阻滞。QRS 波群时限＞ 120 毫秒，V1 导联 QRS 波群呈 QR 型，系完全性右束支阻滞。V1、V2 导联可见 ST 段抬高，相对应的Ⅰ、aVL、V5 及 V6 导联 ST 段下斜型压低。V1、V2 导联 ST 段抬高反映急性心肌损伤，这些导联接近室间隔，为第一穿隔支心肌供血范围。

主要诊断

- 窦性心动过缓
- 左前分支阻滞
- 完全性右束支阻滞
- 急性心肌损伤
- 肥厚型心肌病
- 伪差

学习要点

■ 第一穿隔支酒精室间隔消融术后的典型特点是 V1、V2 导联出现急性心肌损伤的图形。急性心肌损伤的图形仅局限于室间隔近端。

■ 传导异常较常见，包括左前、左后分支阻滞及不同程度的右心室传导延迟，多数呈一过性。

综合评述

已知该患者患肥厚型心肌病，但心电图上并无典型的改变。考试诊断选项包括窦性心动过缓、左前分支阻滞、完全性右束支阻滞和 ST 和 / 或 T 波异常提示心肌损伤。对于这份心电图，因Ⅱ、Ⅲ、aVF 导联 QRS 波群初始向量为正向，勿选择时间不确定的下壁心肌梗死。还应选择伪差。

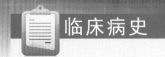

心电图案例 #94

临床病史

男性，79 岁，充血性心力衰竭反复发作，为优化治疗入院。目前出现急性收缩性失代偿性充血性心力衰竭。患者已知冠心病，既往心肌梗死病史。并已置入心脏起搏器。

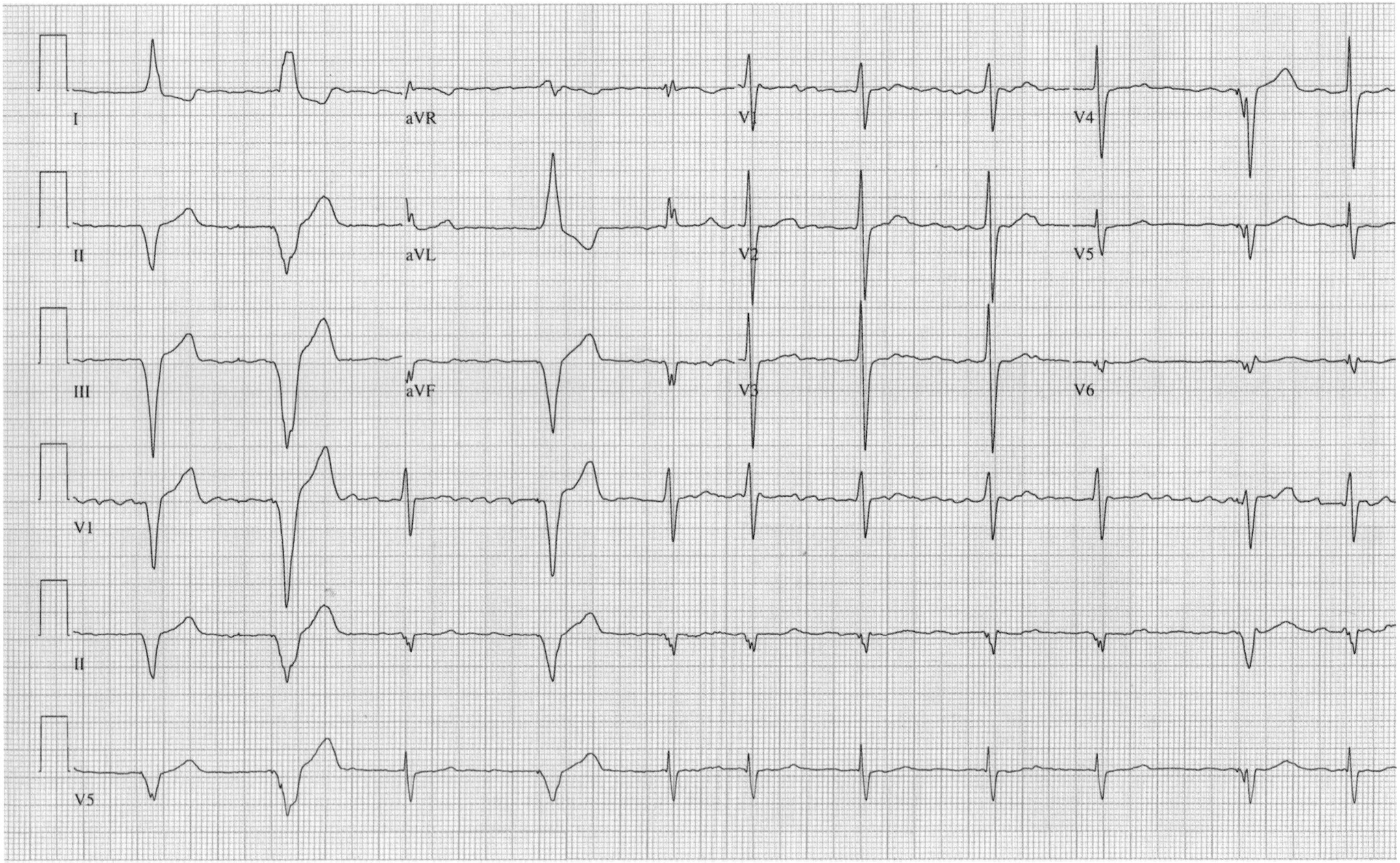

 笔记：

心电图解释

心电图中未见清晰的P波，尤以V1导联的节律条图最明显。其特点符合心房颤动。心室率平均约65次/分钟。V5导联节律条图上，第2个QRS波群前可见起搏信号，为完全心室起搏波群。第1和第4个QRS波群形态介于自身和起搏波形之间，系自身和起搏冲动同时除极心室的特征性起搏融合波。aVF导联第2个QRS波群Q波时限约80毫秒，证实为时间不确定的下壁心肌梗死。V6导联第1个QRS波群示有诊断意义的Q波，虽然仅见于一个孤立导联，但V6导联与下壁导联毗邻，支持为时间不确定的侧壁心肌梗死。V1导联R/S＜1，可排除后壁心肌梗死。

主要诊断

- 心房颤动
- 时间不确定的下壁心肌梗死
- 时间不确定的侧壁心肌梗死，
- 心室起搏
- 起搏融合波

学习要点

■ 心室起搏时，分析心电图自身QRS波群受到一定限制。例如，Ⅰ、Ⅱ及Ⅲ导联，仅有心室起搏波。aVF导联仅可见一个自身QRS波群，但对于识别时间不确定的下壁心肌梗死却非常重要。同样，根据V6导联上自身的QRS波群也可以诊断时间不确定的侧壁心肌梗死。

■ 心室起搏时，尽可能分析心房节律非常重要，因可发现其他临床现象。

综合评述

这是一份具有挑战性的心电图，强调了多个重要的诊断选项概念。基础心脏节律为心房颤动，可见间歇性功能正常的心室按需起搏（VVI模式）。同时有时间不确定的下壁心肌梗死和侧壁心肌梗死。这两个部位心肌梗死波形分别见于aVF和V6导联无起搏波时的QRS波群。

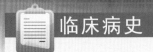

心电图案例 #95

临床病史

男性，35 岁，先天性主动脉瓣二叶式畸形伴严重狭窄，主动脉瓣置换术后 2 天，远程监护病房休养无不适。

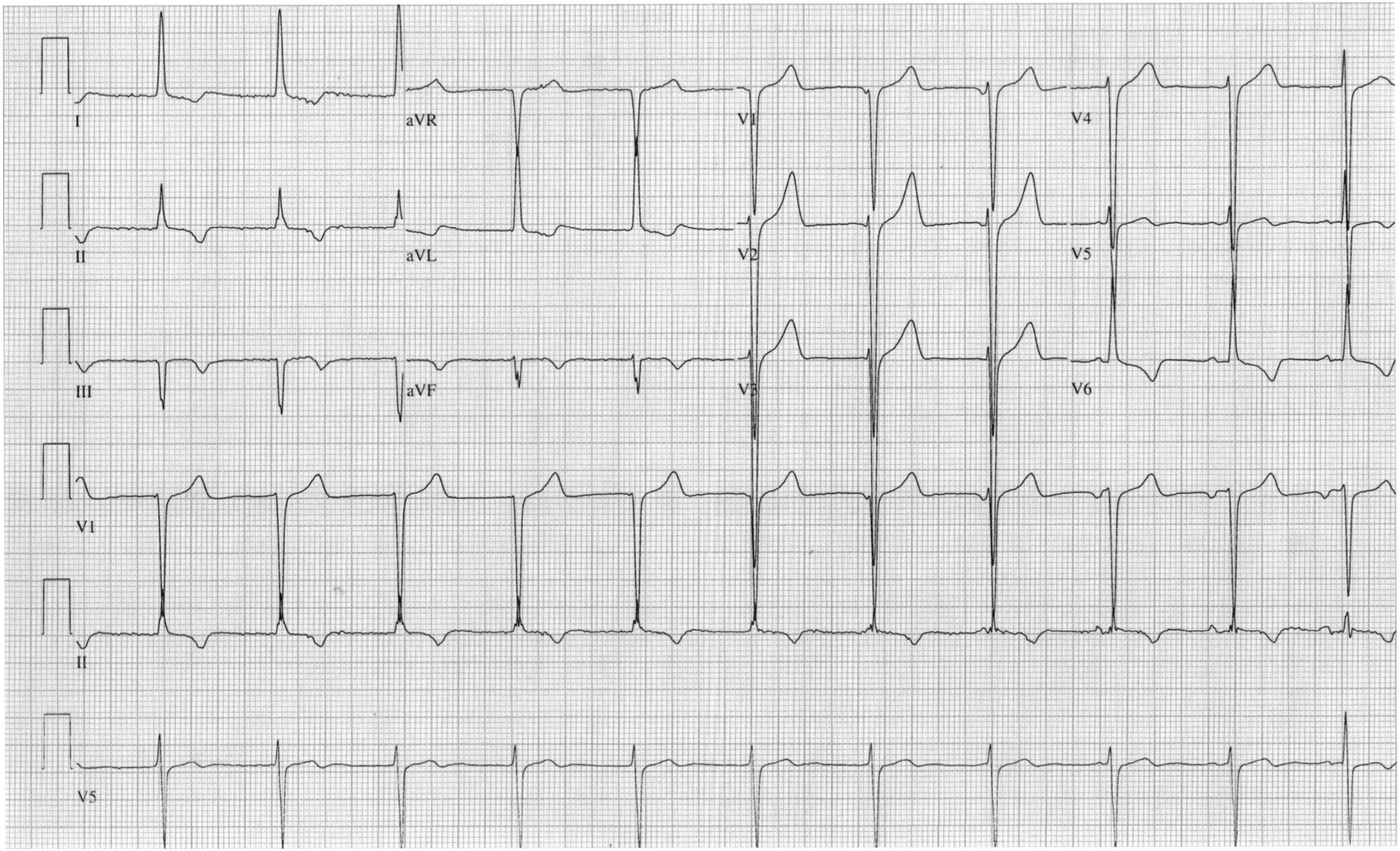

 笔记：

心电图解释

心电图显示，P 波电轴正常，P-P 间期规律，频率 70 次 / 分钟，为正常窦性心律。心电图右侧部分，P 波清晰可见，窄 QRS 波群间期规律，频率略＜ 75 次 / 分钟。PR 间期不固定，P 波和 QRS 波群之间无明确关系。这是一例房室分离案例，同时有正常窦性心律和加速交界性心律。胸前导联和高侧壁导联可见左心室肥厚的高电压及继发性非对称性 T 波倒置。

主要诊断

- 正常窦性心律
- 加速性交界性心律
- 房室分离
- 左心室肥厚伴继发性 ST-T 改变

学习要点

■ 加速性交界性心律是开胸手术后常见的心律失常，是典型的一过性心律失常，交界区快速节律夺获了窦房结的起搏优势。

■ 左心室高电压伴继发性 ST-T 改变是严重主动脉瓣狭窄常见的表现，反映继发于主动脉瓣狭窄流出道梗阻，致左心室质量增加。

综合评述

对于考试来说，这一心电图相当复杂。诊断选项包括正常窦性心律和房室分离。存在房室分离时，一定要选择两种心脏节律。同时有窦性心律及房室交界性心律。也应该选择左心室肥厚伴继发于左心室肥厚的 ST 和 / 或 T 波异常。

心电图案例 #96

临床病史

男性，47 岁，风湿性心脏病重度二尖瓣狭窄，拟行二尖瓣置换术，心血管门诊进行术前评估。患者活动时容易气短。

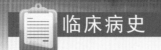

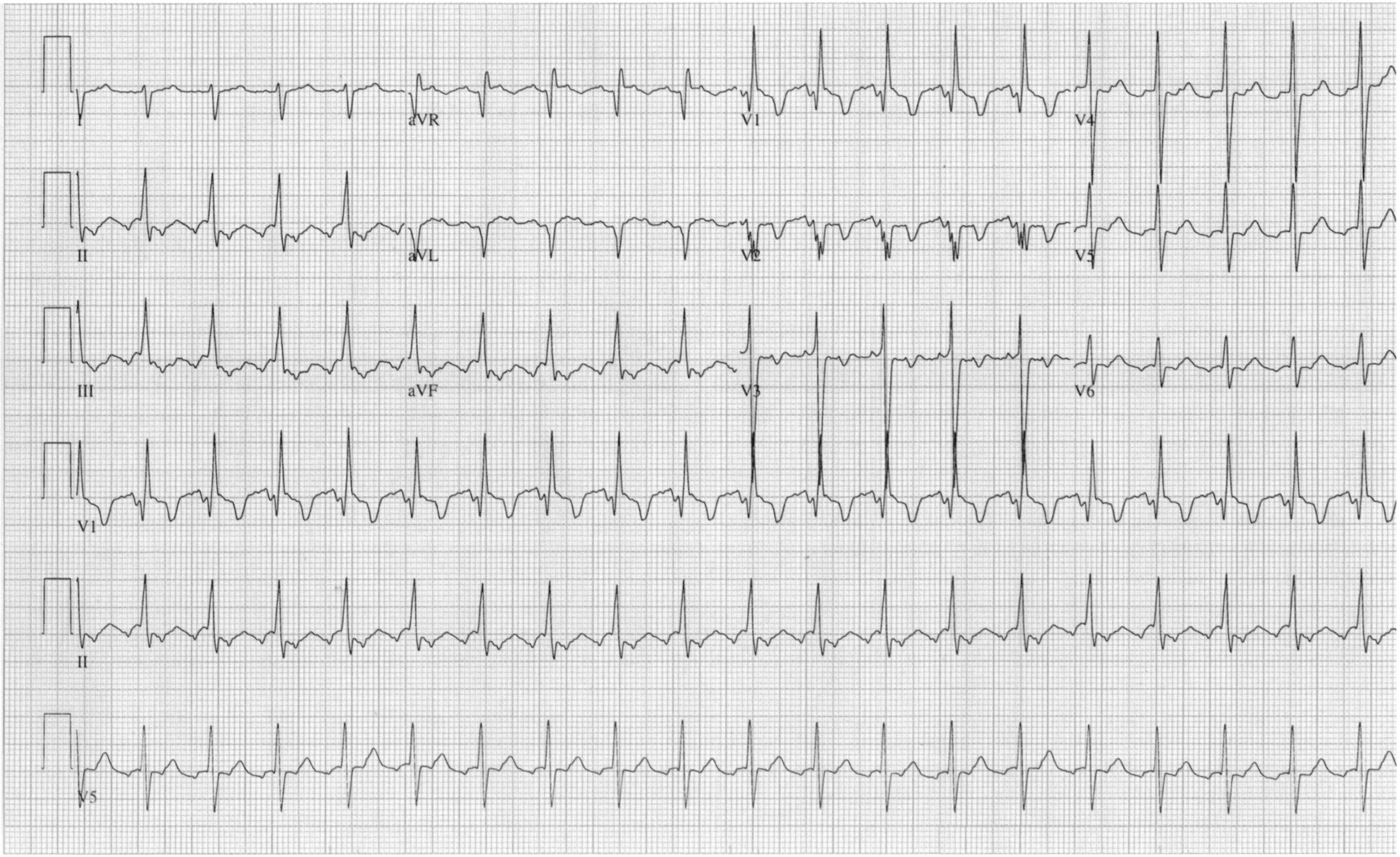

 笔记：

心电图案例 #96

心电图解释

心电图显示，窄 QRS 波群，规律发生，频率约 125 次 / 分钟。Ⅱ、Ⅲ及 aVF 导联可见典型的锯齿状扑动波，系心房扑动。每个 QRS 波群可见两个扑动波，提示 2:1 房室传导。Ⅰ导联 QRS 波群向量呈负向，Ⅱ、Ⅲ及 aVF 导联 QRS 波群向量呈正向，QRS 波群电轴右偏。V1 导联窄 QRS 波群呈 qR 型并伴有 T 波倒置，结合 QRS 波群电轴右偏，故可诊断右心室肥厚伴继发性 ST-T 改变。

主要诊断

■ 心房扑动
■ 2:1 房室传导
■ QRS 波群电轴右偏
■ 右心室肥厚伴继发性 ST-T 改变

学习要点

■ 本图示长期未经治疗的重度二尖瓣狭窄心电图特征。其特点包括房性心律失常如心房扑动、右心室肥厚伴继发性 ST-T 改变及严重肺动脉高压可能。

■ V5 和 V6 导联 QRS 波群可见明显的 S 波。这是由于心脏呈顺钟向转位，心脏前壁以右心室为主，左心室向左后移位。如果能记录到后壁导联如 V7、V8、V9 导联心电图，则左心室电势将会增强。

综合评述

本图是又一例二尖瓣狭窄心电图。考试诊断选项包括心房扑动，2:1 房室阻滞、电轴右偏（＞ + 100°）、右心室肥厚及继发于右心室肥厚的 ST 和 / 或 T 波异常。常用术语为“2:1 房室传导”，根据考试要求，“2:1 房室阻滞”为最佳诊断选项。

心电图案例 #97

临床病史

男性，23岁，肾病需要透析入重症监护室。因不配合透析出现严重电解质紊乱。

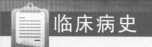

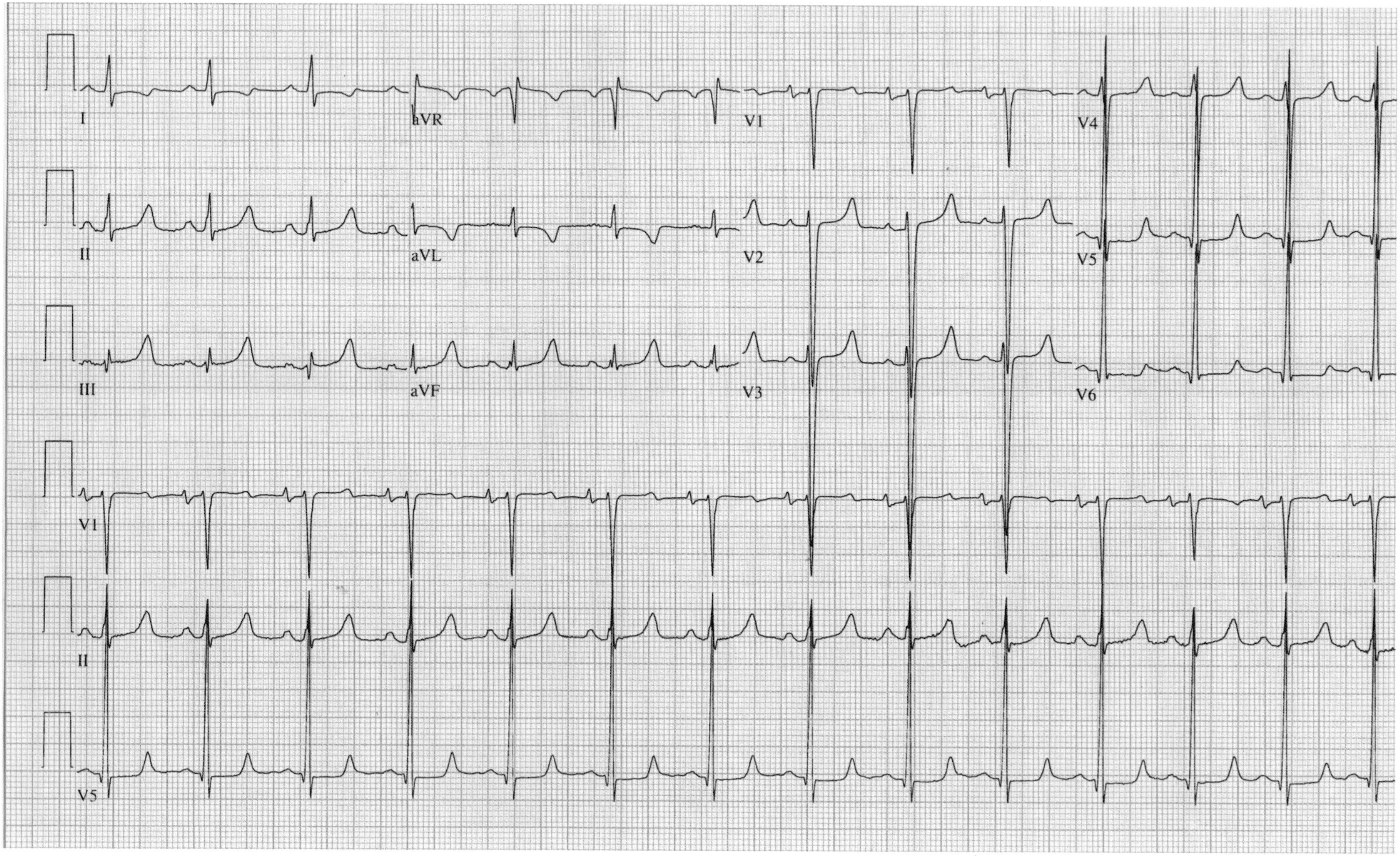

 笔记：

心电图解释

心电图示，Ⅰ、Ⅱ、Ⅲ和 aVF 导联 P 波直立，电轴正常，心房率约 80 次 / 分钟，符合正常窦性心律。ST 段平直，特别是 V5、V6 导联最明显。ST 段延长导致 QT 间期延长，最符合低钙血症。而 T 波对称基底部狭窄支持高钾血症。左心室肥厚伴高侧壁 T 波倒置，此与患者长期未控制高血压有关。V1 导联 P 波终末部分倒置，支持左心房异常。

主要诊断

■ 正常窦性心律
■ 低钙血症
■ 高钾血症
■ 左心室肥厚伴继发性 ST-T 改变
■ QT 间期延长
■ 左心房异常

学习要点

■ 终末期肾病患者的心电图常可出现低钙血症和高钾血症。应注意，血清钙紊乱影响 ST 段，而血清钾紊乱影响 T 波。

■ 该患者很小年龄已发展到终末期肾病。这一年龄组很少出现严重的左心室肥厚。患者对药物治疗及透析依从性差，可能加速了结构性心脏病的出现。

综合评述

这份心电图中的异常表现很可能在考试中出现。考试诊断选项包括正常窦性心律、左心室肥厚、继发于肥厚的 ST 和 / 或 T 波异常、QT 间期延长、ST 和 / 或 T 波异常提示电解质紊乱、临床疾病包括高钾血症和低钙血症。还有左心房异常 / 扩大。

心电图案例 #98

临床病史

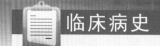

53 岁，男性，最近气短发作。已知二尖瓣后叶脱垂导致中度二尖瓣反流。

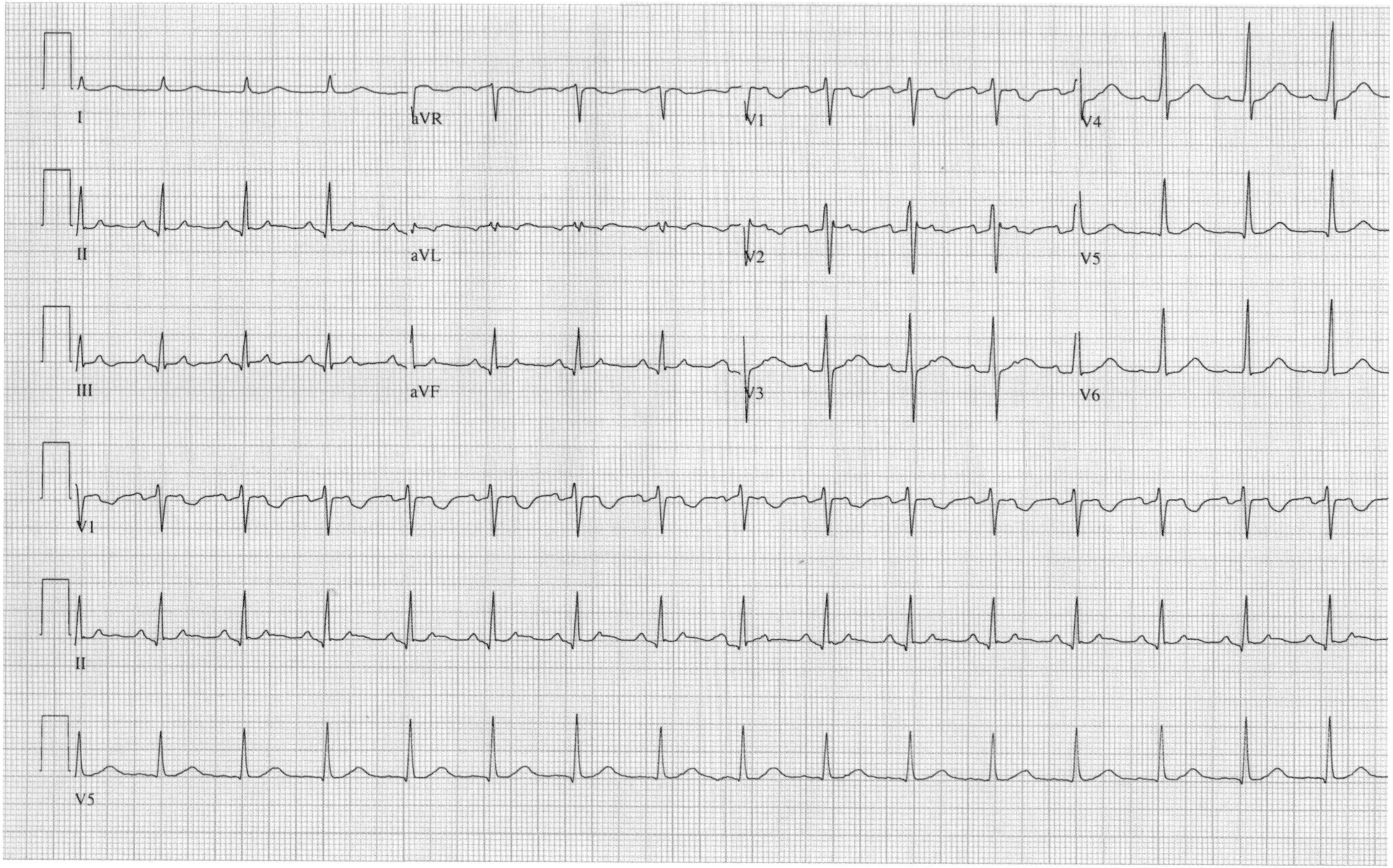

 笔记：

心电图案例 #98

心电图解释

心电图示，每个 QRS 波群前有两个 P 波，心房率约 190 次 / 分钟，支持异位房性心动过速伴 2:1 房室传导。每个 QRS 波群前的第 1 个 P 波清晰可见；第 2 个 P 波在 ST 段上叠加于 T 波近端，以Ⅱ、Ⅲ导联最明显。运用分规测量很容易发现第 2 个 P 波。否则，这份心电图很可能被混淆或报告为正常心电图。

学习要点

■ V4、V5、V6 导联第 2 个 P 波出现在 QRS 波群之后，易被忽视。仔细检查，在 T 波近端上升支可见低小正向波，与第 2 个 P 波有关。

■ 第 2 个 P 波最好的线索是Ⅱ、Ⅲ导联 T 波形态的改变。如果这个正向波为T波，其形态太小，时限太短，而更类似P波。

主要诊断

■ 异位房性心动过速

■ 2:1 房室传导

综合评述

这幅心电图的重点是心脏节律。初看似乎为正常窦性心律。考试时，分析心脏节律要格外小心。这一案例最恰当的诊断是房性心动过速和 2:1 房室阻滞。

心电图案例 #99

临床病史

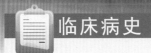

女性，44 岁，因反复晕厥就诊。急诊室记录本图后立即入冠心病监护室。

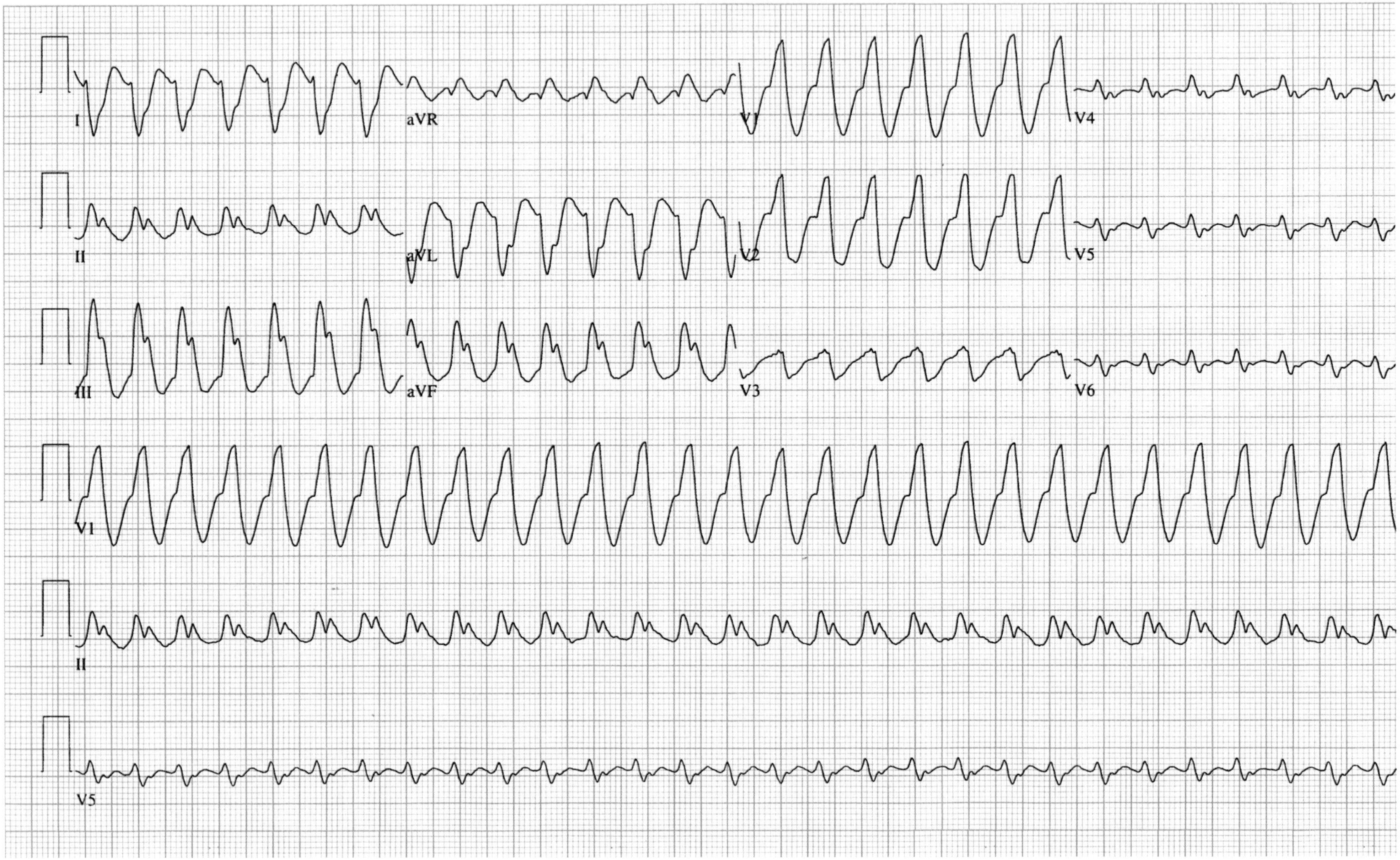

 笔记：

心电图解释

这份心电图显示宽 QRS 波群心动过速，循环周期 340 毫秒，心室率约 175 次 / 分钟。aVR 导联 QRS 波群呈正向，电轴极度右偏，V1 导联 QRS 波群呈单相正向波，支持室性心动过速。要注意，V1-V6 导联 QRS 波群都是正向波，这就是所谓的“QRS 波群同向性”，进一步支持室性心动过速。

学习要点

■ 这份心电图没有支持室性心动过速的其他特征，如融合波和心室夺获。可能存在房室分离。如仔细观察，II 导联条图上可见周期性的曲折，如第 11 个 QRS 波群之后，但不能确定是心房波。尽管如此，V1 导联 QRS 波群呈单相正向，心前区导联 QRS 波群正向同向性强有力地支持室性心动过速。

■ 该患者的心电图证实为室性心动过速，无冠心病的证据，成功置入了 ICD。

主要诊断

■ 室性心动过速

综合评述

这份心电图的诊断选项包括室性心动过速（3 个或 3 个以上连续波群）和房室分离。在房室分离和室性心动过速并存时，心房节律也应列出。这份心电图没有列出心房节律，是由于 P 波重叠在室性心动过速中无法被识别。

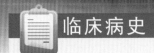

心电图案例 #100

临床病史

女性，87 岁，有高血压病史，间断气短和频繁发作的失代偿性左心收缩功能衰竭，心血管内科门诊随访。

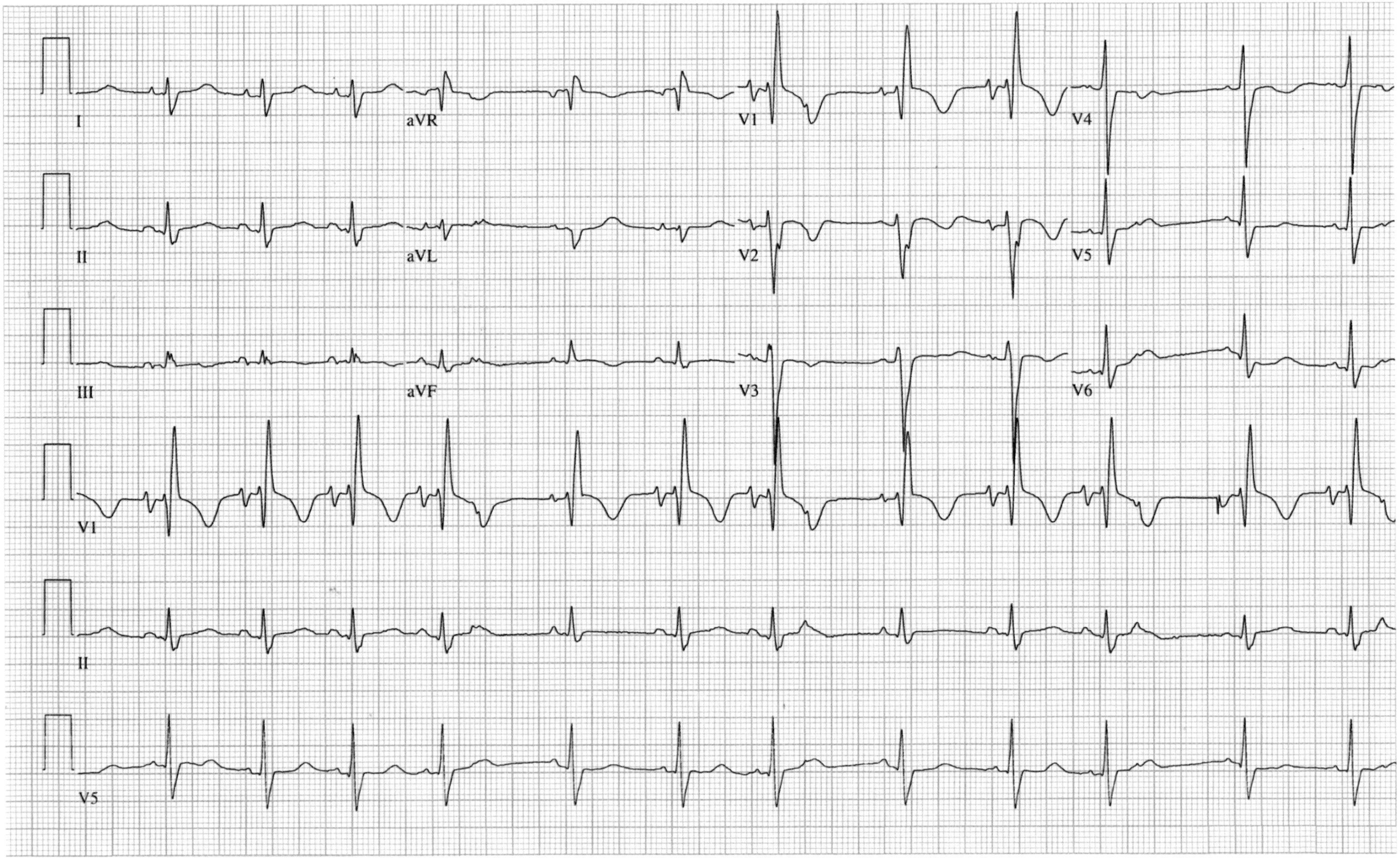

 笔记：

心电图解释

这幅心电图显示，P 波电轴正常，节律规整，频率约 75 次 / 分钟，支持正常窦性心律。前 4 个 QRS 波群之前的 P 波形态相似，PR 间期恒定正常，支持 P 波起源于窦房结。第 4 个和第 5 个 QRS 波群之间的 T 波形态畸变，以 V1 导联节律条图最为清楚，系房性早搏未下传。第 5 个 QRS 波群之前的 P 波形态与其他 P 波不同，支持心房逸搏。其后可见两个正常心房波之后又跟着一个房性早搏未下传和心房逸搏，这一周期变化在心电图的右半部分出现 3 次。有趣的是，倒数第 2 个 P 波前可见起搏信号，表明心房起搏波。窦性 P 波终末向量呈负向，提示左心房异常。QRS 波群时限＞ 120 毫秒，V1 导联 QRS 波群呈 rsR' 型，提示完全性右束支阻滞。下壁和前壁导联可见非特异性 ST-T 改变。

主要诊断

- 正常窦性心律
- 房性早搏未下传
- 房性逸搏
- 左心房异常
- 完全性右束支阻滞
- 心房起搏
- 非特异性 ST-T 改变

学习要点

- 左心房异常时可使左心房的传导改变，可致房性早搏未下传、房性逸搏，因此需要置入心房起搏器。
- 进而，传导系统病变扩展到了心室，出现了完全性右束支阻滞。
- 无既往心肌梗死证据。

综合评述

这份心电图有复杂的心脏节律。考试诊断选项包括正常窦性心律、房性早搏、心房或冠状窦起搏、左心房异常和 / 或扩大、完全性右束支阻滞及非特异性 ST 和 / 或 T 波异常。因图中电轴右偏未＞ 100°，故不应选择 QRS 波群电轴右偏。

心电图案例 #101

临床病史

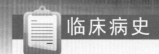

男性，62 岁，择期肩袖损伤修复术，术前麻醉中。既往有明确的高血压病史，无心脏病。用药史包括维拉帕米。

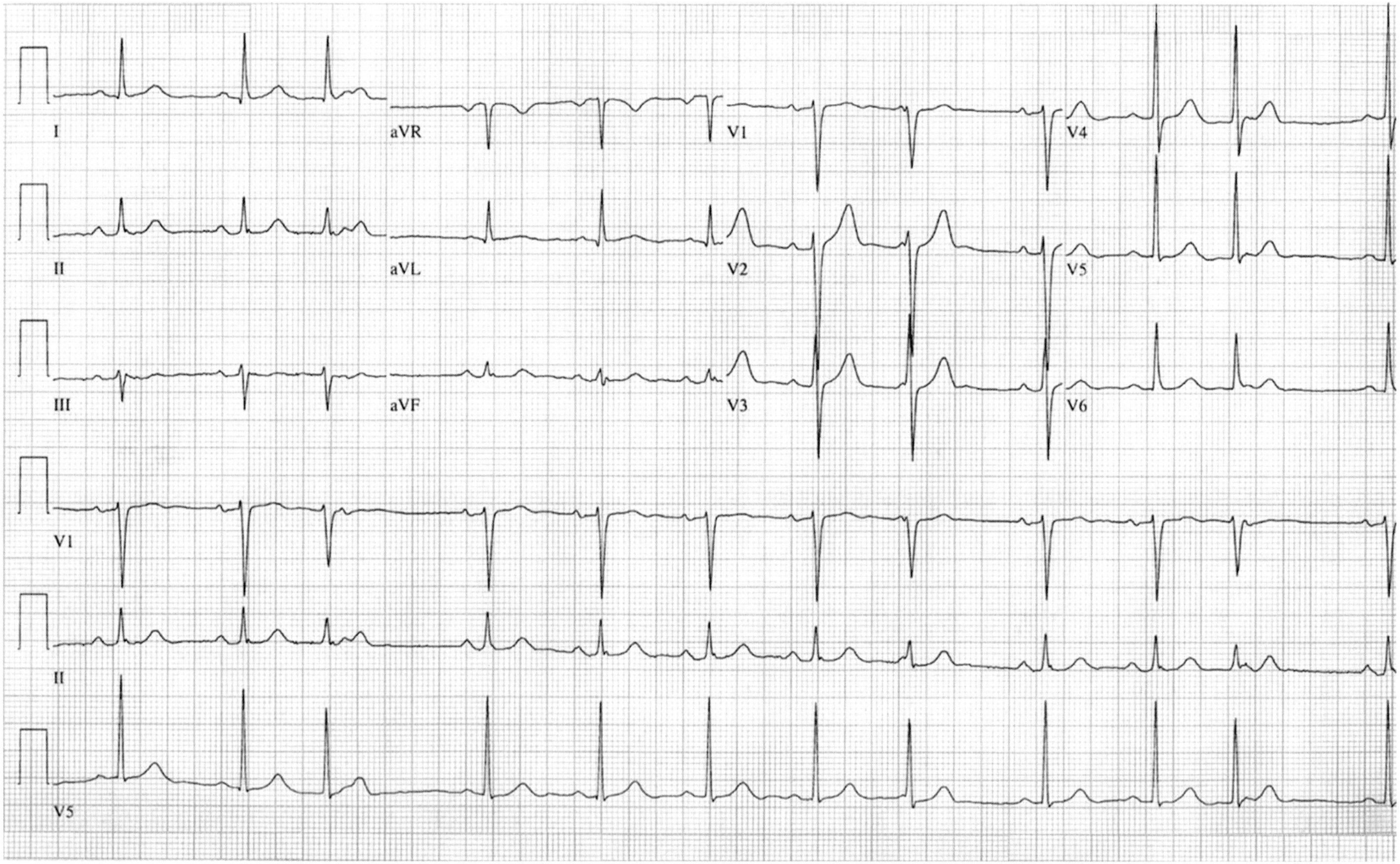

 笔记：

心电图案例 #101

心电图解释

可见正常窦性心律。第 3、8 和 11 个 QRS 波群为交界性早搏。第 3、11 个 QRS 波群前无 P 波，其每个 QRS 波群与自身正常 QRS 波群形态相似。为正常心电图。

主要诊断

- 正常窦性心律
- 交界性早搏
- 正常心电图
- 逆行 P 波

学习要点

- 交界性早搏可视为正常表现。
- 交界性早搏时常可见逆行性 P 波。本图中，逆行 P 波隐藏在第 3、11 个 QRS 波群后的 ST 段之中。

综合评述

考试诊断选项包括正常窦性心律、房室交界性早搏和正常心电图。房室交界性早搏不考虑是异常表现。QRS 波群显示室内传导稍有延迟，但其总时限＜ 100 毫秒，未满足诊断标准，可不予选择。

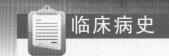

心电图案例 #102

临床病史

男性，59 岁，有冠心病史，曾行经皮右冠状动脉远端成形术。因胸部不适再次来诊，心肌酶及运动试验正常，排除心肌梗死。该患者系胸部肌肉、骨骼疼痛，而非心源性疼痛。

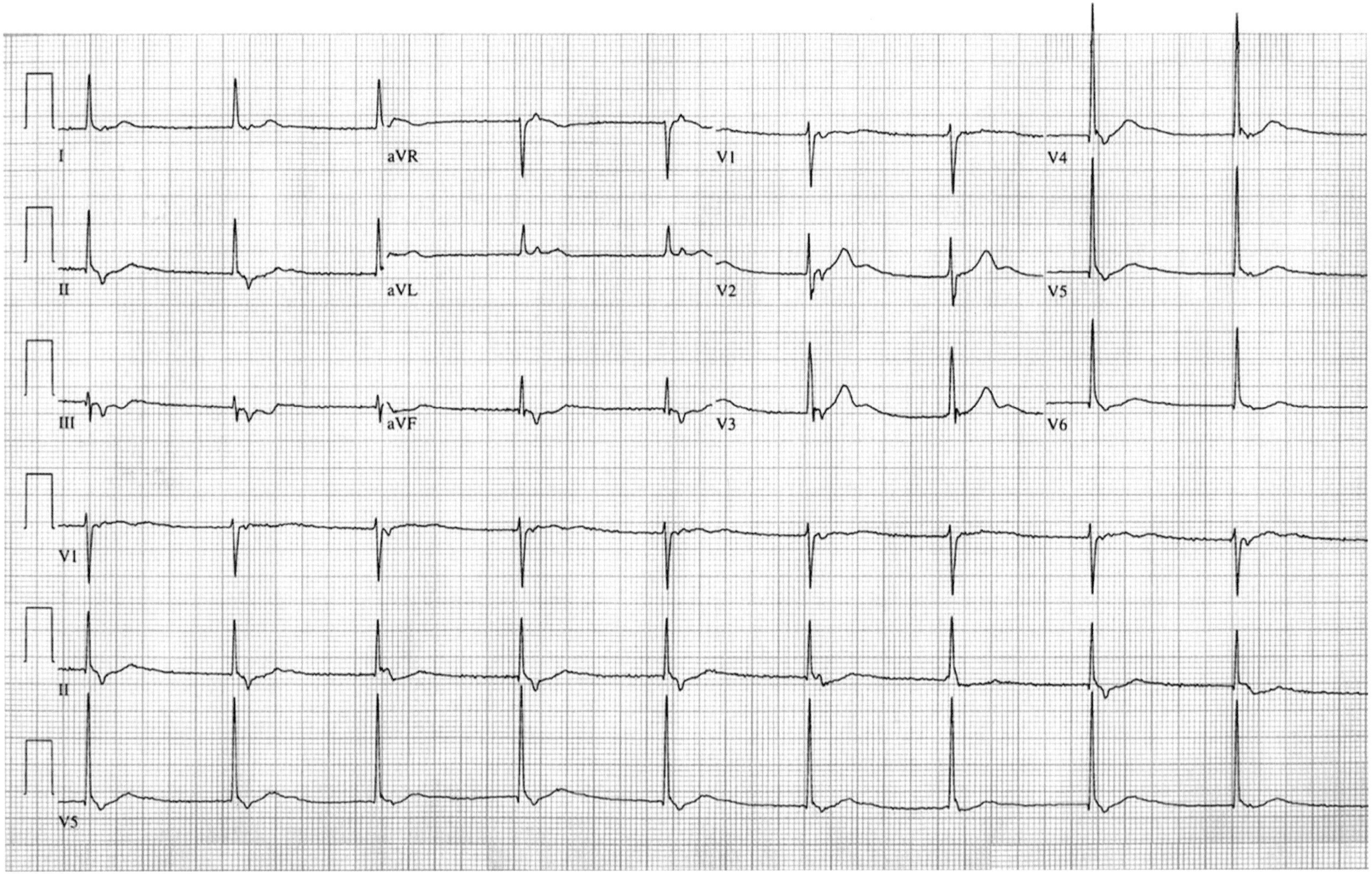

 笔记：

心电图案例 #102

心电图解释

心电图显示节律规整，心动过缓，每个 QRS 波群后可见逆行性 P 波。因为心房除极是向上传导，与正常心内传导的方向相反，因此下壁导联 P 波呈负向。QRS 波群时限正常。本图为交界性心动过缓。其原因很多，包括窦房结病变、药物影响、迷走神经兴奋性增强、心房传导系统病变、心肌缺血和心脏瓣膜病。V2 - V4 导联可见明显的显著 U 波。

主要诊断

■ 交界性心动过缓
■ 逆行 P 波
■ 正向 U 波

学习要点

■ 本幅心电图中，每个 QRS 波群前 P 波缺失，R-R 间期固定。根据逆行及顺行传导的不同速率，逆行 P 波可在 QRS 波群之前、之中或之后。

■ 本图中，房室交界区到心室的顺向传导速度快于房室交界区到心房的逆向传导速度，因此 P 波出现在 QRS 波群后 ST 段近端。

综合评述

考试诊断选项包括房室交界性心律及显著 U 波。无其他的诊断。小心不要过度诊断。有些心电图仅需要一个或两个诊断。

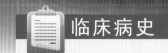

心电图案例 #103

临床病史

女性，66 岁，因急性胸部、上肢、颈部和颌下不适伴呼吸困难，送至当地急救中心。

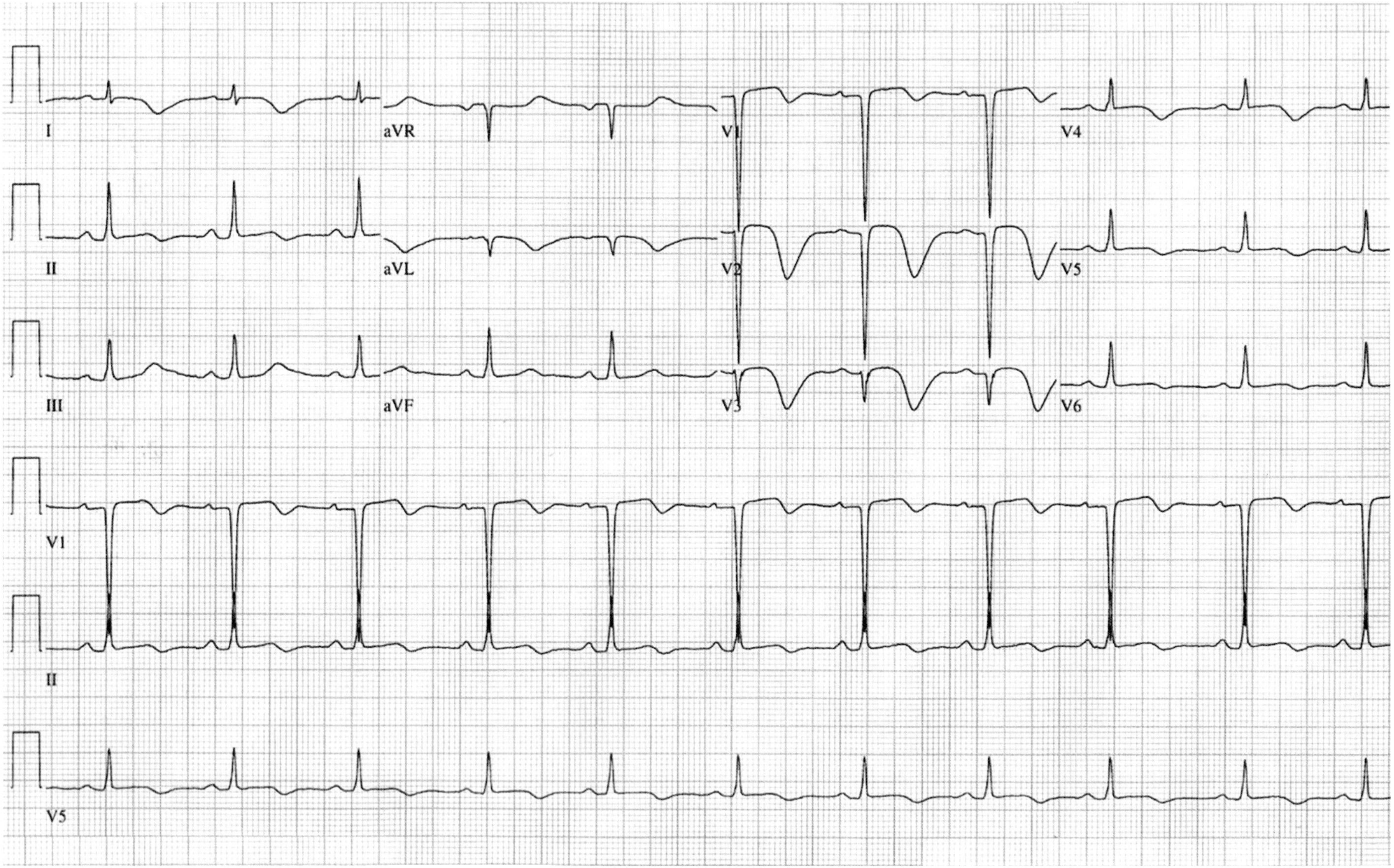

 笔记：

心电图解释

可见窦性心律。最明显的是 V1－V3 导联 Q 波形成，提示前间壁心肌梗死。前间壁、前侧壁胸前导联及高侧壁导联 ST 段弓背向上抬高和 T 波深倒置，提示近期前间壁心肌梗死伴侧壁 ST－T 的改变。可能该患者有更广泛的室壁运动异常，提示病变范围不仅局限于心电图上 Q 波分布区域，实际上可能为广泛前壁、侧壁心肌梗死。QT 间期延长。

主要诊断

- 正常窦性心律
- 近期前间壁心肌梗死
- QT 间期延长
- 急性心肌损伤

学习要点

- 心电图表现支持至少中等面积的心肌梗死诊断。
- 根据 V1 导联 J 点和 ST 段抬高，异常分布区域支持可能为冠状动脉左前降支近端病变。

综合评述

该病例的临床病史及心电图异常支持缺血性心脏病。考试诊断选项包括正常窦性心律、近期或急性前间壁心肌梗死、急性心肌损伤和 QT 间期延长。有趣的是，V3 导联 3 个 QRS 波群中，只有一个有明确的 Q 波，根据临床病史结合相关心电图 ST－T 的改变，仍符合心肌梗死诊断标准。

心电图案例 #104

临床病史

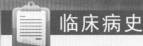

男性，65 岁，因肺水肿和严重冠心病行冠状动脉旁路移植术。

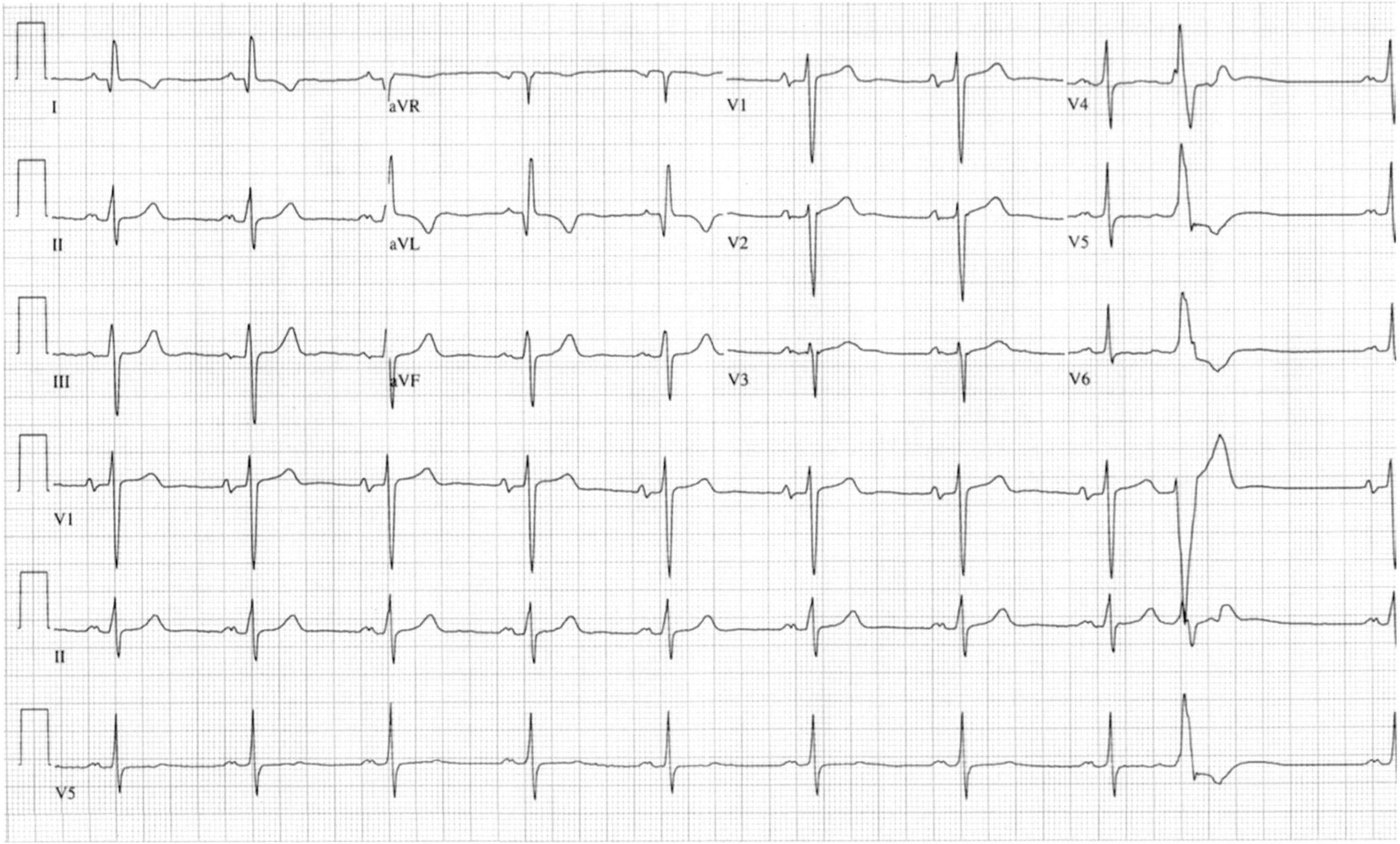

 笔记：

心电图解释

P 波规律出现，频率＜60 次 / 分钟，提示窦性心动过缓。Ⅱ导联 P 波呈双峰状，V1 导联 P 波终末段呈负向波提示左心房异常。心电图右侧部分可见室性早搏，QRS 波群宽大畸形，与正常 QRS 波群形态不同。最重要的是Ⅰ、aVL 导联可见诊断性 Q 波，反映为时间不确定的高侧壁心肌梗死。V4－V6 导联可见相应的 ST－T 改变，但无 Q 波，提示心肌梗死局限在高侧壁导联，最好诊断为“时间不确定的高侧壁心肌梗死”。也可见非特异性室内传导延迟。

主要诊断

- 窦性心动过缓
- 室性早搏
- 时间不确定的高侧壁心肌梗死
- 左心房异常
- 非特异性室内传导延迟

学习要点

■ 该心肌梗死最可能为冠状动脉左回旋支分布区域病变，也可能为中间支或左前降支的对角支病变。

■ 高侧壁导联对应的冠状动脉解剖常有显著重叠。这份心电图异常 Q 波代表的冠状动脉病变范围，最终要靠心导管检查来确定。

综合评述

诊断选项包括窦性心动过缓、左心房异常 / 扩大、时间不确定的侧壁心肌梗死和室性早搏。由于Ⅰ、aVL 导联 QRS 波群终末段增宽，时限约 100 毫秒，应选择非特异性室内传导障碍。

心电图案例 #105

临床病史

男性，76 岁，冠心病陈旧性心肌梗死。

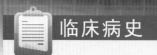

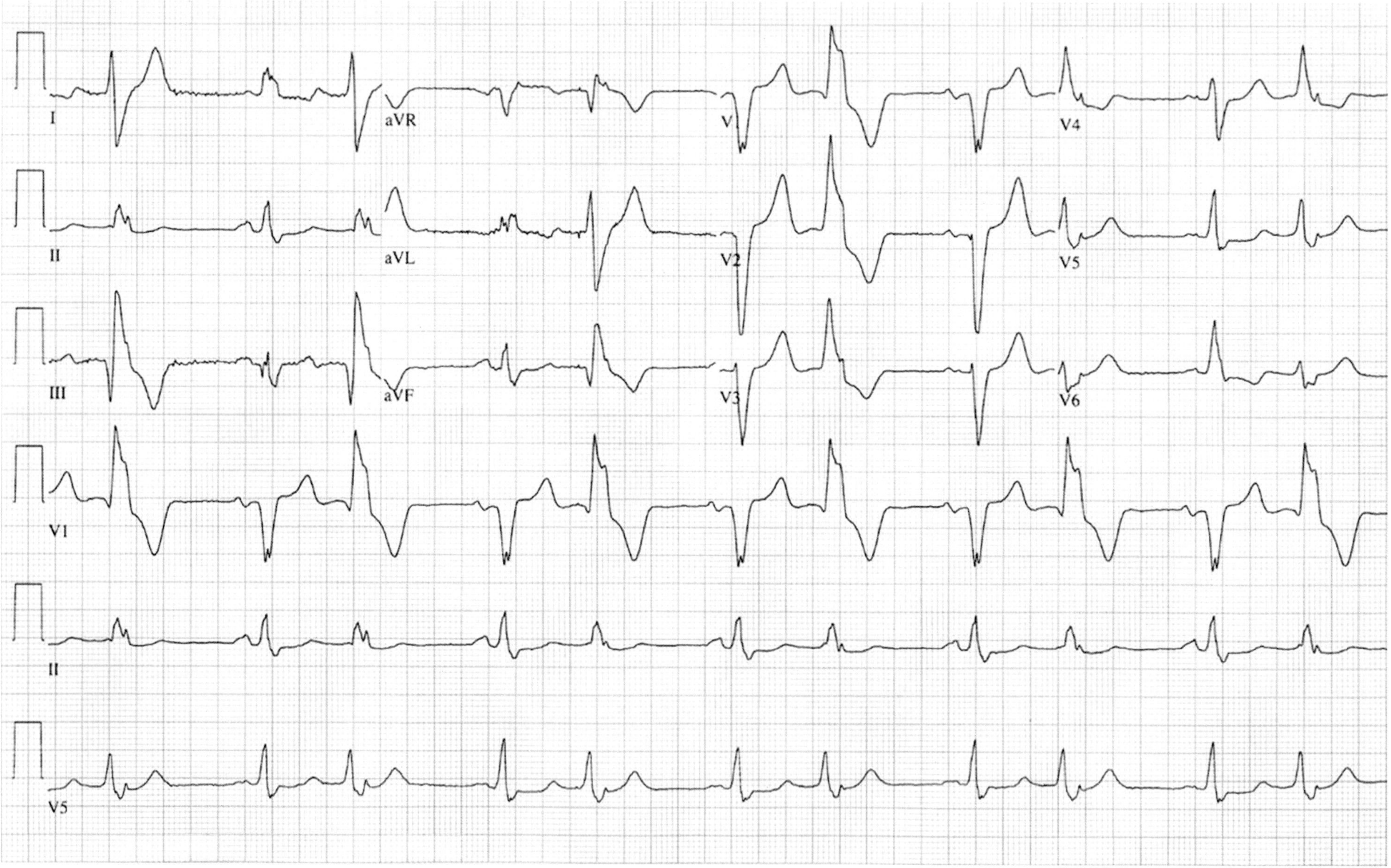

 笔记：

心电图解释

第二个 QRS 波群之前可见正常 P 波，为正常窦性心律。V1 导联 P 波终末部分负向，II 导联 P 波时限延长＞110 毫秒，支持左心房异常。全图可见室性早搏二联律。自身 QRS 波群增宽，呈完全性左束支阻滞形态。III和 aVF 导联室性早搏最清楚，Q 波深而宽大，虽不能确诊，但提示时间不确定的下壁心肌梗死，有可能被完全性左束支阻滞所掩盖。

主要诊断

- 正常窦性心律
- 室性早搏
- 左心房异常
- 完全性左束支阻滞

学习要点

- 有完全性左束支阻滞时，时间不确定的心肌梗死一般不易诊断。
- 左心室起源的室性早搏，在 V1 导联呈现完全性右束支阻滞形态时，室性早搏可能会显示出被掩盖的心肌梗死。

综合评述

可见正常窦性心律，平均心率 60 ～ 100 次 / 分钟。此外，诊断选项还包括左心房异常 / 扩大、室性早搏及完全性左束支阻滞。根据室性早搏，可提示时间不确定的下壁心肌梗死，有临床实用价值，但内科学委员会考试不能凭此诊断心肌梗死。

心电图案例 #106

临床病史

男性，42 岁，因心悸就诊。

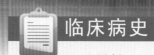

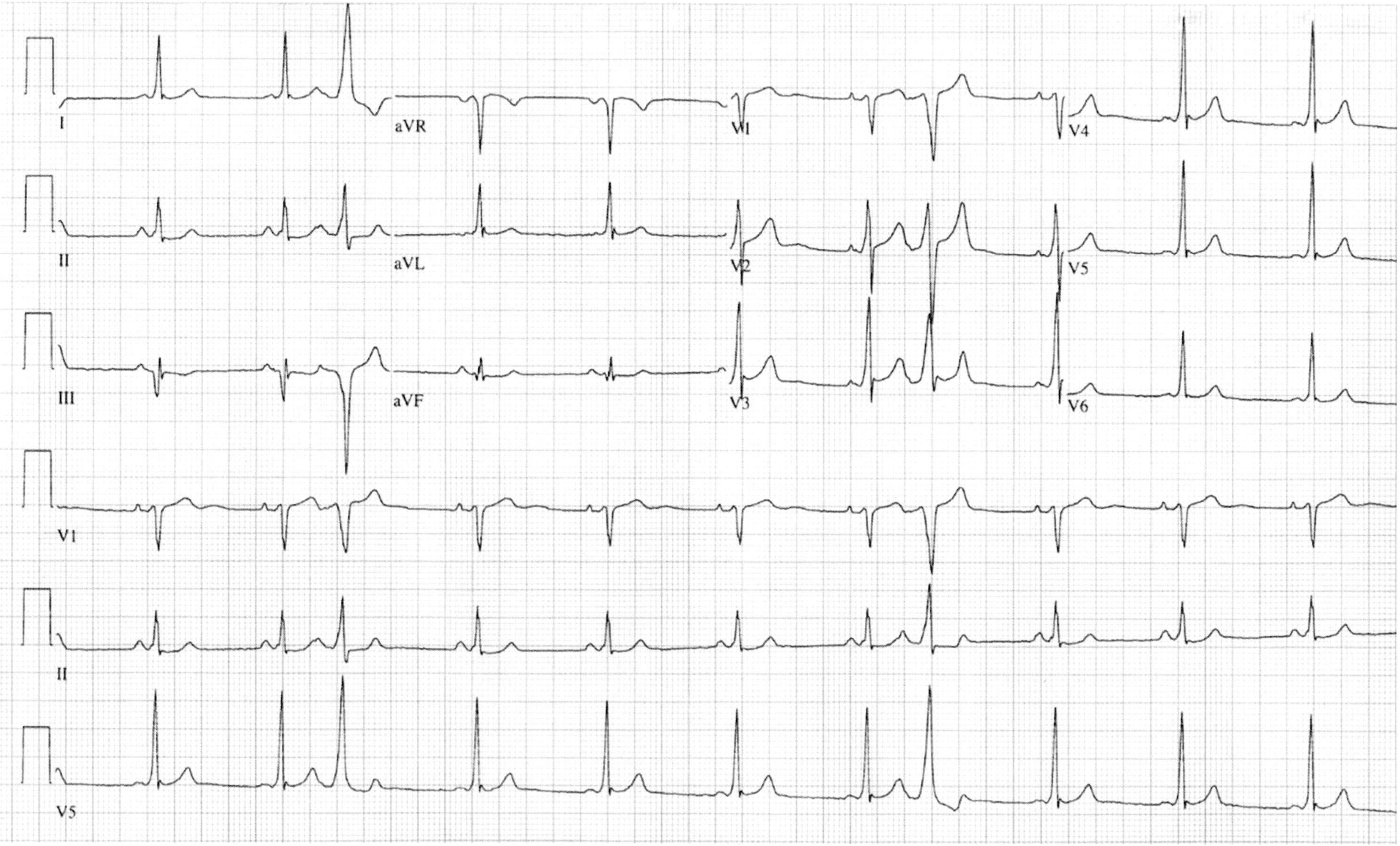

 笔记：

心电图解释

心电图示正常窦性心律，PR间期缩短，QRS波群升支顿挫，提示心室预激，为W-P-W综合征。第3、8个QRS波群提前出现，其前可见提前出现的P波，为房性早搏。

主要诊断

- 正常窦性心律
- W-P-W综合征
- 房性早搏

学习要点

■ 要注意，房性早搏的QRS波群，显示心室预激程度更显著，可能是经旁路传导速度快，周期短，无阻滞，不太可能经房室结传导。

■ 这幅心电图提示旁路的易传导性，以及为什么W-P-W综合征合并其他心律失常(如心房颤动)时在临床上十分危险。这是由于旁路传导速度极快，快速心率可造成血流动力学异常。

综合评述

内科学委员会考试选项包括W-P-W综合征、正常窦性心律及房性早搏。注意勿选择室性早搏，这些早搏源自心房，心室预激程度增加，使QRS波群时限延长。一定要检查T波，P波与T波重叠时可致T波畸形，为诊断提供必要的证据。

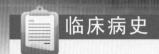

心电图案例 #107

临床病史

男性，64 岁，间断双上肢不适、麻木 2 周，今晨病情加重前来急诊室。

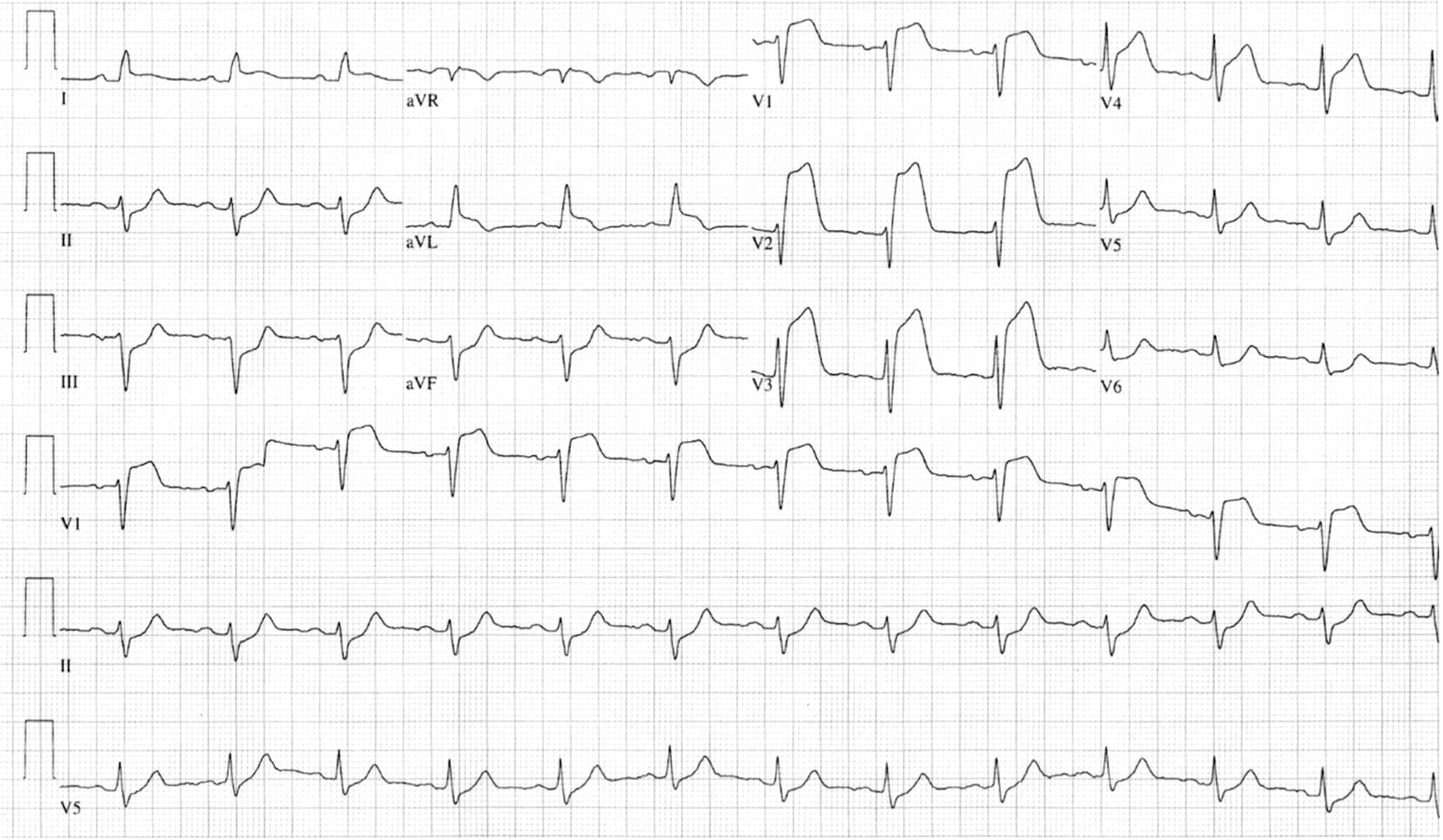

 笔记：

心电图案例 #107

心电图解释

心电图示正常窦性心律。QRS 波群电轴左偏，Ⅰ导联 QRS 波群向量为正向，Ⅱ、Ⅲ及 aVF 导联为负向，符合左前分支阻滞诊断标准。V1-V4 导联、Ⅰ及 aVL 导联可见 ST 段抬高，最高接近 9 毫米，但无 Q 波形成，此为急性广泛前壁、侧壁心肌损伤。该图也显示相对应下壁、侧壁胸前导联 ST 段压低。也可见临界一度房室阻滞。

主要诊断

- 正常窦性心律
- 左前分支阻滞
- 急性心肌损伤
- 一度房室阻滞

学习要点

■ 因该患者可能发生大面积心肌坏死和左心室收缩功能不全，如果可行，最重要的治疗是行急诊冠状动脉血运重建术。

■ 心电图从 V1 导联开始 J 点和 ST 段抬高，波及范围可能为左前降支第一穿隔支分布区域，提示为左前降支近端闭塞。

综合评述

这是另一份心电图实例。考试选项包括正常窦性心律、左前分支阻滞、一度房室阻滞和急性心肌损伤。未见 Q 波，勿选择心肌梗死。系列心电图检查可以显示 Q 波演变过程，但本图无相关信息。

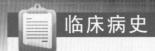

心电图案例 #108

临床病史

男性，55 岁，头晕、胸痛 3 天至急诊室。已知高血压，食欲欠佳。

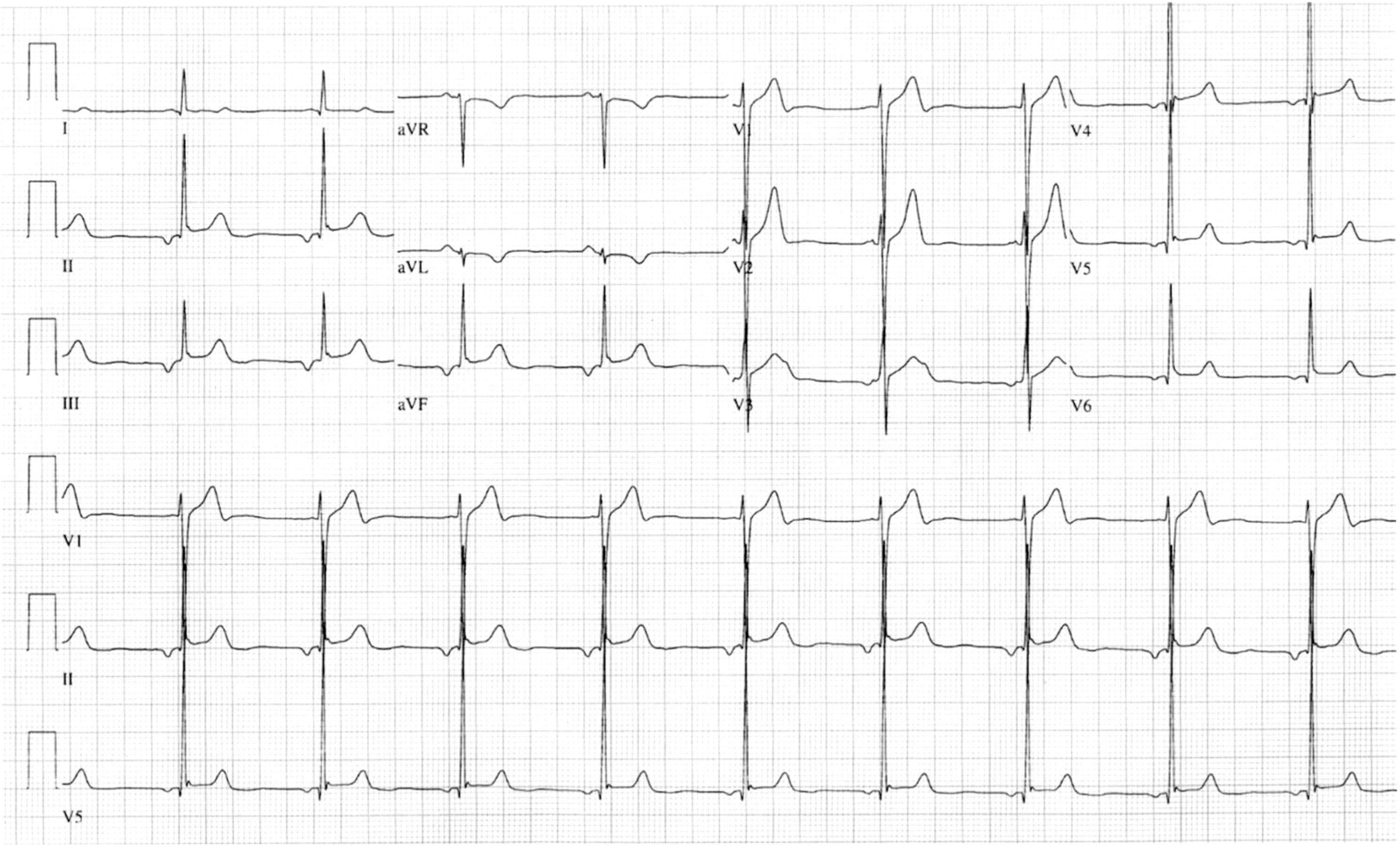

 笔记：

心电图解释

Ⅱ、Ⅲ及 aVF 导联 P 波向量为负向。P 波、QRS 波群顺序发生，PR 间期固定，心房率略＜ 60 次 / 分钟，系异位房性心动过缓。高侧壁导联可见非特异性 ST-T 改变。各导联 J 点普遍抬高，aVR 导联 PR 段抬高，这些表现支持心包炎。

主要诊断

- 异位房性心动过缓
- 非特异性 ST-T 改变
- 心包炎

学习要点

- 对于每份心电图，评价 P 波电轴甚为重要。本例中，心电图示下壁导联 P 波倒置，为异位房性心动过缓，提示低位心房起搏点。这一心律失常可受迷走神经张力增高和 / 或药物影响，如治疗剂量的 β - 阻滞剂或钙拮抗剂。

综合评述

该例心电图，最佳诊断选项为房室交界性心律。严格讲，起搏点为室上性并不准确，实际上起搏点在交界区之外，接近房室交界区。因此，恰当的诊断选项应是异位房性心律。因为这不是考试诊断选项，所以最合适的诊断选项是房界交界性心律。高侧壁导联可见非特异性 ST-T 改变。普遍导联 J 点抬高，aVR 导联 PR 段抬高，结合胸部不适的症状，提示临床诊断心包炎，而不选择过早复极。非窦房结起搏的异位房性心律，不选择心房异常 / 扩大。V4-V6 导联可见窄小 Q 波，因时限不足诊断标准，不支持心肌梗死。

心电图案例 #109

临床病史

男性，42 岁，继发于慢性传染性丙型肝炎的终末期，伴精神状态改变和急性肾衰竭入院。

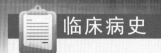

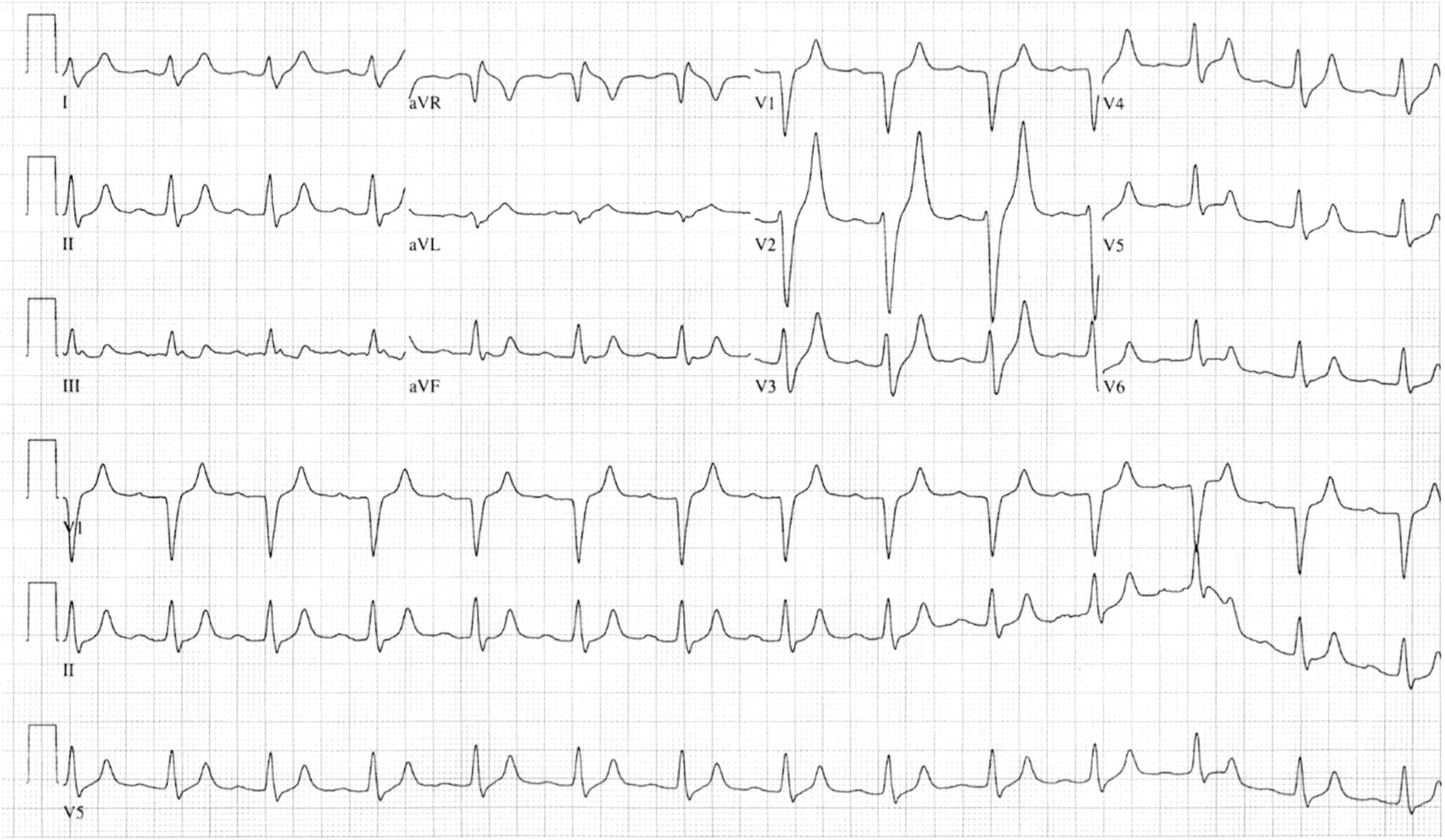

 笔记：

心电图解释

心电图示正常窦性心律，肢体导联P波直立，PR间期恒定，P波、QRS波群顺序发生。PR间期延长近240毫秒，支持一度房室阻滞。QRS波群非特异性增宽，各导联T波高尖，基底狭窄。综合一度房室阻滞、非特异性室内传导延迟和T波高尖，提示严重高钾血症。

主要诊断

- 正常窦性心律
- 一度房室阻滞
- 非特异性室内传导延迟
- 高钾血症

学习要点

- 识别高钾血症十分重要，心电图可能为其首要临床线索。
- 假如血清钾水平继续升高，QRS波群可进一步增宽，最终导致心跳停止。

综合评述

内科考试中，可包括与该心电图相同或类似的图谱。诊断选项包括正常窦性心律、一度房室阻滞、非特异性室内传导障碍和高钾血症。另外，选择ST和/或T波异常提示电解质紊乱，本图表现为T波对称高尖、基底狭窄。切记，请勿选择完全性左束支阻滞。

心电图案例 #110

临床病史

女性，66 岁，有长期房性心律失常病史。

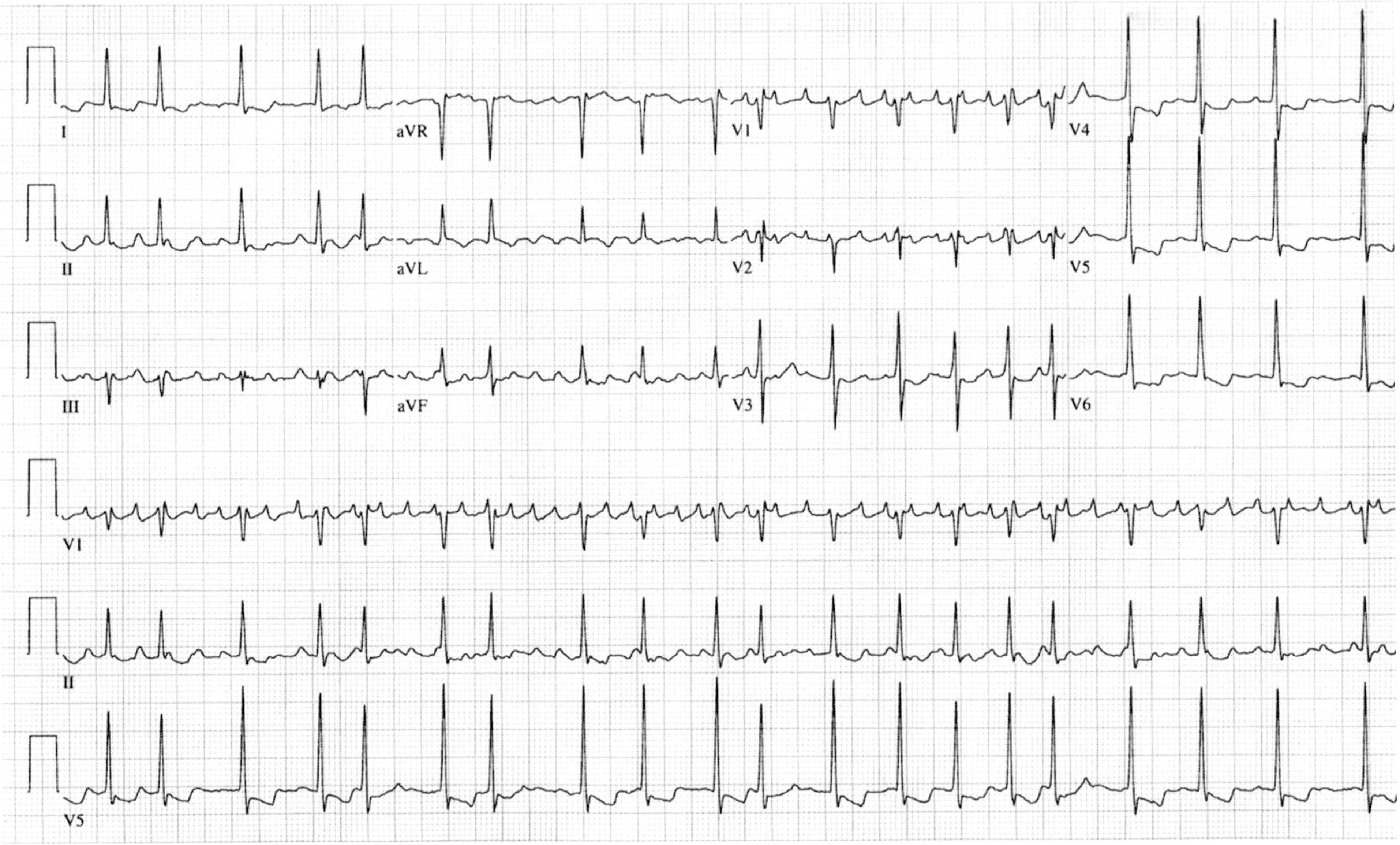

 笔记：

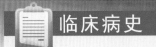

心电图解释

V1 导联长条图最适合评价房性心律。图中，心房活动极不规整，频率＞ 300 次 / 分钟，为粗大心房颤动波。心室无序除极，频率＞ 100 次 / 分钟，为心室快速反应。可见普遍非特异性ST-T改变，无急性心肌损伤或陈旧性心肌梗死证据。

主要诊断

- 心房颤动
- 快速心室反应
- 非特异性 ST-T 改变

学习要点

- 心电图为典型的粗大心房颤动波清晰可见，其频率极快，波形杂乱、极不规则。
- 本图酷似心房扑动，但与心房扑动不同，图中心房率＞ 300 次 / 分钟 ，且节律极不规整。
- V4-V6 导联可见 T 波非对称性倒置，提示左心室肥厚，但 QRS 波群电压并不支持这一诊断。

综合评述

对于考试，仔细鉴别心房颤动和心房扑动极为重要。本图中，诊断选项包括心房颤动、非特异性 ST 和 / 或 T 波异常。非对称性 ST 段压低和 T 波倒置提示有心室肥厚可能，但 QRS 波群电压并不支持，因此本图不应选择心室肥厚。

心电图案例 #111

临床病史

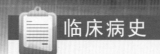

女性，33 岁，近期曾因哮喘加重住院治疗好转，前来门诊部就诊，有心悸病史。

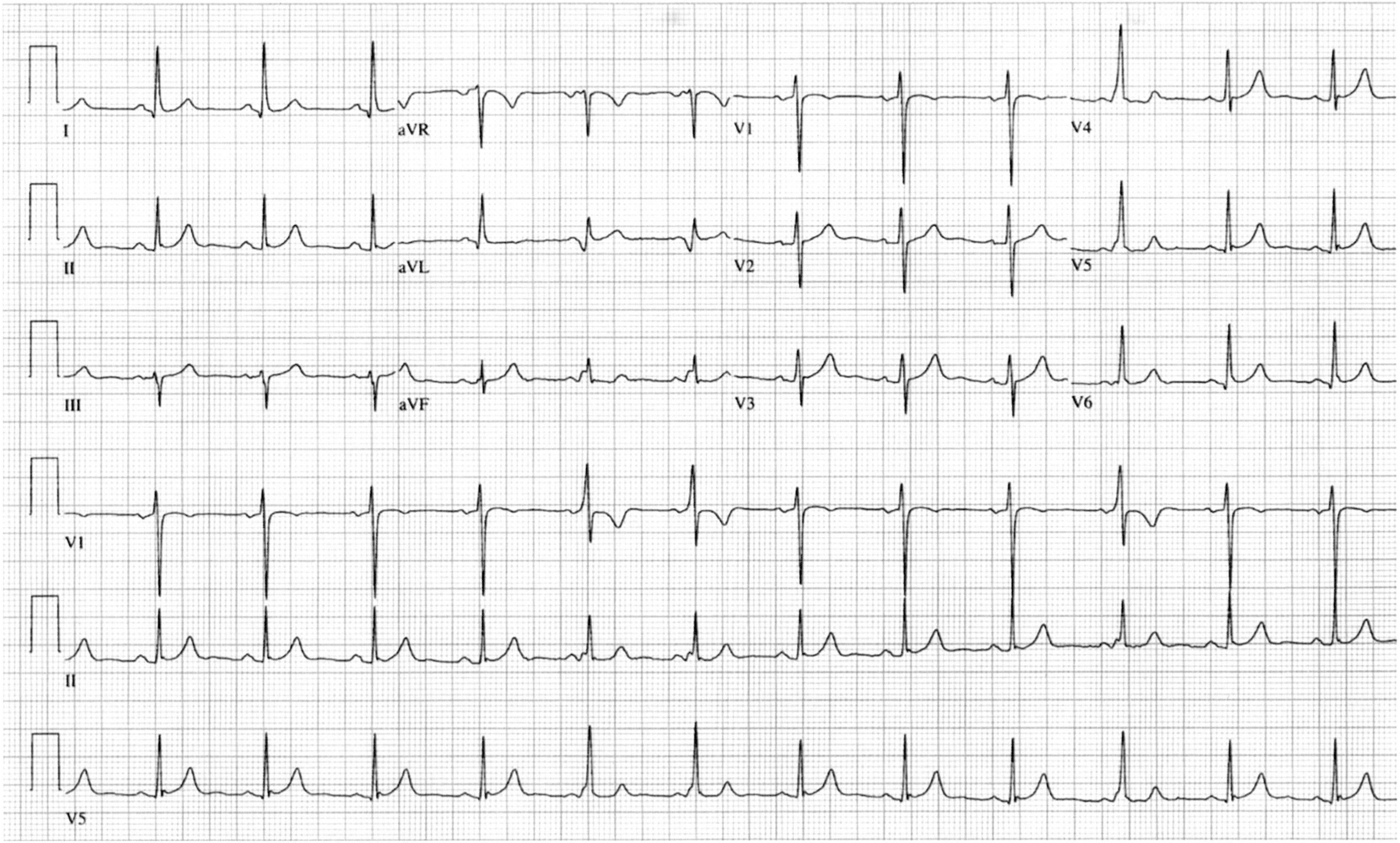

 笔记：

心电图解释

该患者为正常窦性心律。第 5、6 和 10 个 QRS 波群形态与自身 QRS 波群有所不同。QRS 波群升支顿挫，PR 间期缩短，表示间歇性心室预激，为 W-P-W 综合征。尤其在 V1 导联长条图，可见心室复极明显异常。

主要诊断

- 正常窦性心律
- W-P-W 综合征

学习要点

- 预激波实际上是融合波。QRS 波群融合波是正常房室传导和经旁路顺向传导之间竞争性除极心室所致。
- 心室预激程度常有所不同，取决于迷走神经张力、心率及患者服用药物。本图示间歇性心室预激。

综合评述

这是另一例 W-P-W 综合征，示间歇性心室预激。诊断选项包括正常窦性心律和 W-P-W 综合征。应仔细评价 P-P 间期。本图中，间歇性心室预激发作时，P-P 间期固定，预激发作可能继发于迷走神经张力变化及房室传导改变，与房性早搏无关。请勿选择功能性（频率依赖性）差异传导，同样也不能选择心室起搏。

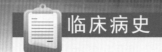

心电图案例 #112

临床病史

女性，40 岁，因严重呼吸困难、进行性下肢肿胀和腹胀就诊。

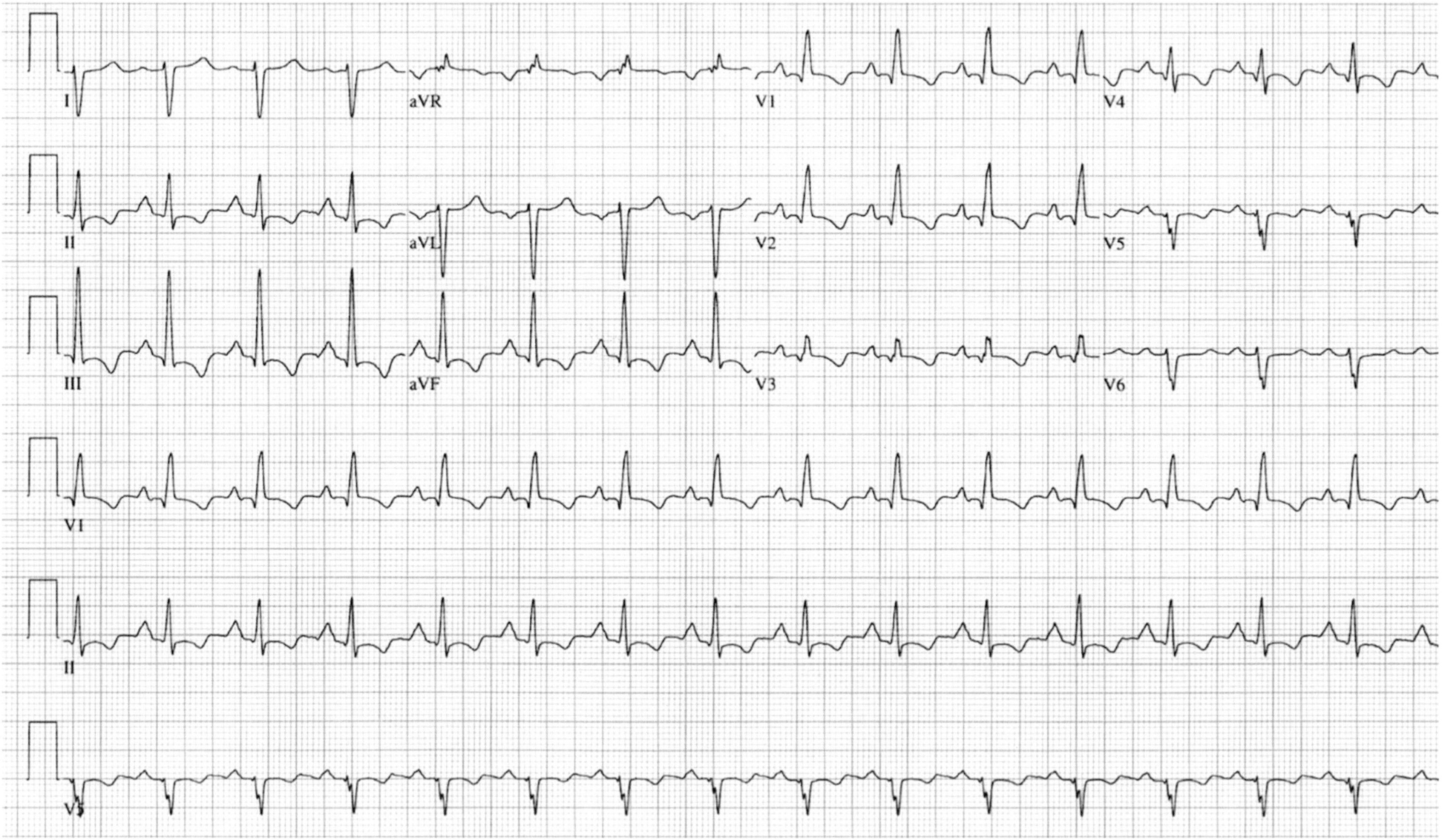

 笔记：

心电图案例 #112

心电图解释

心电图示正常窦性心律。II导联P波宽大，振幅约0.3毫伏，支持右心房异常。QRS波群额面电轴右偏，I导联QRS波群向量为负向，II、III及aVF导联为正向。V1、V2导联可见一小Q波和大R波，QRS波群时限正常，说明右心室肥厚且伴继发性ST-T改变。

主要诊断

- 正常窦性心律
- 右心房异常
- QRS波群电轴右偏
- 右心室肥厚伴继发性ST-T改变

学习要点

- 该心电图示右心室压力负荷过重的常见特点，包括右心房异常，QRS波群电轴右偏，右心室肥厚伴继发性ST-T改变。
- 要注意整个胸前导联R波递增不良，是因右心室肥厚和心脏顺钟向转位所致，不考虑同时存在心肌梗死。

综合评述

这是另一份可能列入心电图考试的图例。诊断选项包括正常窦性心律、右心房异常/扩大、电轴右偏（> +100°）及右心室肥厚 。临床诊断选项考虑慢性肺疾病和急性肺心病（包括肺栓塞）。相关临床病史对诊断有一定帮助。本例中，临床病史提示可能有充血性右心衰竭，但未提供足够的信息作出可信的诊断。因缺乏左心房异常/扩大的证据，因而支持因原发性肺疾病，而非左心病变所致。

心电图案例 #113

临床病史

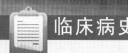

男性，64 岁，因急性胸部不适送至急诊室。本图为急诊心脏导管检查前记录。

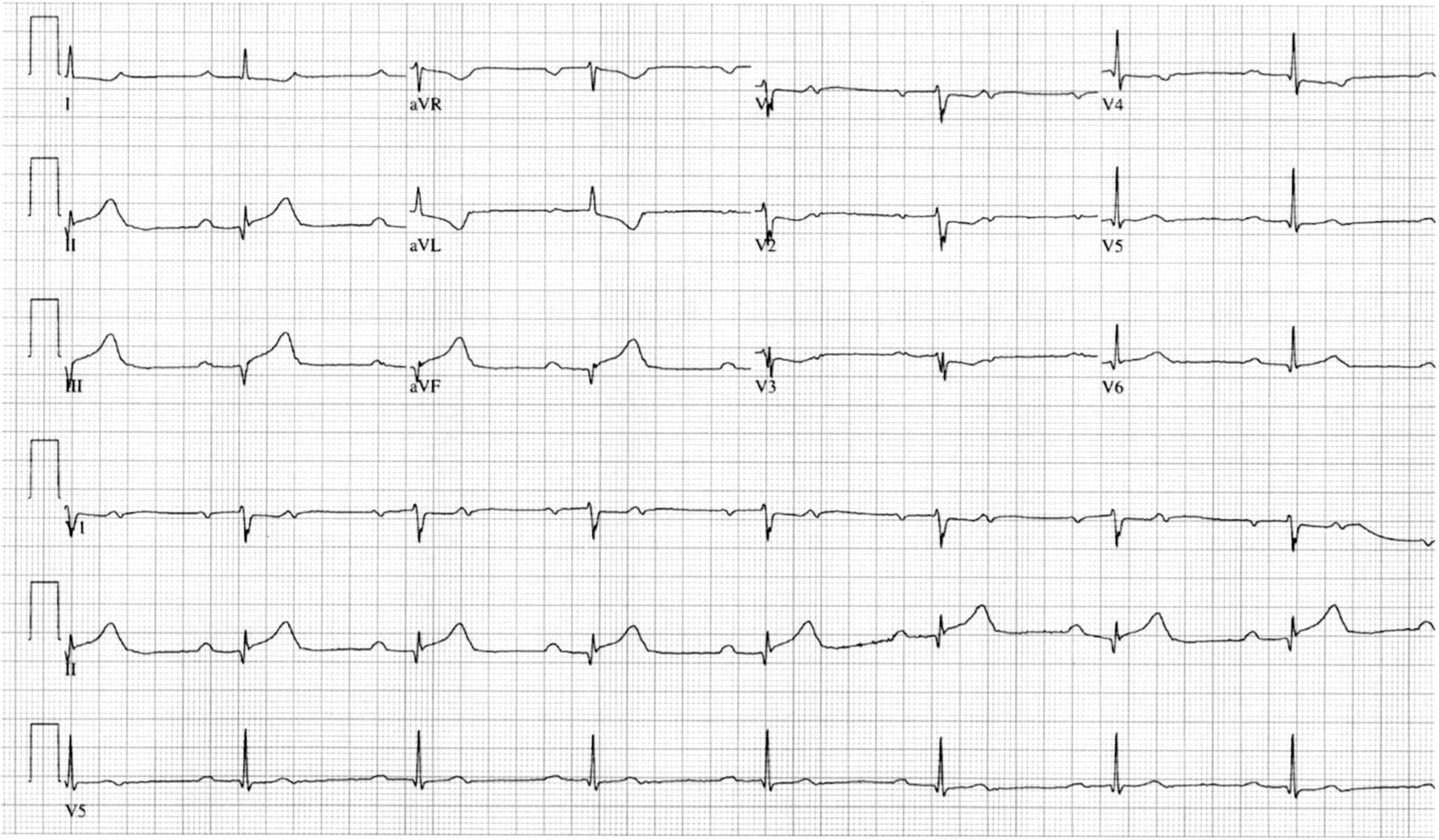

 笔记：

心电图解释

心电图示，V1 导联长条图最适合评价房性心律。P 波规律出现，频率约 100 次 / 分钟，其中一个 P 波在 QRS 波之前，另一个 P 波紧随 QRS 波群之后，落在 T 波的终末部分。此为正常窦性心律，伴 2:1 房室阻滞。下壁导联可见 Q 波，伴 J 点抬高及 ST 段抬高变直，为急性下壁心肌梗死和急性心肌损伤。相对应的 I 、aVL 及 V2-V4 导联可见 ST 段压低。由于右冠状动脉供血区域急性心肌损伤和梗死，导致房室结缺血引起传导异常。V4-V6 导联可见小 Q 波，并伴有 ST-T 改变。但 Q 波时限约 30 毫秒，未达到诊断标准，故不诊断前侧壁心肌梗死。

主要诊断

■ 正常窦性心律
■ 2:1 房室阻滞
■ 急性下壁心肌梗死
■ 急性心肌损伤

学习要点

■ 图中是二度莫氏 I 型（文氏型）还是二度莫氏 II 型房室阻滞尚难确定。须记录更长的心电图，有助于评估莫氏 I 型（文氏型）房室阻滞的周期及不同的传导比例。

■ 2:1 房室阻滞及急性心肌损伤，应考虑置入临时起搏器。该类患者亚组可能发展为完全性房室阻滞引起血流动力学恶化，尤其是房室阻滞部位在希氏束以下者可能性更大。

综合评述

对于内科学委员会考试，急性心肌损伤 / 梗死和房室传导异常有可能出现在同一份图上。这份心电图诊断选项包括正常窦性心律、2:1 房室阻滞、急性下壁心肌梗死、ST 和 / 或 T 波异常提示心肌损伤。也提示有左心房异常 / 扩大，但不够明确，有可能出现争议。

心电图案例 #114

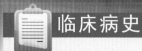

临床病史

女性，57 岁，因严重充血性心力衰竭入院，需要插管等治疗，伴严重的主动脉瓣及二尖瓣反流。

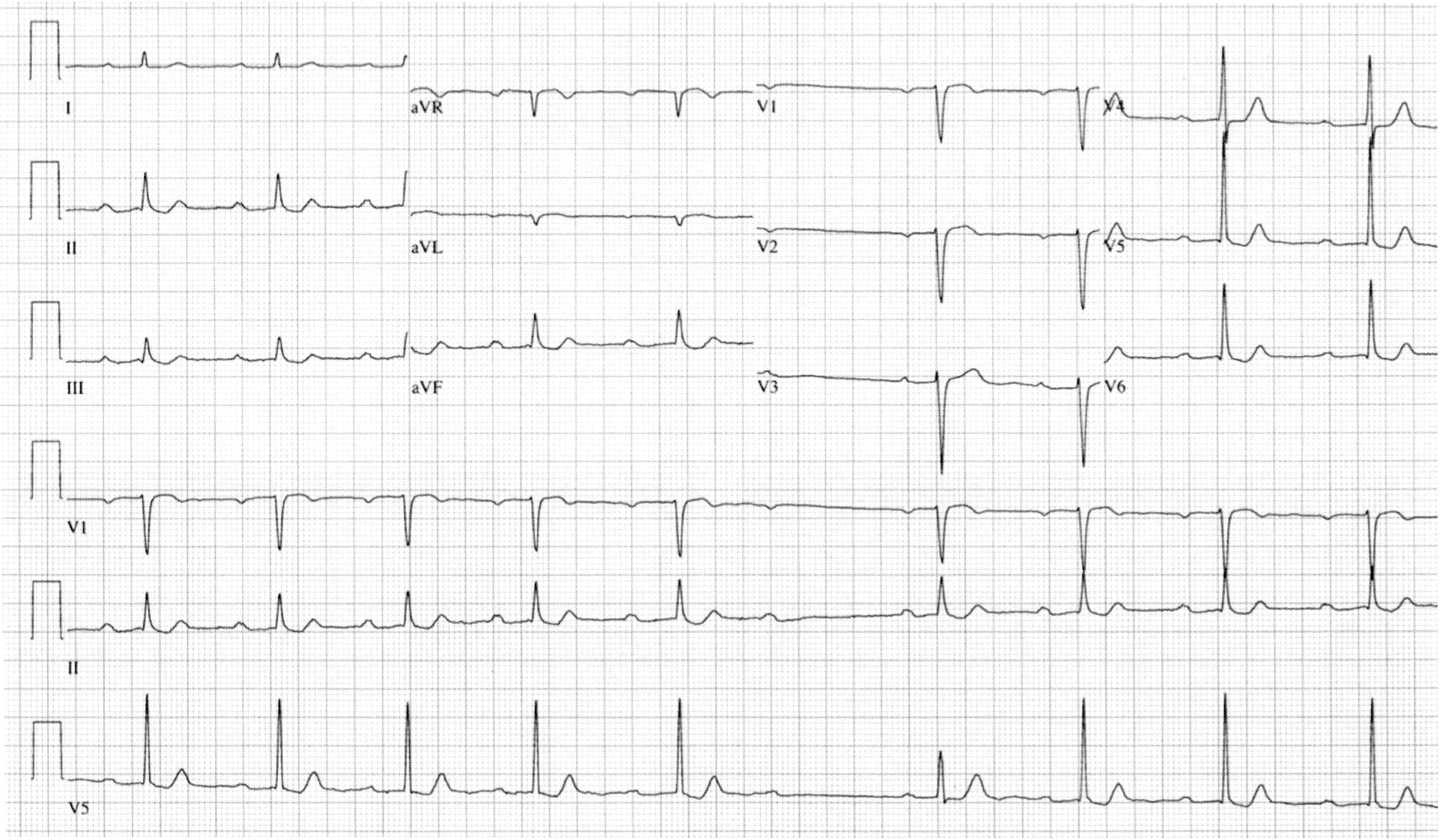

 笔记：

心电图案例 #114

心电图解释

正常窦性心律，P 波电轴正常。PR 间期进行性延长，最终导致一个 QRS 波群脱落，为二度莫氏Ⅰ型（文氏型）房室阻滞。QRS 波群正常。下壁、前侧壁胸前导联 ST 段呈杓状改变，QT 间期缩短，符合洋地黄效应。V1 导联 P 波终末向量呈负向，Ⅱ导联 P 波延长，提示左心房异常。

主要诊断

- 正常窦性心律
- 二度莫氏Ⅰ型（文氏型）房室阻滞
- 洋地黄效应
- QT 间期缩短
- 左心房异常

学习要点

■ 本图为洋地黄效应对心室复极影响的案例。

■ QT 间期缩短，ST 段呈杓状改变，并非为洋地黄中毒，而是洋地黄达到预期治疗水平的表现。

综合评述

该心电图诊断选项包括正常窦性心律、二度莫氏Ⅰ型（文氏型）房室阻滞及左心房异常 / 扩大。并非洋地黄中毒，不应选择该选项。图中可见一度房室阻滞，但有更严重的房室阻滞时，一度房室阻滞通常不作选择。

心电图案例 #115

临床病史

男性，51 岁，肾衰竭需要透析。近期超声心动图负荷试验阳性，需行心脏导管检查。

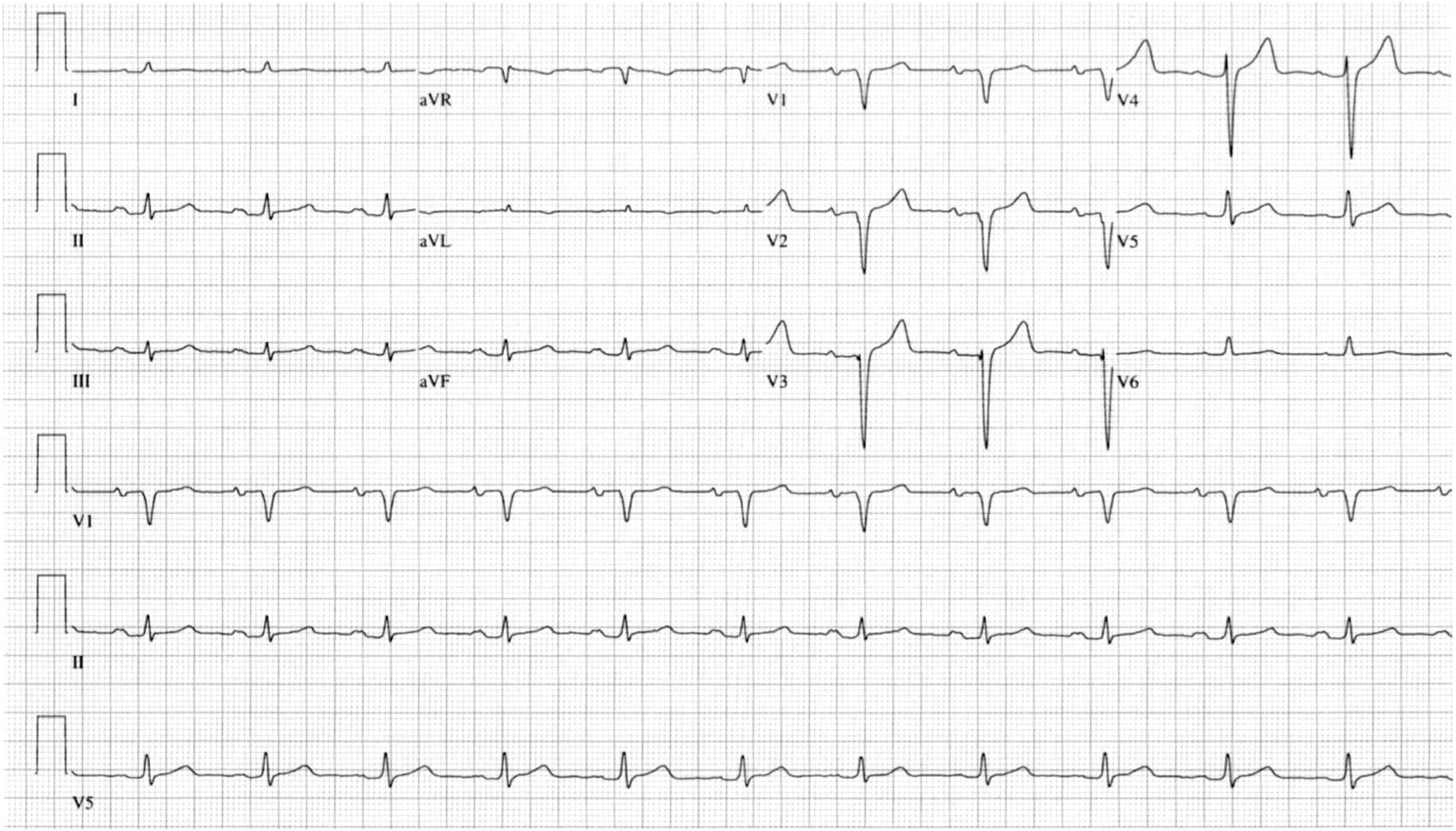

 笔记：

心电图案例 #115

心电图解释

心电图示正常窦性心律，心房率约 70 次 / 分钟。PR 间期延长达到 220 毫秒，为一度房室阻滞。V1、V2 导联可见 Q 波，而最重要的是 V3 导联可见一小的碎裂 Q 波，可诊断为时间不确定的前间壁心肌梗死。肢体导联 QRS 振群波幅＜ 0.5 毫伏，符合低电压标准。V1 导联 P 波双向支持左心房异常。

主要诊断

- 正常窦性心律
- 一度房室阻滞
- QRS 波群低电压
- 时间不确定的前间壁心肌梗死
- 左心房异常

学习要点

■ 碎裂 Q 波，对诊断既往前间壁心肌梗死的特异性极高。

■ 勿忽视碎裂 Q 波，特别是 Q 波延伸到 V3 导联时有高度特异性，有助于区别正常心电图及缺血性心脏病心电图。

综合评述

考试诊断选项包括正常窦性心律、一度房室阻滞、肢体导联 QRS 波群低电压和时间不确定的前间壁心肌梗死。也可能有左心房异常 / 扩大。QRS 波群时限略延长，但＜ 100 毫秒。

心电图案例 #116

临床病史

男性，56 岁，因风湿性关节炎门诊随访。否认心脏病史。

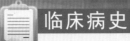

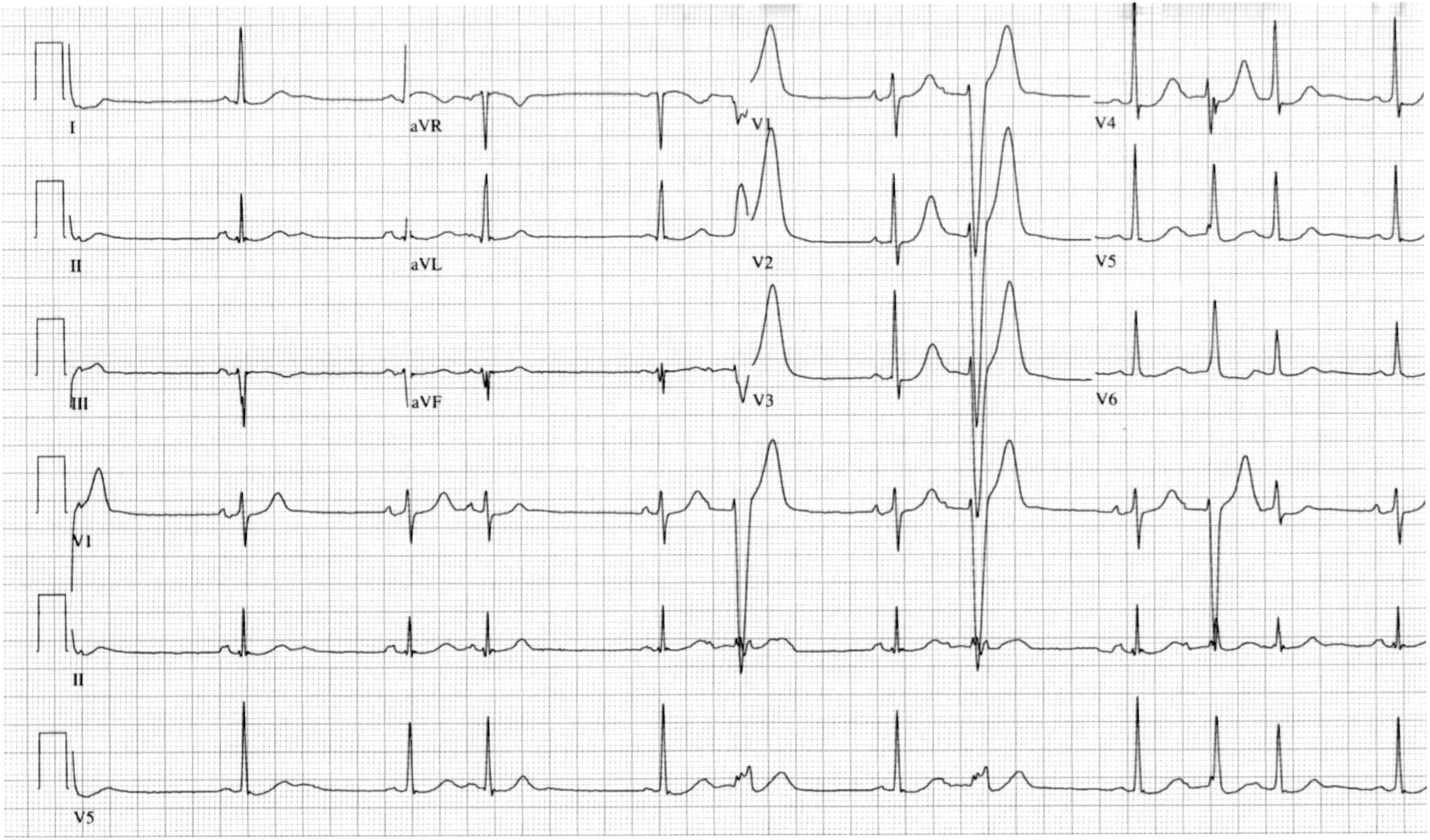

 笔记：

心电图案例 #116

心电图解释

心电图示窦性心动过缓，心房率约 50 次 / 分钟，P 波电轴正常。第 3 个 P 波提前出现，QRS 波群正常下传，系房性早搏。第 5 个 P 波也提前出现，其后 PR 间期延长，QRS 波群呈完全性左束支阻滞型差异传导。与前一个房性早搏相反，这一房性早搏 RP 间期较短，房内和房室结的传导延迟更长，最后形成室内差异传导。最后一个房性早搏为插入性早搏，未致窦房结节律重整，也为差异传导，因其 QRS 波群时限较短，未达到完全性左束支阻滞型差异传导标准。也可见普遍的非特异性 ST-T 改变。

主要诊断

- 窦性心动过缓
- 房性早搏，插入性及非插入性
- 完全性左束支阻滞型差异传导
- 差异传导
- 非特异性 ST-T 改变
- 隐匿性传导

学习要点

■ 房性早搏呈完全性左束支阻滞型差异传导者，要较房性早搏呈完全性右束支阻滞型差异传导者少见，因为左束支不应期较短。

■ 房性早搏前 RP 间期缩短时，房性早搏的 PR 间期会延长。相反，其前 RP 间期长时，则 PR 间期短。这是隐匿性传导的一个实例。

综合评述

考试诊断选项包括窦性心动过缓、房性早搏、差异传导和非特异性 ST 和 / 或 T 波异常。本图的关键是识别房性早搏伴或不伴差异传导，切勿选择室性早搏。仔细检查其前 T 波，如发现轻微变形，可确定有提前的 P 波，以使诊断准确无误。

心电图案例 #117

临床病史

男性，44 岁，有严重的外周血管病，拟行下肢血管重建术入院。

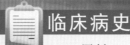

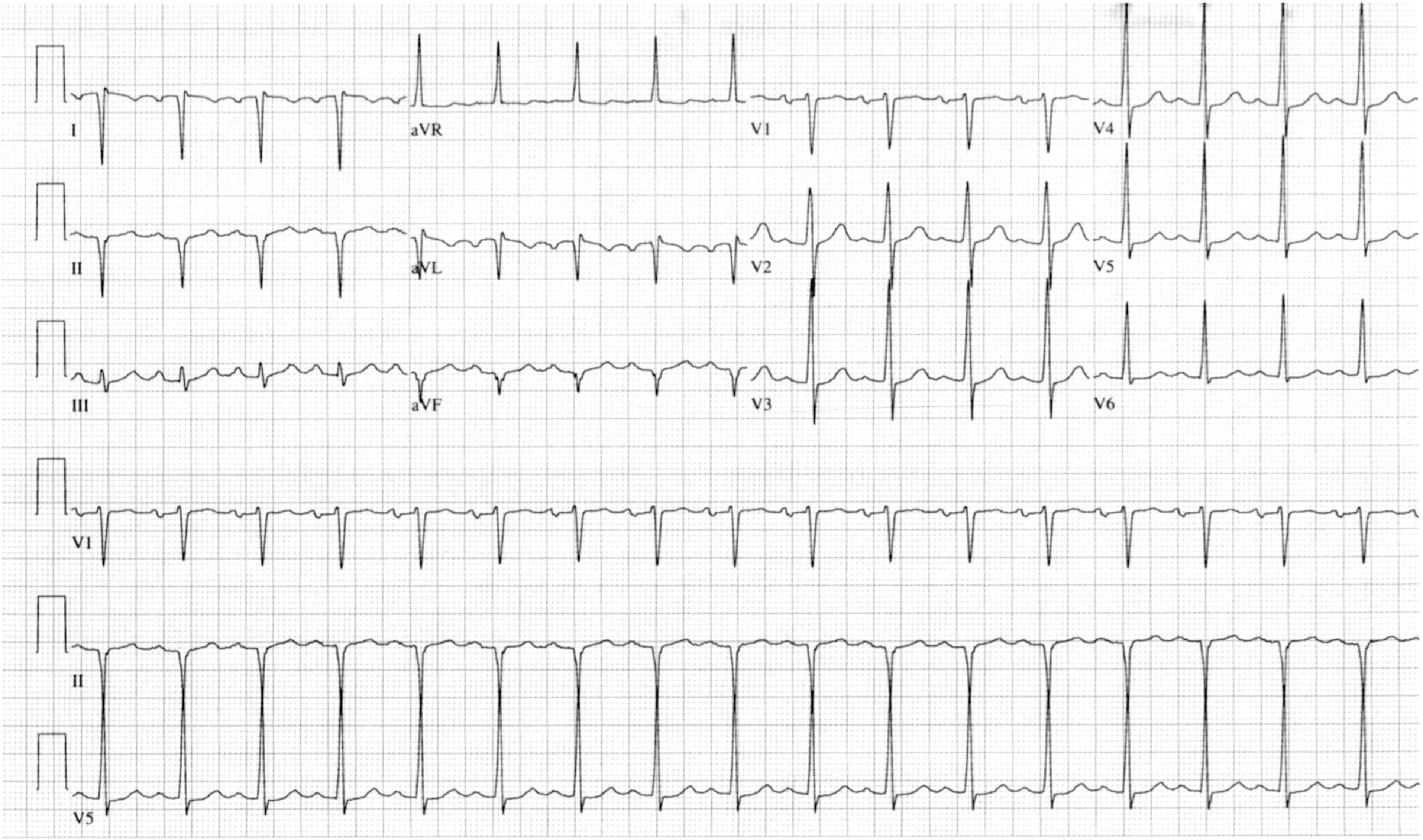

 笔记：

心电图解释

心电图示心房节律规整，心率略> 100 次 / 分钟，支持窦性心动过速。Ⅰ及 aVL 导联 P 波向量为负向。如Ⅰ和 aVL 导联 P 波向量显著负向时，鉴别诊断包括肢体导联错接和右位心。图中可见 V2-V6 导联 R 波振幅正常递增，不支持右位心，而是典型的上肢导联错接。

主要诊断

- 窦性心动过速
- 肢体导联错接

学习要点

- 应重新描记，并仔细检查导联连接位置。
- 尽管本图记录有技术错误，Ⅱ和 aVF 导联可见一个明确的 Q 波，提示时间不确定的下壁心肌梗死；此外，高侧壁导联 Q 波也提示心肌梗死。诊断时间不确定的心肌梗死前，一定要再次记录心电图。

综合评述

考试诊断选项包括窦性心动过速及肢体导联错接。当出现心电图记录错误时，切勿诊断 QRS 波群电轴偏移或心肌梗死。这份心电图诊断选项很少，但全面诠释了考试目的。

心电图案例 #118

临床病史

女性，22 岁，因发育不良痣就诊。自诉周期性心律失常。

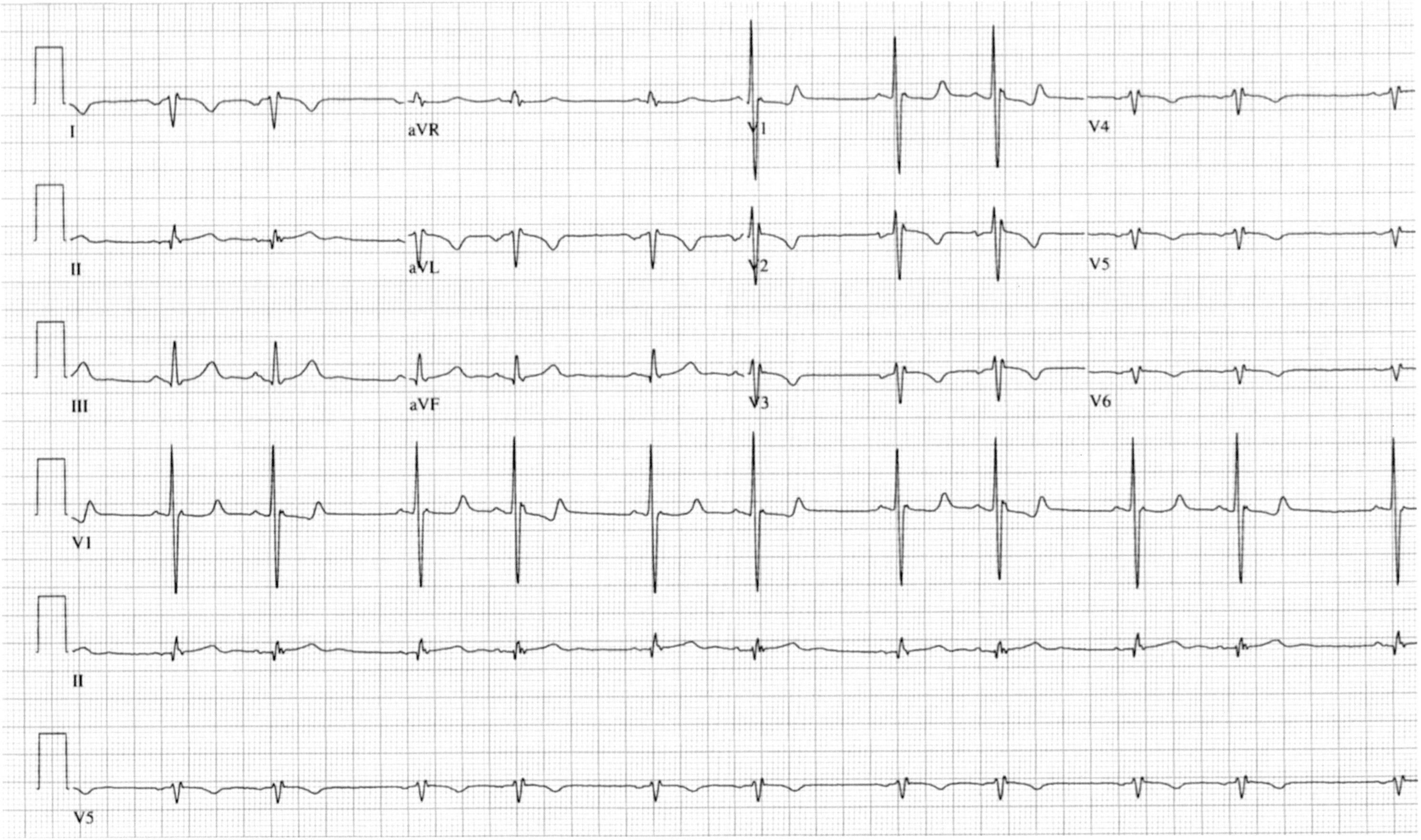

 笔记：

心电图解释

P 波电轴异常，Ⅰ、aVL 导联 P 波向量呈负向。这一表现的鉴别诊断包括上肢导联错接和右位心。V1 导联可见明显 R 波，但 V2-V6 导联 R 波振幅逐渐降低。结合高侧壁导联 P 波向量负向，可确定为右位心。这份心电图还包括正常窦性心律和房性早搏二联律。仔细观察，可见二联律 P 波形态略有不同。

主要诊断

- 正常窦性心律
- 房性早搏
- 右位心

学习要点

■ 识别右位心心电图很重要，否则正常心电图可能认为有显著异常，如可误诊为心肌梗死。

■ 初看这份心电图，额面 QRS 波群电轴极度右偏，可能提示侧壁心肌梗死。结合 V2-V6 导联 R 波振幅逐渐降低，可明确诊断右位心。

综合评述

这是另一类可能考试的心电图案例。诊断选项包括正常窦性心律、镜像右位心和房性早搏。对于这一年轻患者来说，窦性心律不齐也可作为诊断选项取代房性早搏。但因 P 波形态略有不同，诊断房性早搏较为合适。

心电图案例 #119

临床病史

男性，16 岁，因重度抑郁症急诊入院。

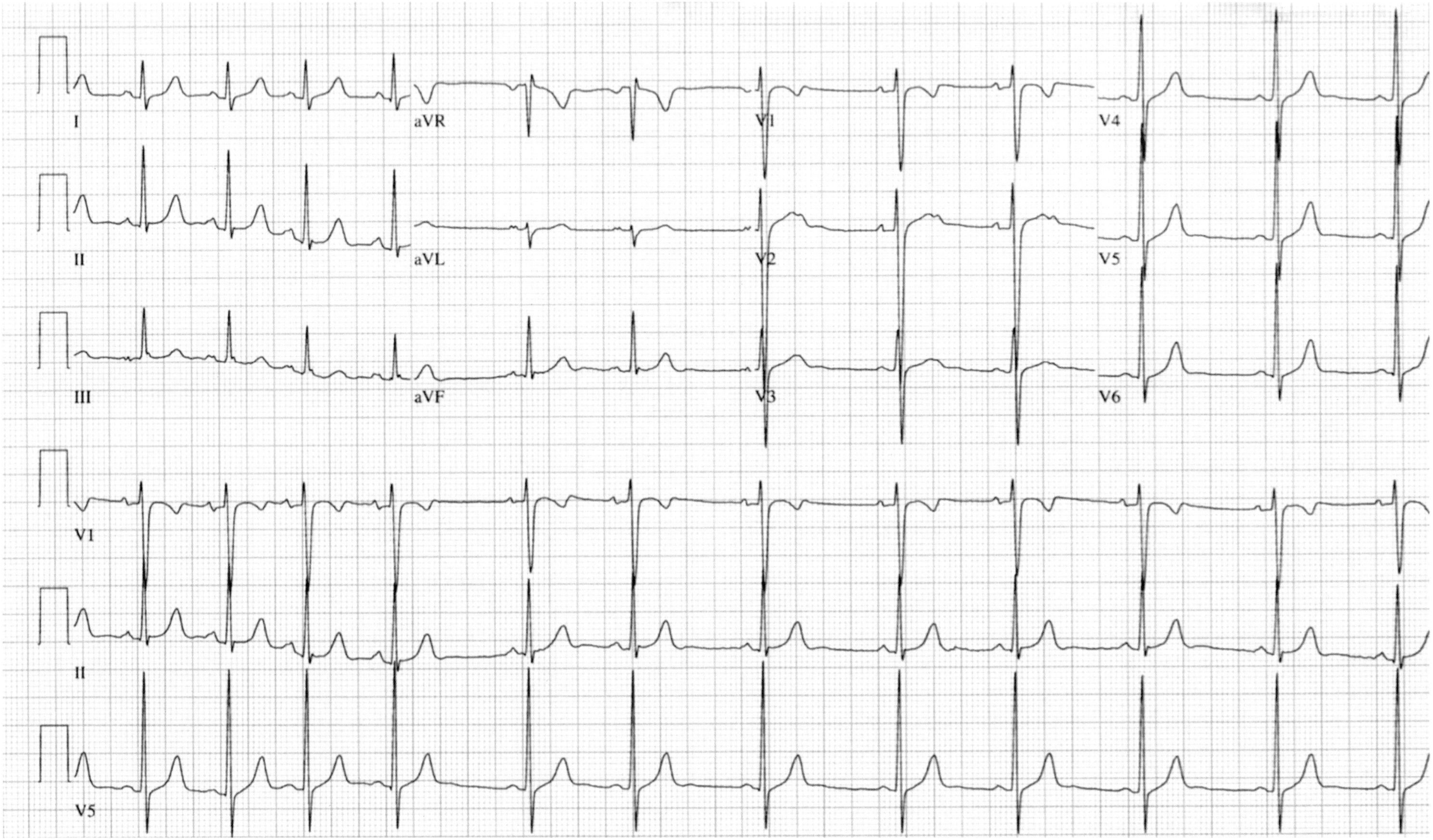

 笔记：

心电图解释

正常窦性心律，P 波、QRS 波群顺序发生，P 波形态相似，PR 间期固定。心电图左侧部分，R-R 间期较短、略不规则，但 P 波形态一致，为窦性心律不齐，常见于年轻人组。这是一份正常心电图。可见基线漂移。

主要诊断

- 正常窦性心律
- 窦性心律不齐
- 基线伪差
- 正常心电图

学习要点

- 窦性心律不齐很常见，勿与其他病理性心律失常相混淆。
- 如本图所示，吸气时窦房结冲动发放加快，而呼气时减慢。

综合评述

这是一份正常心电图。除了诊断正常心电图外，其他考试诊断选项包括正常窦性心律、窦性心律不齐和伪差。仅 V1 导联 T 波倒置，为正常表现。

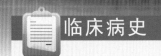

心电图案例 #120

临床病史

女性，22 岁，因精神分裂症入院。

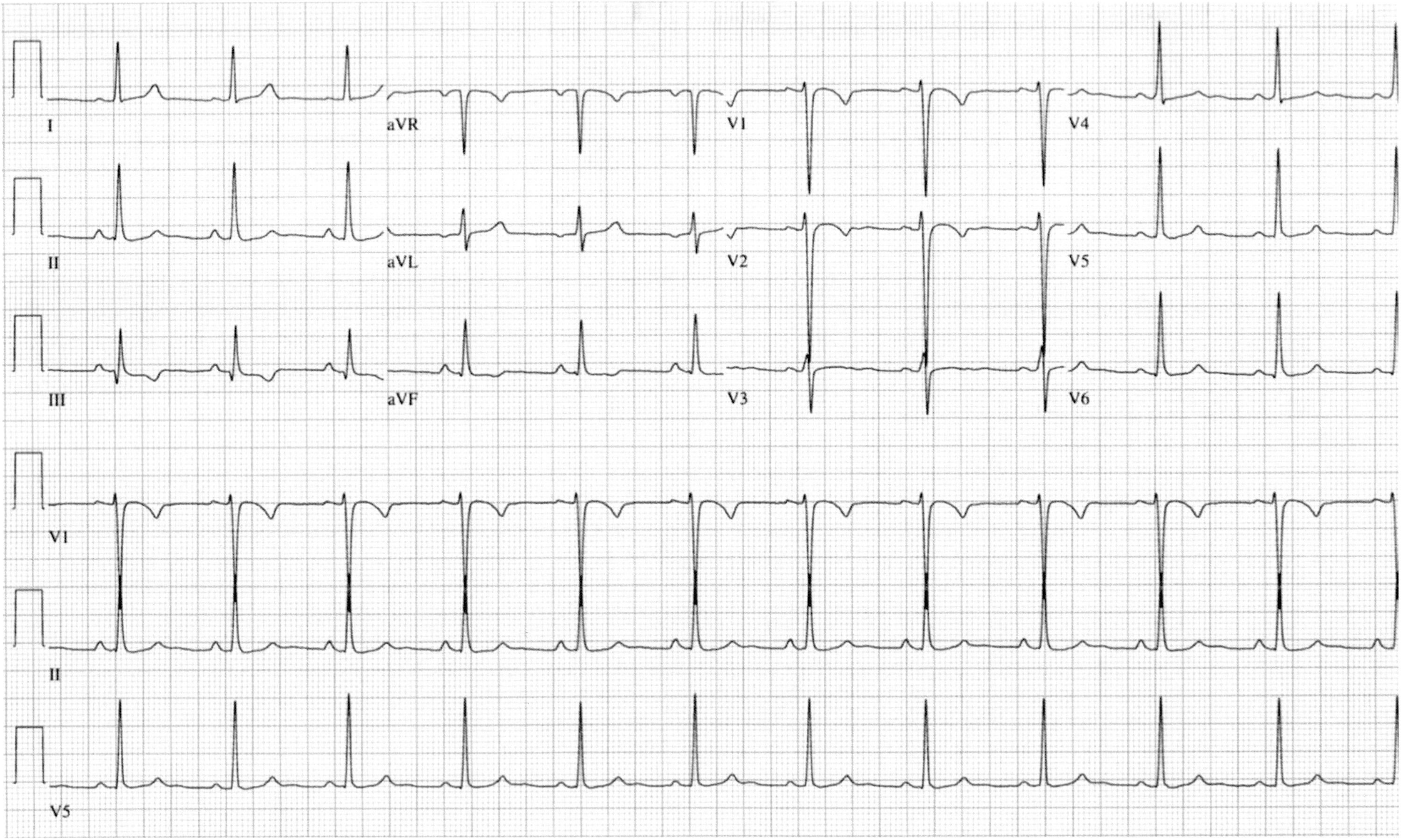

 笔记：

心电图解释

这是一份正常心电图。正常窦性心律，Ⅰ、Ⅱ及Ⅲ导联P波电轴正常，心房率约70次/分钟。V1、V2导联T波倒置，对于年轻患者，这是正常表现，为持续性幼稚型T波。

主要诊断

- 正常窦性心律
- 幼稚型T波
- 正常心电图

学习要点

- 解读心电图时，识别正常变异甚为重要。
- 幼稚型T波为一种正常变异，勿与心脏病变（如心肌缺血或心肌病）的心电图混淆。

综合评述

这是另一份与内科考试有关的正常心电图。诊断选项包括正常窦性心律、正常心电图、正常变异及幼稚型T波。务必仔细参考临床病史，因为幼稚型T波一般见于25岁或25岁以下的患者。

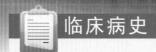

心电图案例 #121

临床病史

女性，73 岁，长期高血压病史，因近期活动时呼吸困难就诊。合并肥胖症和胰岛素依赖型糖尿病。

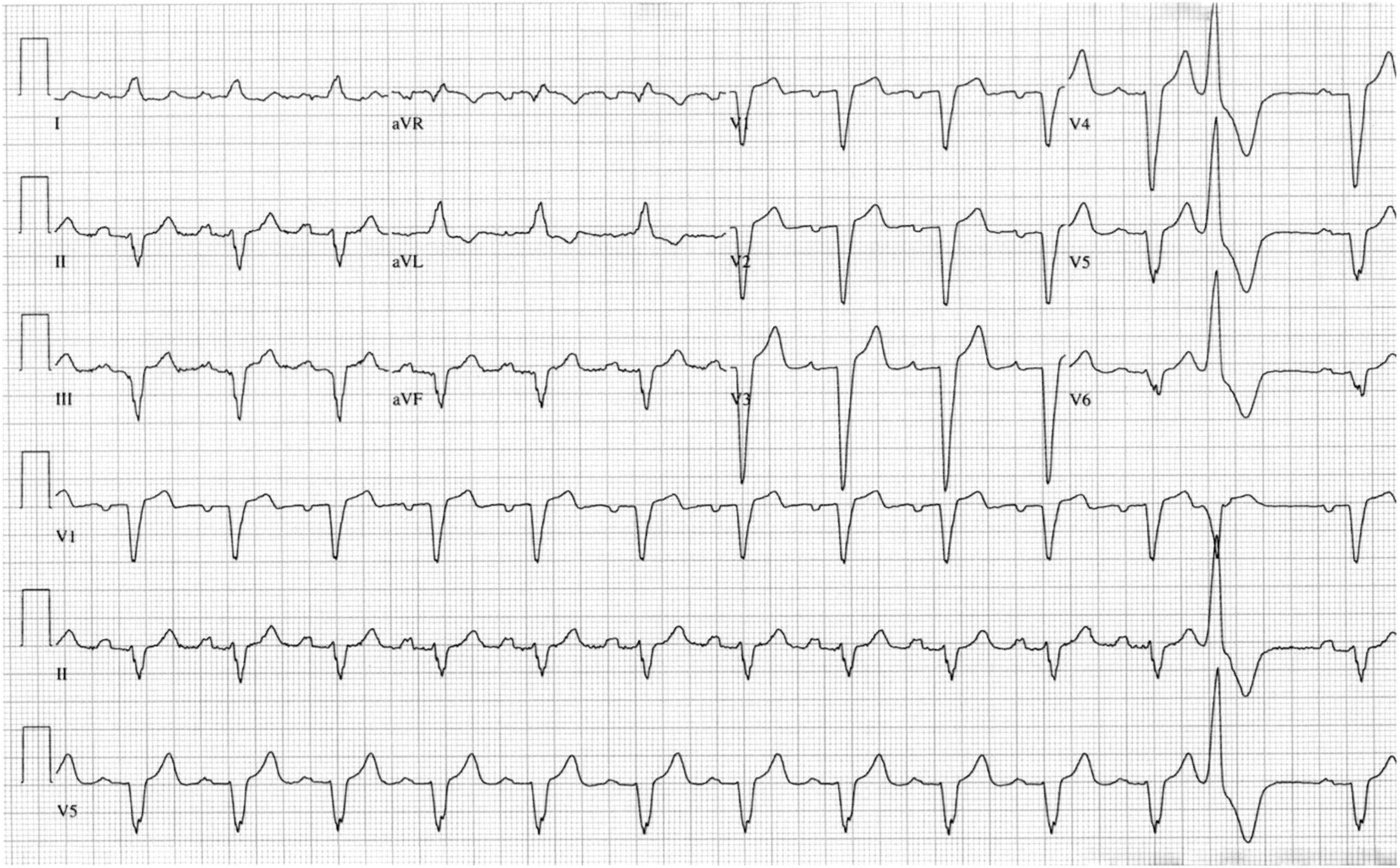

 笔记：

心电图案例 #121

心电图解释

正常窦性心律，PR 间期延长，诊断为一度房室阻滞。QRS 波群增宽，提示为完全性左束支阻滞。尽管下壁、前侧壁导联可见 Q 波，但有完全性左束支阻滞存在时，不能诊断时间不确定的心肌梗死。倒数第二个 QRS 波群是室性早搏。Ⅱ导联 P 波增宽，V1 导联 P 波终末部分呈负向，也应考虑左心房异常。Ⅰ导联 QRS 波群向量为正向，Ⅱ、Ⅲ和 aVF 导联为负向，支持 QRS 波群额面电轴左偏。

主要诊断

- 窦性心律
- 一度房室阻滞
- 左心房异常
- QRS 波群电轴左偏
- 室性早搏
- 完全性左束支阻滞

学习要点

- 一度房室阻滞、左心房异常和完全性左束支阻滞同时存在时，提示可能有左心室收缩功能不全。
- 完全性左束支阻滞时，常可见左心房异常。

综合评述

考试诊断选项包括正常窦性心律、一度房室阻滞、电轴左偏（> -30°）、左心房异常 / 扩大、完全性左束支阻滞和室性早搏。完全性左束支阻滞时，勿选择时间不确定的下壁心肌梗死。室间隔 Q 波缺如，支持完全性左束支阻滞。

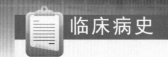

心电图案例 #122

临床病史

男性，19 岁，最近发现心脏杂音，伴进行性气短。

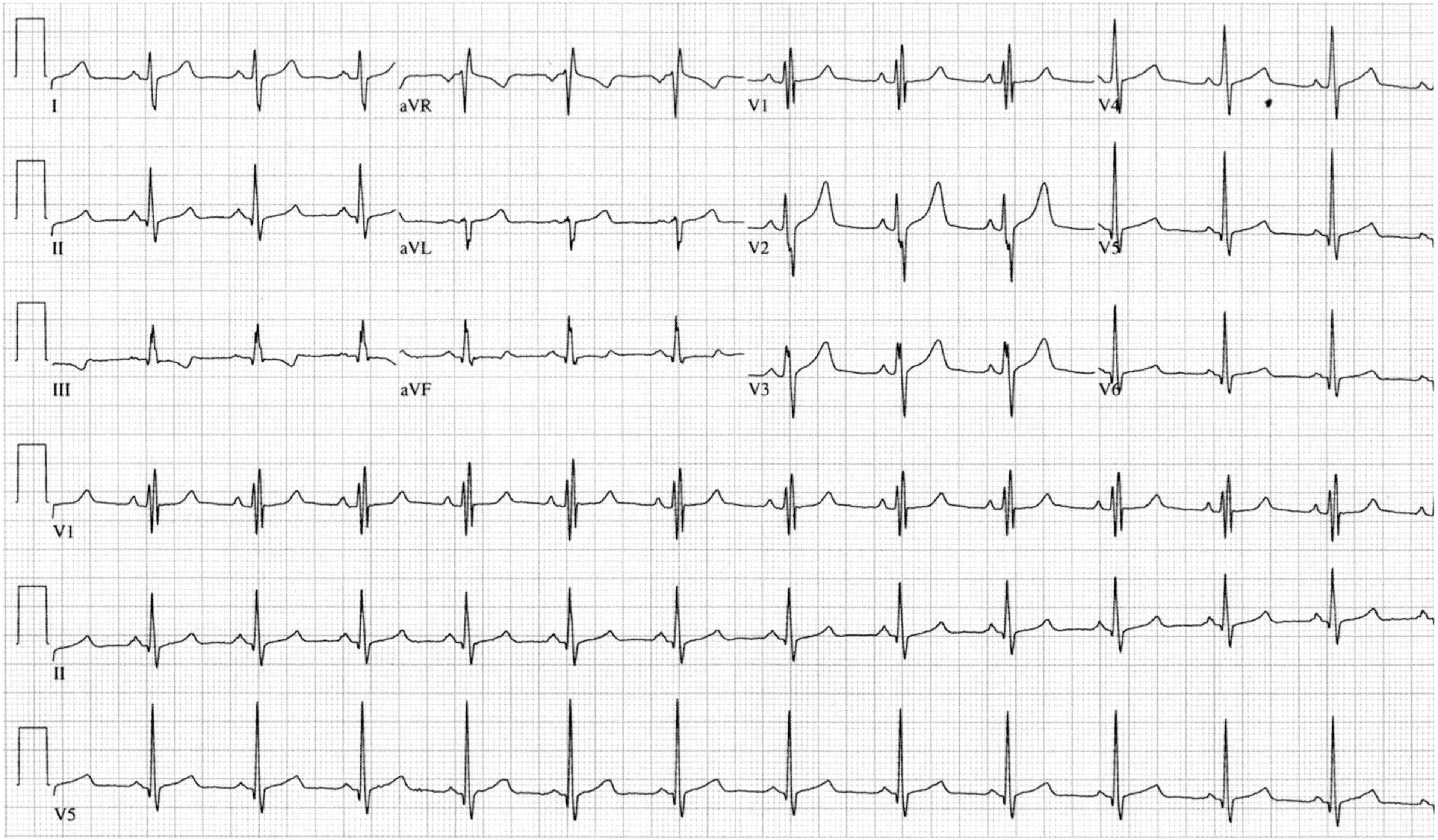

 笔记：

心电图解释

正常窦性心律，P 波电轴正常，P 波与 QRS 波群顺序发生。Ⅰ导联 QRS 波群向量为负向，Ⅱ、Ⅲ及 aVF 导联为正向，提示 QRS 波群额面电轴右偏。V1 导联 QRS 波群呈 rsR' 型。此为一种少见的右心室传导延迟，如果 QRS 波群电轴右偏，房间隔缺损的可能性增加。

主要诊断

- 正常窦性心律
- QRS 波群电轴右偏
- 房间隔缺损（继发孔型）

学习要点

■ V1 导联右心室传导延迟，是房间隔缺损的心电图特征性表现。

■ 与原发孔型房间隔缺损时 QRS 波群额面电轴左偏不同，继发孔房间隔缺损时，QRS 波群向量正常或右偏。

■ 本例中，QRS 波群向量右偏，系血液左向右分流，右心室容量负荷过重所致。

综合评述

本图的考试诊断选项包括正常窦性心律、电轴右偏（＞+100°）及非特异性室内传导延迟。应熟悉 V1 导联 QRS 波群传导延迟的特点。结合临床病史，这一 QRS 波群特点对房间隔缺损的诊断极具特异性。一旦房间隔缺损确诊，应特别注意，QRS 波群电轴特点有助于鉴别原发孔型和继发孔型房间隔缺损。有趣的是，本图中并未显示心房异常 / 扩大。

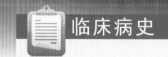

心电图案例 #123

临床病史

男性，63 岁，非缺血性扩张性心肌病心脏移植术后。

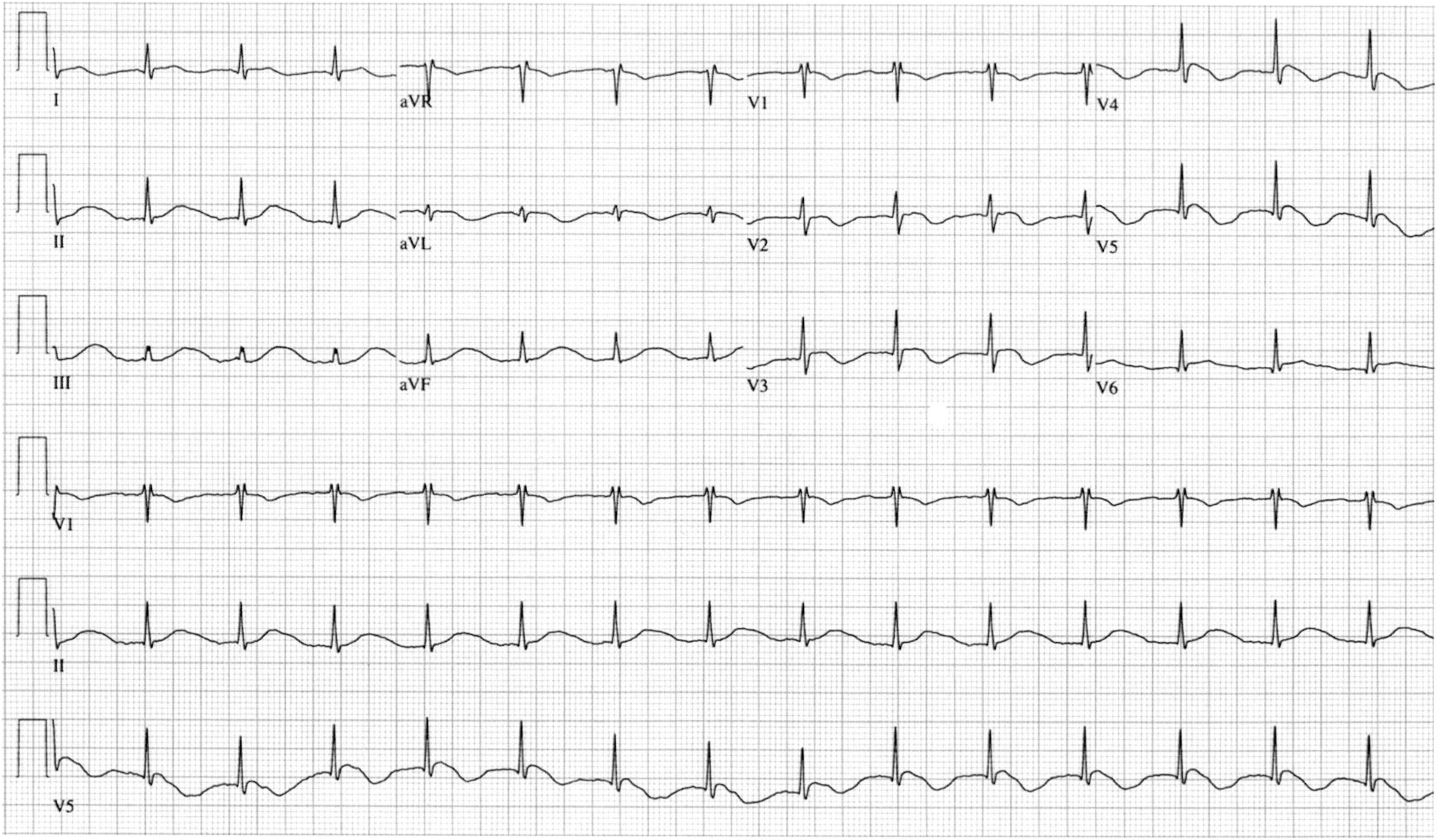

 笔记：

心电图解释

本图中，未见明显心房活动，R-R 间期固定， QRS 波群不宽大。结合这些特点，提示加速性交界性心律。V1 导联 QRS 波群形态呈 rSr' 型，但是 r' 时限＜ 30 毫秒，未满足不完全性右束支阻滞诊断标准。同时可见 QT 间期延长，普遍导联非特异性 ST-T 改变，ST 段抬高。结合患者近期手术，提示为术后心包炎。

主要诊断

- 加速性交界性心律
- 非特异性 ST-T 改变
- QT 间期延长
- 心包炎

学习要点

- 心电图会出现 QT 间期如此延长的原因尚不明确。
- 近期心脏外科手术、电解质紊乱、抗心律失常药物或麻醉后效应和 / 或心脏停跳均为可能因素。

综合评述

考试诊断选项包括加速性交界性心律、非特异性 ST 和 / 或 T 波异常、QT 间期延长和急性心包炎。没有明确的电交替证据提示心包积液。由于 r' 时限＜ 30 毫秒，请勿选择不完全性右束支阻滞。

心电图案例 #124

临床病史

男性，77 岁，两次冠脉旁路移植术后，中度左心室收缩功能不全。

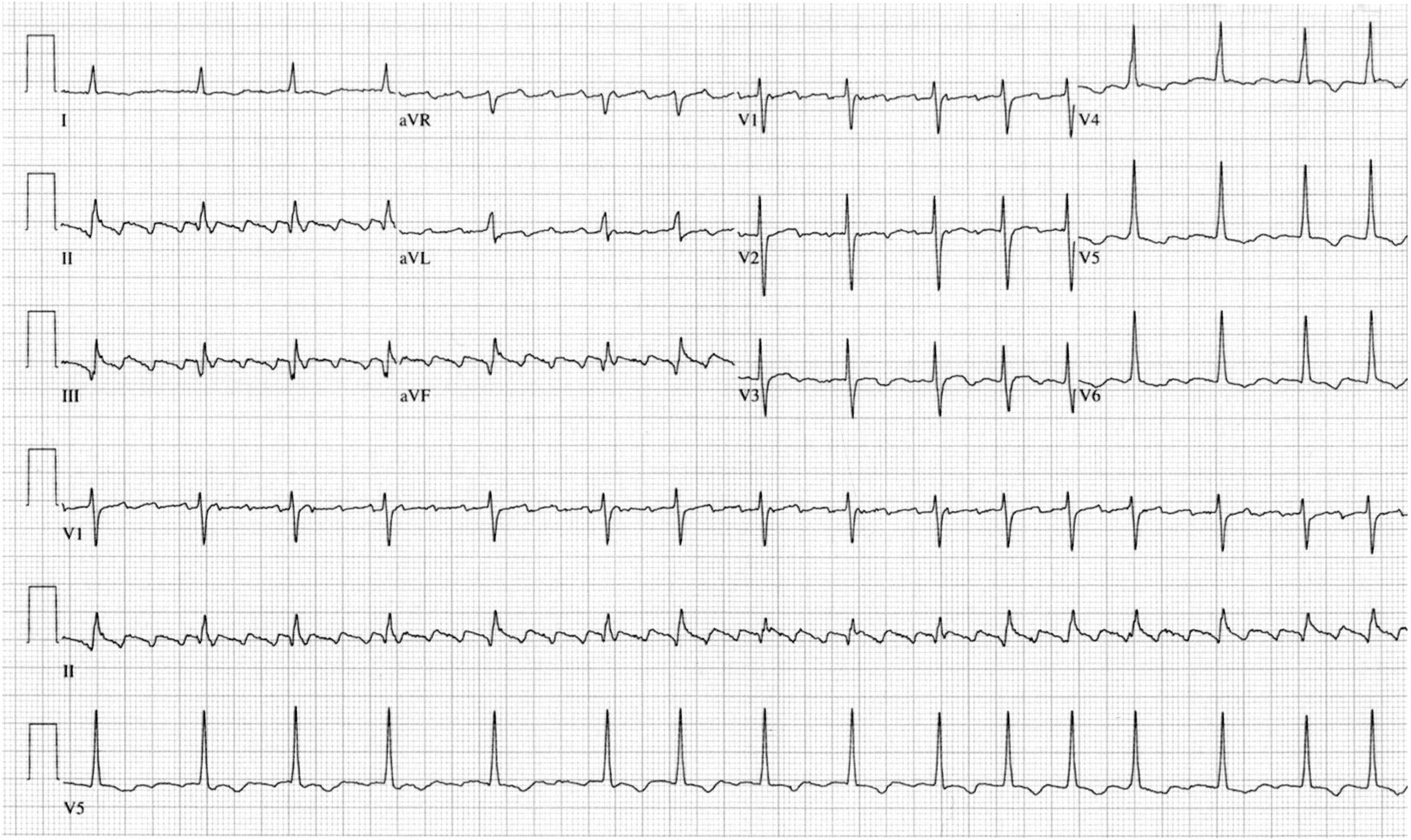

 笔记：

心电图解释

心房扑动易从Ⅱ、Ⅲ、 aVF 和 V1 导联识别。心室反应多变，房室传导比例为 2:1 ～ 4:1。Ⅱ、Ⅲ和 aVF 导联可见 Q 波，为时间不确定的下壁心肌梗死。图中可见非特异性的 ST-T 改变，可能与缺血性心脏病有关。

主要诊断

- 心房扑动
- 时间不确定的下壁心肌梗死
- 不同比例房室传导

学习要点

- 房性心律失常，常见于缺血性心脏病患者，尤其是心肌梗死患者。
- 左心室收缩功能降低时，房性心律失常是充血性心力衰竭进展的常见诱因。

综合评述

对于内科考试来说，正确的诊断选项包括心房扑动和时间不确定的下壁心肌梗死。另一个诊断选项，应考虑侧壁导联上的非特异性 ST-T 改变。由于房室传导比例多变，并无诊断选项可供选择。负向的心房扑动波形，与 Q 波区分甚为重要。本例中，扑动波和 QRS 波群偶联间期多变，但 Q 波始终清晰独立，支持时间不确定的下壁心肌梗死。

心电图案例 #125

临床病史

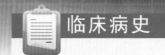

男性，24 岁，职业篮球运动员，赛季前体检。

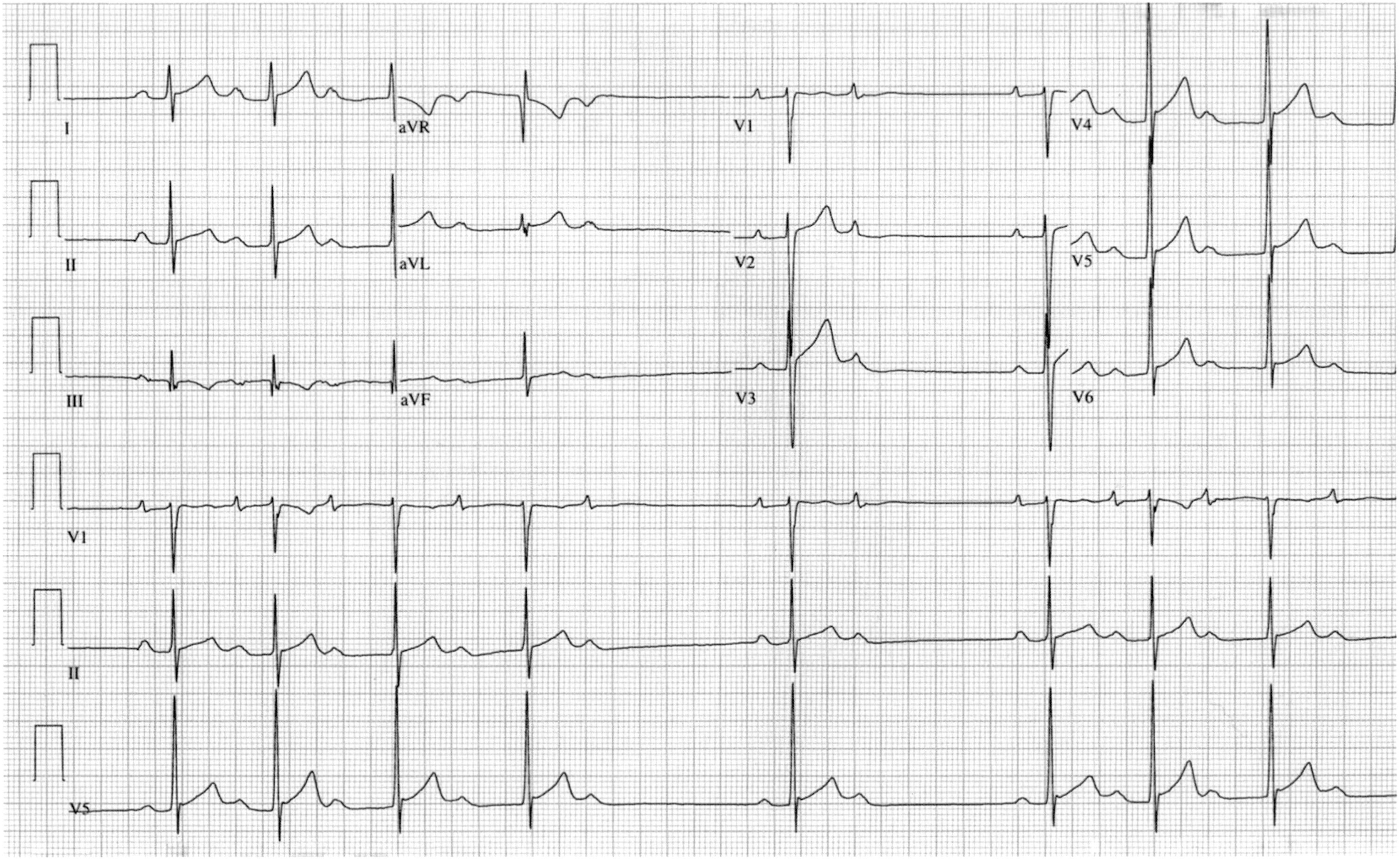

 笔记：

心电图解释

正常窦性心律，P 波电轴正常。可见窦性心律不齐。PR 间期逐渐延长，第 5 个 P 波后 QRS 波群脱落，系二度莫氏 I 型（文氏型）房室阻滞。侧壁胸前导联可见 J 点及 ST 段抬高，但形态正常，提示过早复极。

主要诊断

- 正常窦性心律
- 窦性心律不齐
- 二度莫氏 I 型（文氏型）房室阻滞
- 过早复极

学习要点

- 高强度训练的运动员出现二度莫氏 I 型（文氏型）房室阻滞，反映运动员极好的体格适应性和迷走神经张力增高。
- 对于这一体格适应性程度来说，本图可能为正常心电图，并不表明有传导系统疾病。

综合评述

本例中，评价 P-P 间期，以检查窦性心律不齐，并与二度莫氏 I 型（文氏型）房室阻滞相鉴别极为重要。在此情况下，不推荐选择正常心电图，而需结合临床相关信息。正确诊断选项包括正常窦性心律、窦性心律不齐、二度莫氏 I 型（文氏型）房室阻滞和过早复极。有这些临床情况的患者不大可能出现在考试中。有房室传导异常时，也可能有窦性心律不齐，要强调仔细评价整个心电图的 P-P 间期。

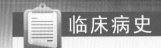

心电图案例 #126

临床病史

男性，70 岁，有冠心病和中度左心室收缩功能不全史，目前为冠状动脉旁路移植术后。

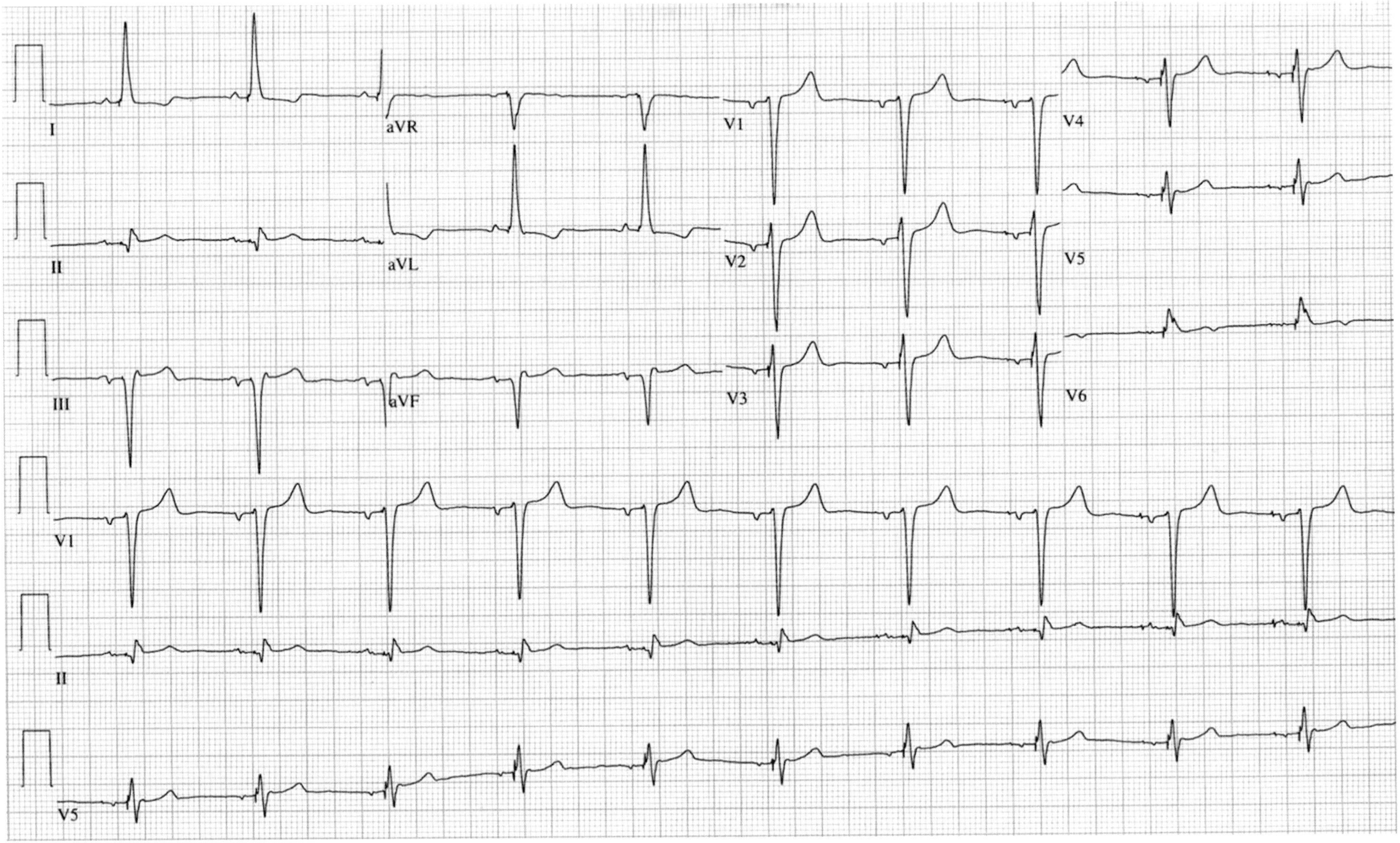

 笔记：

心电图解释

该图示心房心室起搏。V4 导联 P 波前可见一小而尖的曲折（起搏信号），为心房起搏。在预设约 170 毫秒房室延迟后，可见心室起搏。

主要诊断

■ 房室双腔起搏

学习要点

■ 这份心电图也提示时间不确定的下壁心肌梗死。有心室起搏时，QRS 波群形态的解释要慎重，尤其对有无心肌梗死更是如此。

■ 相反，暂时关闭起搏器或将起搏频率设置低于自身心率，使自身 QRS 波群重现，以得出更合理的解释。

综合评述

心脏起搏器的起搏信号有时可以十分细小。就考试而言，不论识别心房起搏还是心室起搏信号，一定要评价每一个导联，确认房室双腔顺序起搏的证据。心室起搏时，请勿选择与 QRS 波群形态有关的选项，包括电轴偏移。此例心电图最合理的诊断选项包括正常功能的双腔起搏。如狭 QRS 波群时，应考虑双腔起搏。本患者不属此列，这些电极是开胸手术时放置在心外膜的临时起搏电极，而心室电极置于左心室之上。

心电图案例 #127

临床病史

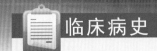

男性，75 岁，既往陈旧性心肌梗死、冠状动脉介入术后。现反复心绞痛。

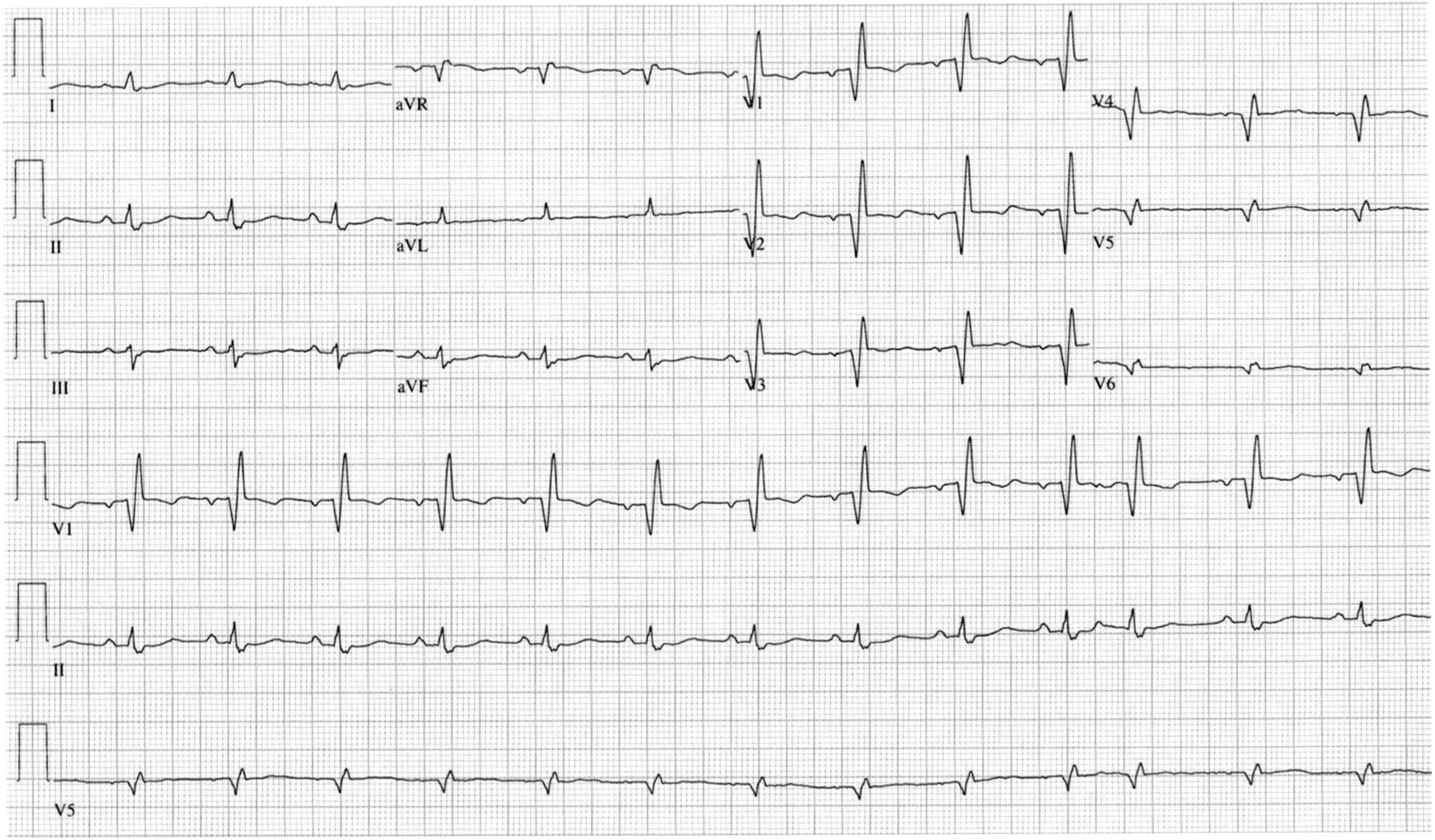

 笔记：

心电图解释

正常窦性心律，QRS 波群额面电轴正常。QRS 波群增宽 > 120 毫秒，Ⅰ导联 QRS 波群终末部分 S 波延长，系完全性右束支阻滞。V1- V6 导联中 QRS 波群呈 QR 型，未见 ST 段抬高，为时间不确定的前侧壁心肌梗死。这在完全性右束支阻滞时极易诊断，因为右心室传导异常并不影响左心室除极或 QRS 波群形态。第 11 个 P 波提前出现且形态异常，PR 间期也相对延长，为房性早搏。假如早搏的 P 波出现更早，会导致 QRS 波群未下传。还可见肢体导联 QRS 波群低电压。

主要诊断

- 正常窦性心律
- 房性早搏
- 完全性右束支阻滞
- 时间不确定的前侧壁心肌梗死
- QRS 波群低电压

学习要点

- 右心室传导延迟时，重要的是不应忽视其他心电图表现，如时间不确定的心肌梗死等。
- 该幅心电图中，心肌梗死延伸至整个心前区，病变范围广泛，反映患者静息状态下严重左心室收缩功能不全。

综合评述

本幅心电图强调了右心室传导延迟时，对左心室心电事件的评价方法。该图例可能在考试中出现。诊断选项包括正常窦性心律、房性早搏、完全性右束支阻滞、时间不确定的前侧壁心肌梗死和肢体导联低电压。完全性左束支阻滞可掩盖时间不确定的心肌梗死；而完全性右束支阻滞可使心肌梗死定位更明确，因为 QRS 波群的起始部分仅反映左心室除极事件。

心电图案例 #128

临床病史

男性，63 岁，高血压病史近 25 年。社区医师常规随访。

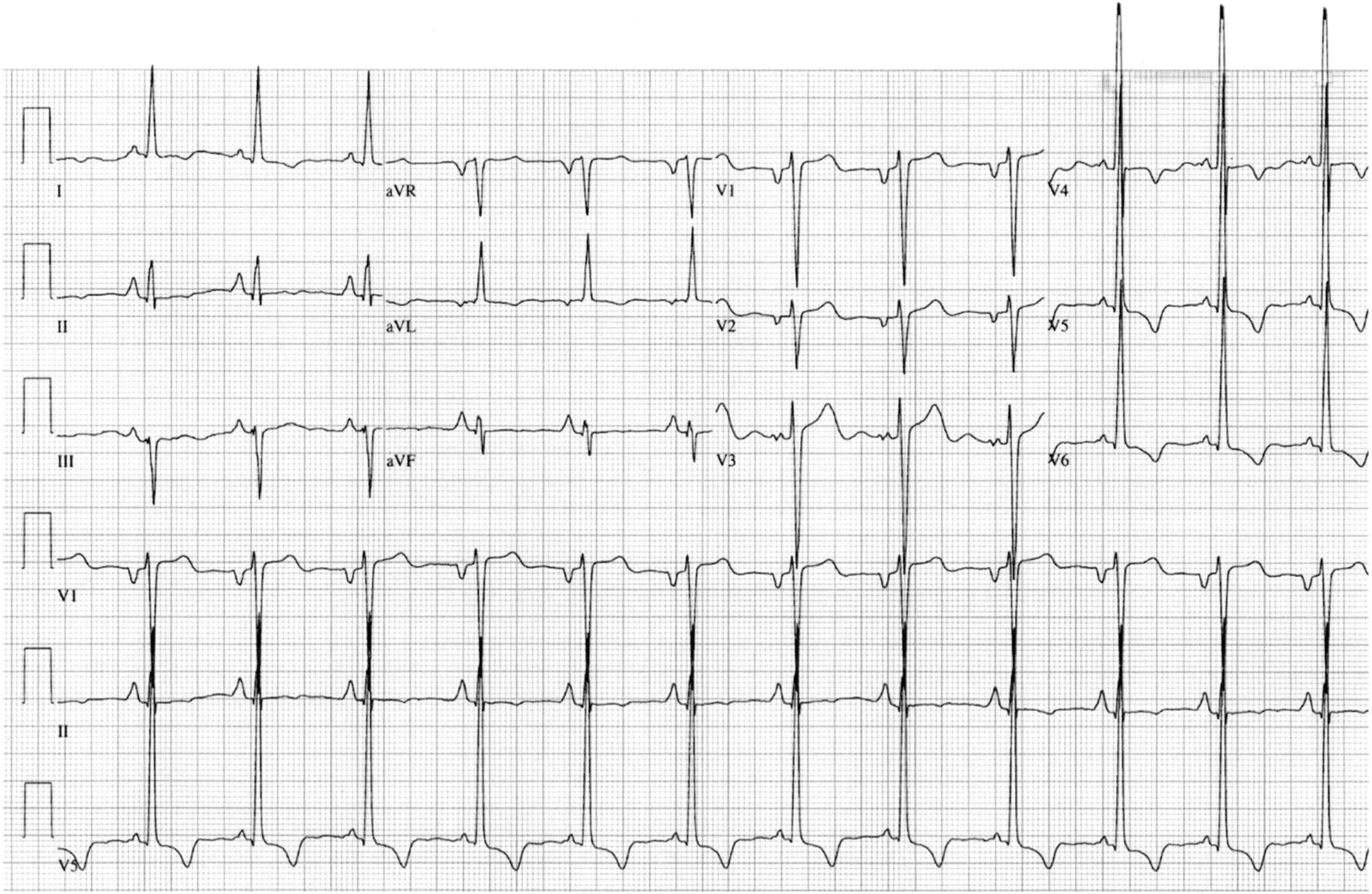

 笔记：

心电图案例 #128

心电图解释

正常窦性心律，P波与QRS波群顺序发生，P波电轴正常。P波形态异常，V1导联终末部分为负向波，符合左心房异常。II导联上，P波振幅＞0.3毫伏，符合右心房异常。胸前区导联QRS波群电压明显增高，伴非对称性ST-T改变，为左心室肥厚伴继发性ST-T改变。胸前侧壁导联可见负向U波，支持左心室肥厚。

主要诊断

- 正常窦性心律
- 左心房异常
- 右心房异常
- 左心室肥厚伴继发性ST-T改变
- 负向U波

学习要点

- 本图满足左心室肥厚的多项标准。除了QRS波群电压明显增高、非对称T波倒置提示心肌劳损外，尚有QRS波群时限轻度延长和明显左心房异常。
- 负向U波清晰可见。负向U波的鉴别诊断包括冠心病和左心室肥厚。
- 结合心电图的其他表现，负向U波最大可能为继发于左心室肥厚。

综合评述

这是考试中可能出现的另一类心电图。诊断选项包括正常窦性心律、左心房异常／扩大、右心房异常／扩大、左心室肥厚及继发于左心室肥厚的ST和／或T波异常。本图以正常标准电压（10毫米／毫伏）描记。考试中，心电图也可能是以半标准电压（5毫米／毫伏）描记，若如此，如符合电压标准，也应诊断左心室肥厚。考试中一定不要忽视每份心电图的标准设置。

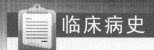

心电图案例 #129

临床病史

男性，55 岁，因非缺血性扩张性心肌病心血管内科随访。

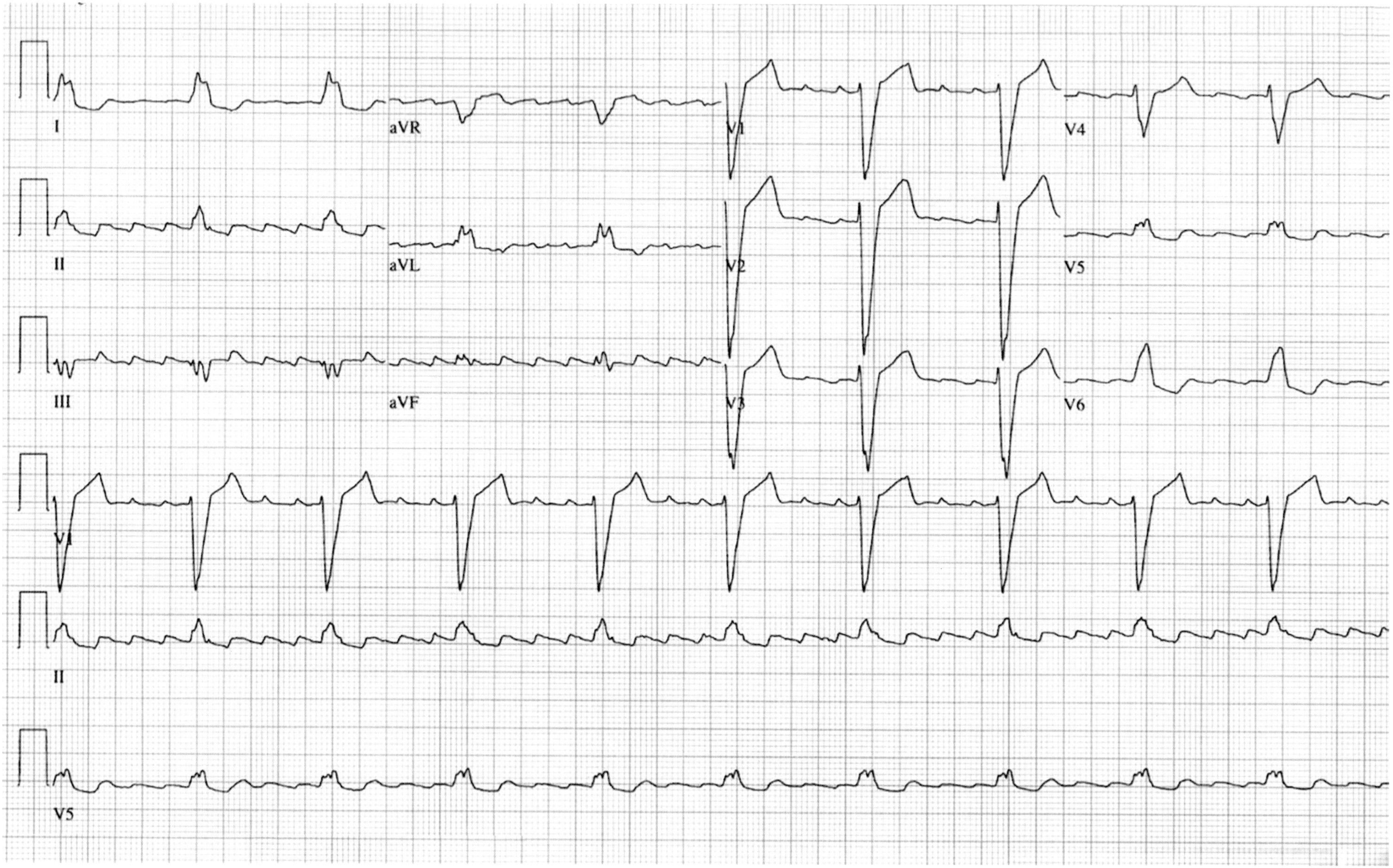

 笔记：

心电图解释

下壁导联可见规整的“锯齿”样心房活动，支持心房扑动。每 4 个心房扑动波形后跟随一个 QRS 波群，为 4:1 房室传导。QRS 波群宽大，为完全性左束支阻滞图形。

主要诊断

■ 心房扑动
■ 4:1 房室传导
■ 完全性左束支阻滞

学习要点

■ 完全性左束支阻滞是异常心电图表现，提示潜在的结构性心脏病，常伴有明显的左心室收缩功能不全。

■ 有房性心律失常（本例患者为心房扑动）时，进一步支持结构性心脏病。

综合评述

考试诊断选项包括心房扑动和完全性左束支阻滞。考试诊断选项中无 4:1 房室传导。注意扑动波与 QRS 波群偶联间期固定，房室间相互关系为 4:1 传导。如果偶联间期多变，就应考虑完全性心脏阻滞。另外，室间隔 Q 波缺如，符合完全性左束支阻滞的诊断标准。

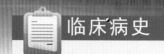

心电图案例 #130

临床病史

男性，81 岁，有慢至快综合征病史，需置入永久性起搏器。

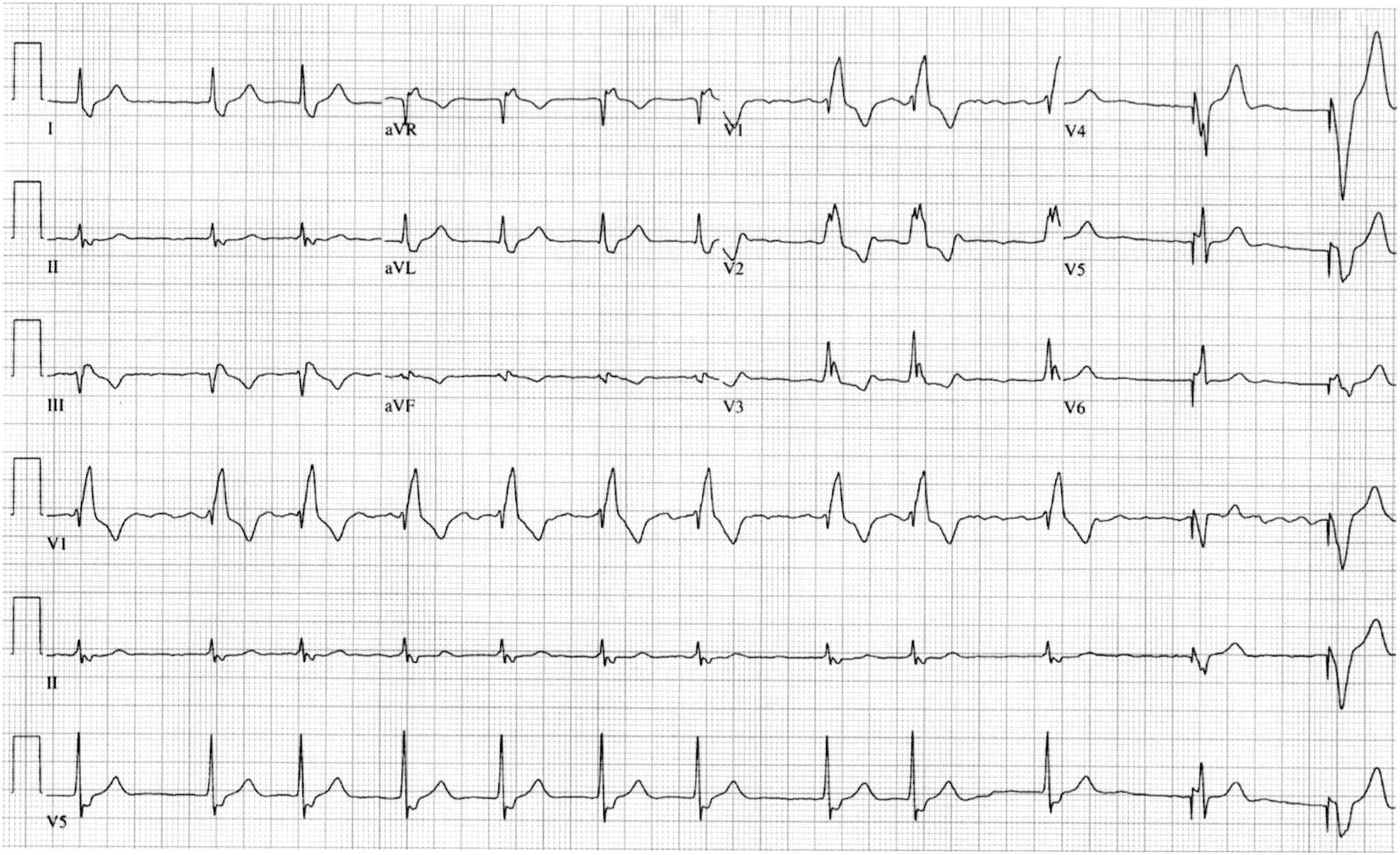

心电图案例 #130

心电图解释

心律极不规整，且无明确的心房活动，符合心房颤动。QRS 波群时限＞120 毫秒，I 导联 QRS 波群终末段 S 波迟缓，V1 导联 QRS 波群呈 rsR' 型，提示完全性右束支阻滞。图中最后两个 QRS 波群为心室起搏。最后一个 QRS 波群为完全起搏，倒数第 2 个 QRS 波群形态介于自身 QRS 波群和起搏波形之间，为起搏融合波。

主要诊断

■ 心房颤动

■ 完全性右束支阻滞

■ 心室起搏

学习要点

■ Ⅲ和 aVF 导联中可见小 R 波，R 波之后可见深 S 波及 T 波终末部分倒置。尽管可见低小的 R 波，本图至少提示既往时间不确定的下壁心肌梗死可能性。

综合评述

考试诊断选项不应包括心肌梗死，除非明确有相邻两个导联 Q 波时限满足诊断条件。本例心电图不符合这一标准。考试诊断选项包括心房颤动、完全性右束支阻滞、心室按需起搏（功能正常）。需要注意的是，心室呈间歇性起搏。因心房颤动，而无心房起搏的证据。

心电图案例 #131

临床病史

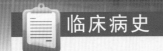

男性，77 岁，反复充血性心力衰竭病史，行冠状动脉旁路移植术和因二尖瓣关闭不全行二尖瓣修补术。

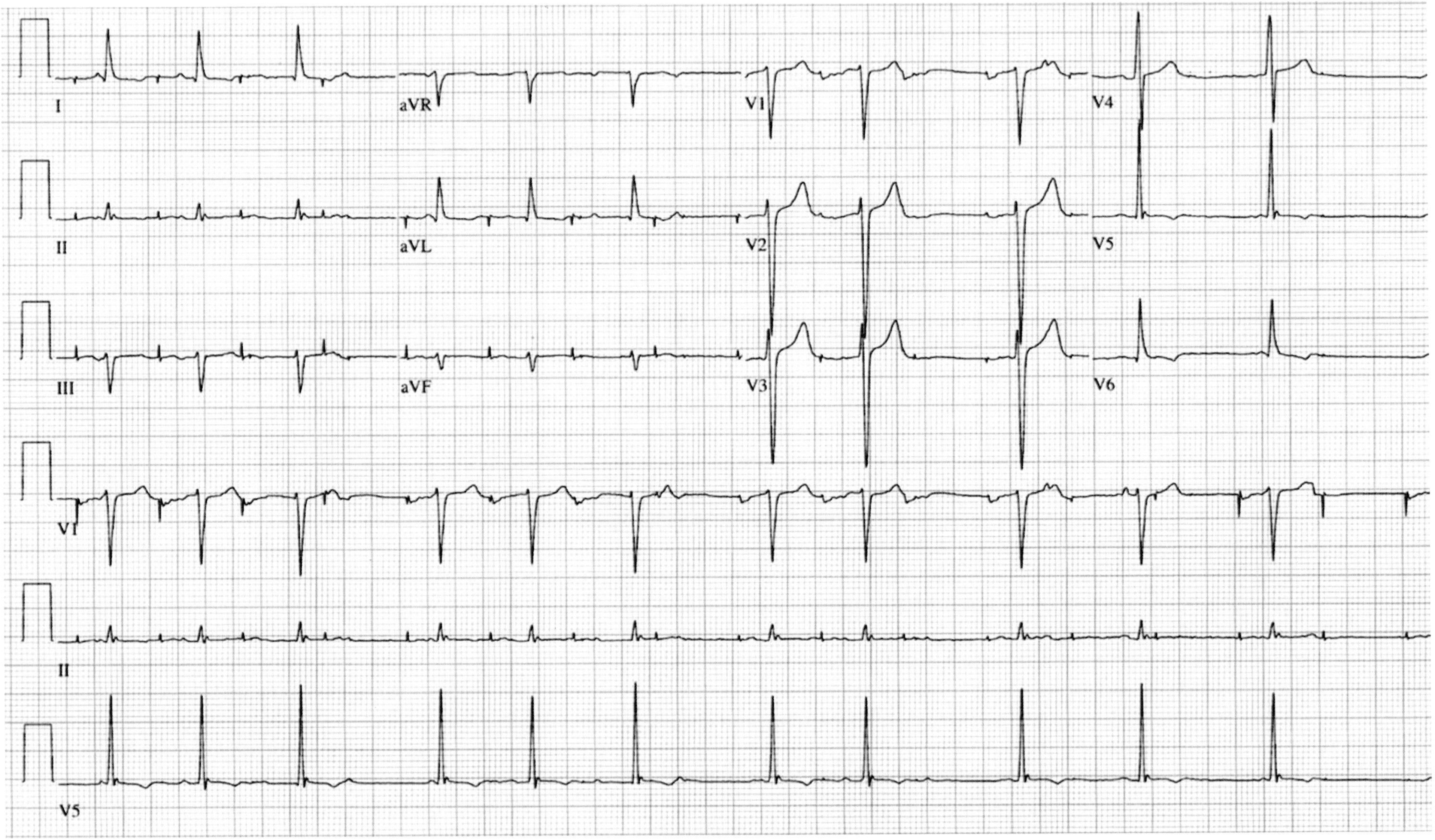

 笔记：

心电图解释

每个P波之前可见一窄小的负向曲折（起搏信号），为心房起搏。QRS波群成组出现，心房起搏波到QRS波群间期逐渐延长，支持二度莫氏Ⅰ型（文氏型）房室阻滞。心房起搏波与QRS波群的传导比为3:2，2:1和4:3。可见非特异性ST-T改变。也要注意，在整个心电图中可见ST段略抬高，并伴有aVR导联心房复极段抬高，该患者近期行心脏外科手术，因而上述心电图表现支持诊断心包炎。

主要诊断

- 心房起搏
- 二度莫氏Ⅰ型（文氏型）房室阻滞
- 非特异性ST-T改变
- 心包炎

学习要点

■ 该心电图是二度莫氏Ⅰ型（文氏型）房室阻滞案例。成组的QRS波群应考虑二度莫氏Ⅰ型（文氏型）房室阻滞及房性早搏未下传。

■ 房室传导异常并非仅限于正常心律，也可见于房性心律失常或心房起搏。

综合评述

该心电图强调心房起搏时评价房室传导的重要性。考试诊断选项包括心房或冠状窦起搏、二度莫氏Ⅰ型（文氏型）房室阻滞和非特异性ST和/或T波异常。尽管根据临床资料考虑心包炎，但在考试中推测应提供更为明确的证据。心房起搏时勿选择心房异常/扩大。

心电图案例 #132

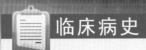

临床病史

男性，55 岁，既往冠心病及冠状动脉旁路移植术。因心悸和宽 QRS 波群、心动过速急诊入院。

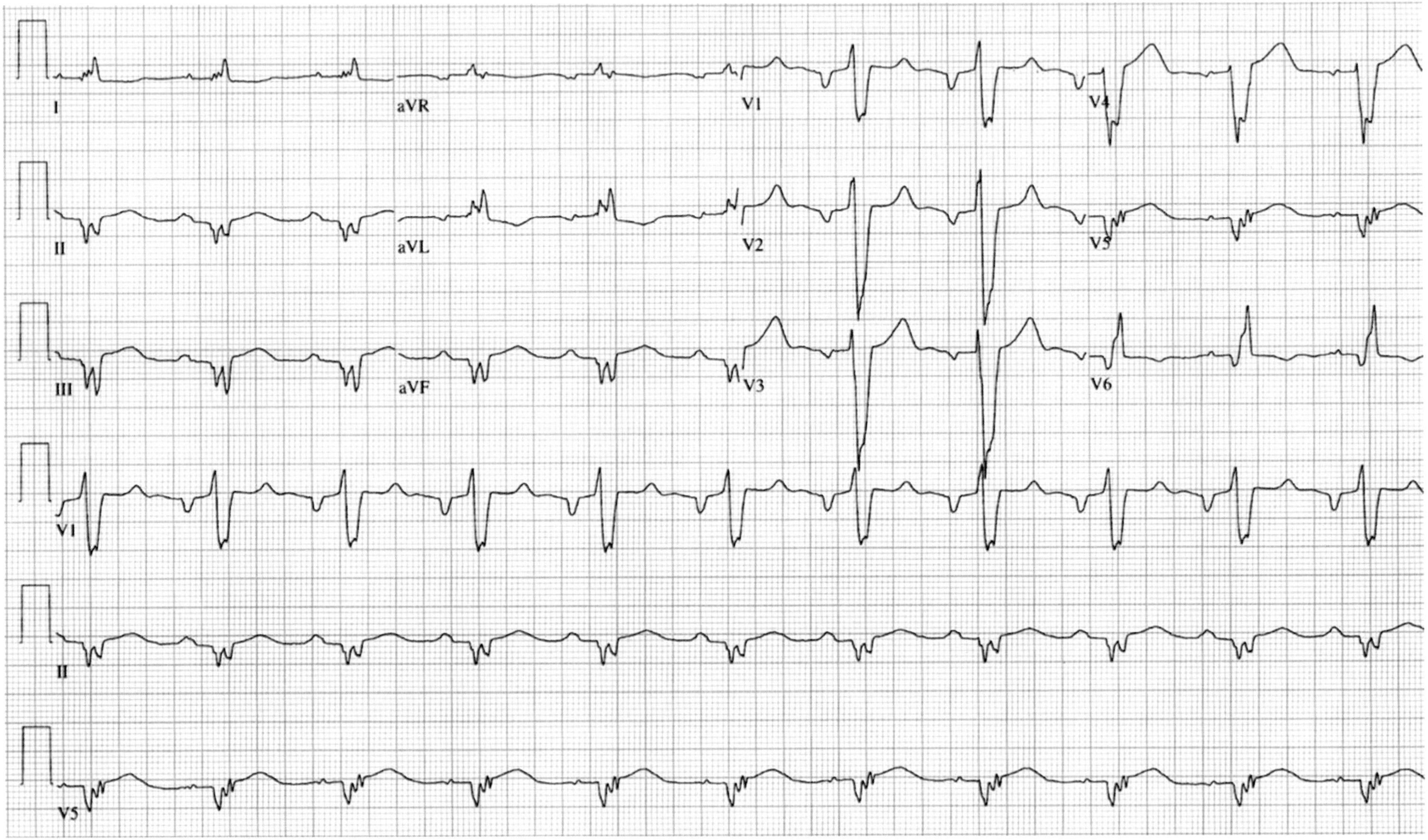

 笔记：

心电图解释

心电图为正常窦性心律，P 波电轴正常，心房率约 65 次 / 分钟。V1 导联 P 波负向加深，II 导联 P 波宽大，系左心房异常。PR 间期延长，为一度房室阻滞。下壁和侧壁导联可见明显 Q 波，说明为时间不确定的下侧壁心肌梗死。V1 、V2 导联 R 波振幅正常，并未反映后壁心肌梗死。V6 导联的 QRS 波群终末部分宽大，系梗死周围阻滞致传导延迟，终末部分向量为正向，指向 V6 导联。

主要诊断

- 正常窦性心律
- 左心房异常
- 时间不确定的下壁心肌梗死
- 时间不确定的侧壁心肌梗死
- 非特异性室内传导延迟
- 一度房室阻滞

学习要点

■ 梗死周围阻滞的存在说明梗死区除极延迟，也是非特异性室内传导延迟的一种表现形式。

■ 梗死周围阻滞倾向于引起室性心律失常，正如该患者的心电图表现那样。

综合评述

这一心电图的重点在于，鉴别心肌梗死相关的室内传导延迟和完全性左束支阻滞。完全性左束支阻滞时，侧壁导联不应出现 Q 波。此幅心电图诊断选项包括正常窦性心律、左心房异常 / 扩大、时间不确定的下壁心肌梗死、时间不确定的侧壁心肌梗死、一度房室阻滞及非特异性室内传导障碍。如果 V5、V6 导联无 Q 波，此幅心电图可以另行选择为完全性左束支阻滞。

心电图案例 #133

临床病史

女性，72 岁，因高度房室阻滞置入永久性起搏器，目前每日服用常规剂量洋地黄。

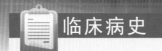

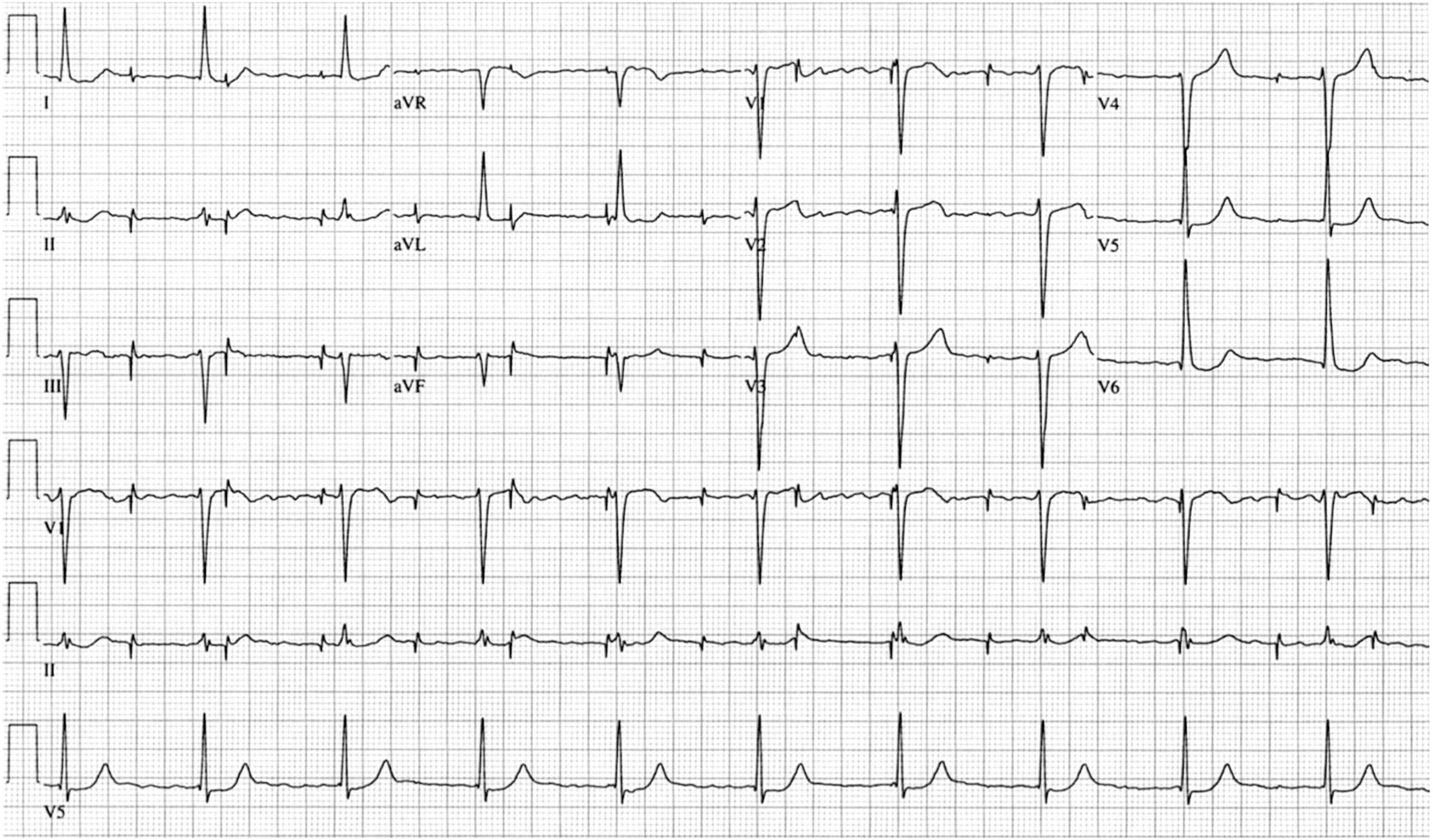

 笔记：

心电图解释

心电图中基线上并无具体的心房活动，为心房颤动。R-R 间期规整，QRS 波群规律出现，心室率略＞60 次 / 分钟。这一表现在心房颤动时较为少见，为加速性交界性心律和房室分离。整幅心电图中，心室起搏信号规律出现，且与 QRS 波群无明确关系，说明起搏器感知功能丧失。侧壁和高侧壁导联可见非特异性 ST-T 改变。ST 段呈杓状改变支持洋地黄效应。

主要诊断

- 心房颤动
- 加速性交界性心律
- 房室分离
- 心室起搏
- 心室起搏，感知功能不良
- 非特异性 ST-T 改变
- 洋地黄效应

学习要点

■ 心电图显示起搏器功能异常，有必要作进一步评估，可能是起搏电极脱位。

■ 心房颤动时，评价第 2 种独立的心律十分重要。本图中，重要的线索是 R-R 间期恒定。

■ 房室分离和加速性交界性心律均支持可能存在洋地黄中毒，尚需进一步结合临床进行分析。

综合评述

考试诊断选项包括心房颤动、房室交界性心律、房室分离、起搏器功能障碍，（心房或心室）感知不良及非特异性 ST 和 / 或 T 波异常。洋地黄效应并非诊断选项，因此不作选择。可能存在完全性心脏阻滞，但有加速性房室交界性心律时，最好选择房室分离，除非可提供其他临床资料，如心电生理检查结果。

心电图案例 #134

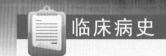

临床病史

男性，61 岁，曾两次行冠状动脉旁路移植术，近期曾因充血性心力衰竭住院，现来门诊随访。

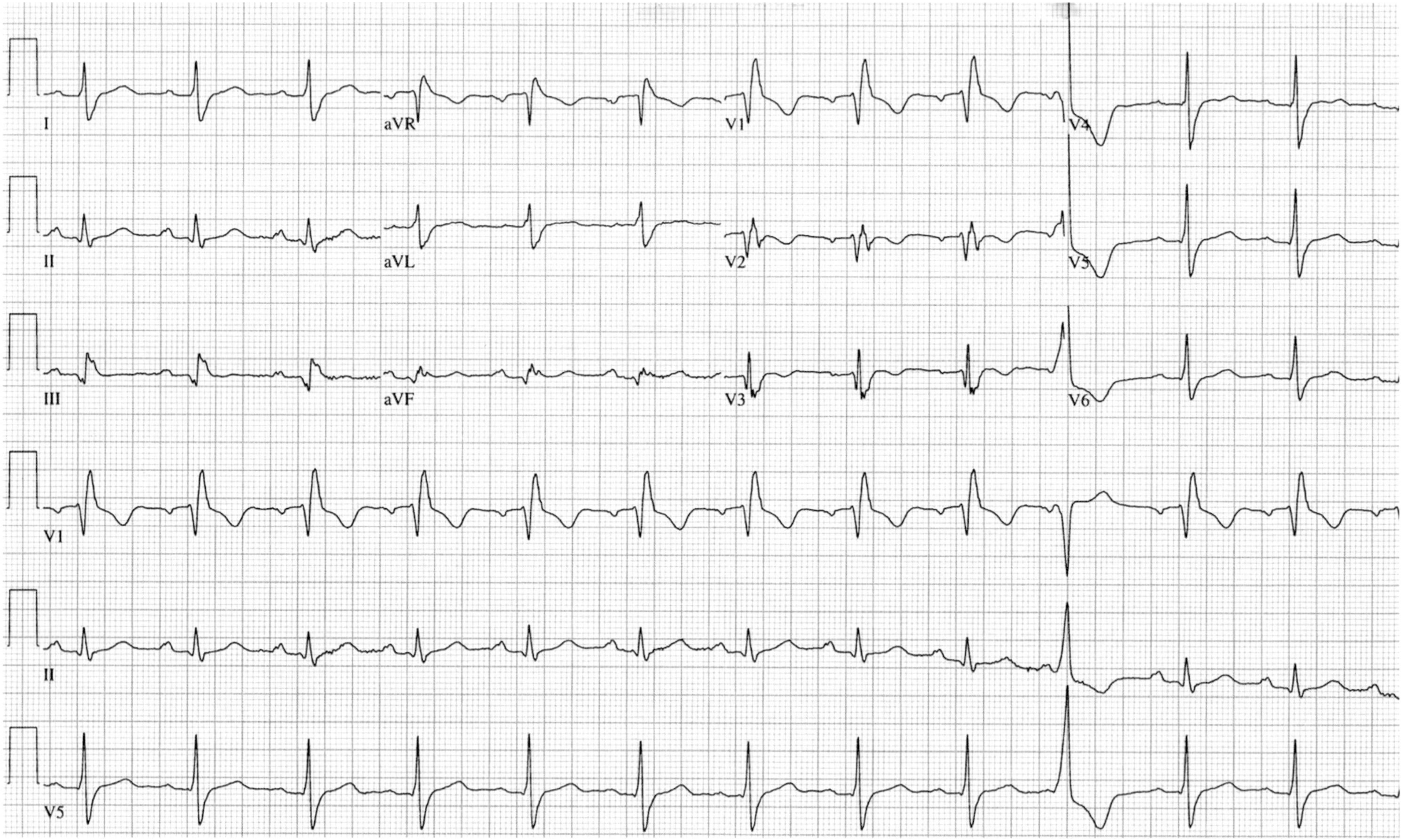

 笔记：

心电图解释

该心电图示正常窦性心律，PR 间期轻度延长略＞200 毫秒，符合一度房室阻滞标准。高侧壁和侧壁胸前导联 QRS 波群终末段 S 波缓慢，时限延长为 120 毫秒。V1 导联 QRS 波群呈 rSR' 型，这些表现符合完全性右束支阻滞。Ⅱ、Ⅲ和 aVF 导联可见 Q 波达 40 毫秒，但无 ST 段抬高，为时间不确定的下壁心肌梗死。V1、V2 导联可见一小 R 波及 R 波波幅递减，V3 导联可见 Q 波形成，支持时间不确定的前间壁心肌梗死。V1 导联长条图上倒数第 3 个 QRS 波群为室性早搏。V1 导联可见 P 波终末段为负向波，Ⅱ导联 P 波呈双峰状，支持左心房异常。

主要诊断

■ 正常窦性心律
■ 室性早搏
■ 完全性右束支阻滞
■ 时间不确定的下壁心肌梗死
■ 时间不确定的前间壁心肌梗死
■ 一度房室阻滞
■ 左心房异常

学习要点

■ 图中这种 Q 波形态表示一类心肌梗死，最好称为下壁心尖部心肌梗死。可见于右冠状动脉优势型患者，右冠状动脉同时向左心室心尖部供血。

■ 左前降支冠状动脉出现解剖学变异，终止于左心室心尖之前。这仅是根据心电图作出的提示，有必要进行血管造影检查。

综合评述

考试诊断选项包括正常窦性心律、一度房室阻滞、左心房异常 / 扩大、时间不确定的下壁心肌梗死、时间不确定的前间壁心肌梗死及完全性右束支阻滞。要注意，只有 V3 导联上出现 Q 波。V3 导联与下壁导联相邻，系解剖变异，因此仍可选择时间不确定的前间壁心肌梗死。

心电图案例 #135

临床病史

男性，18 岁，近期行外科开胸心脏手术，包括中度主动脉瓣关闭不全修补术。

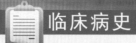

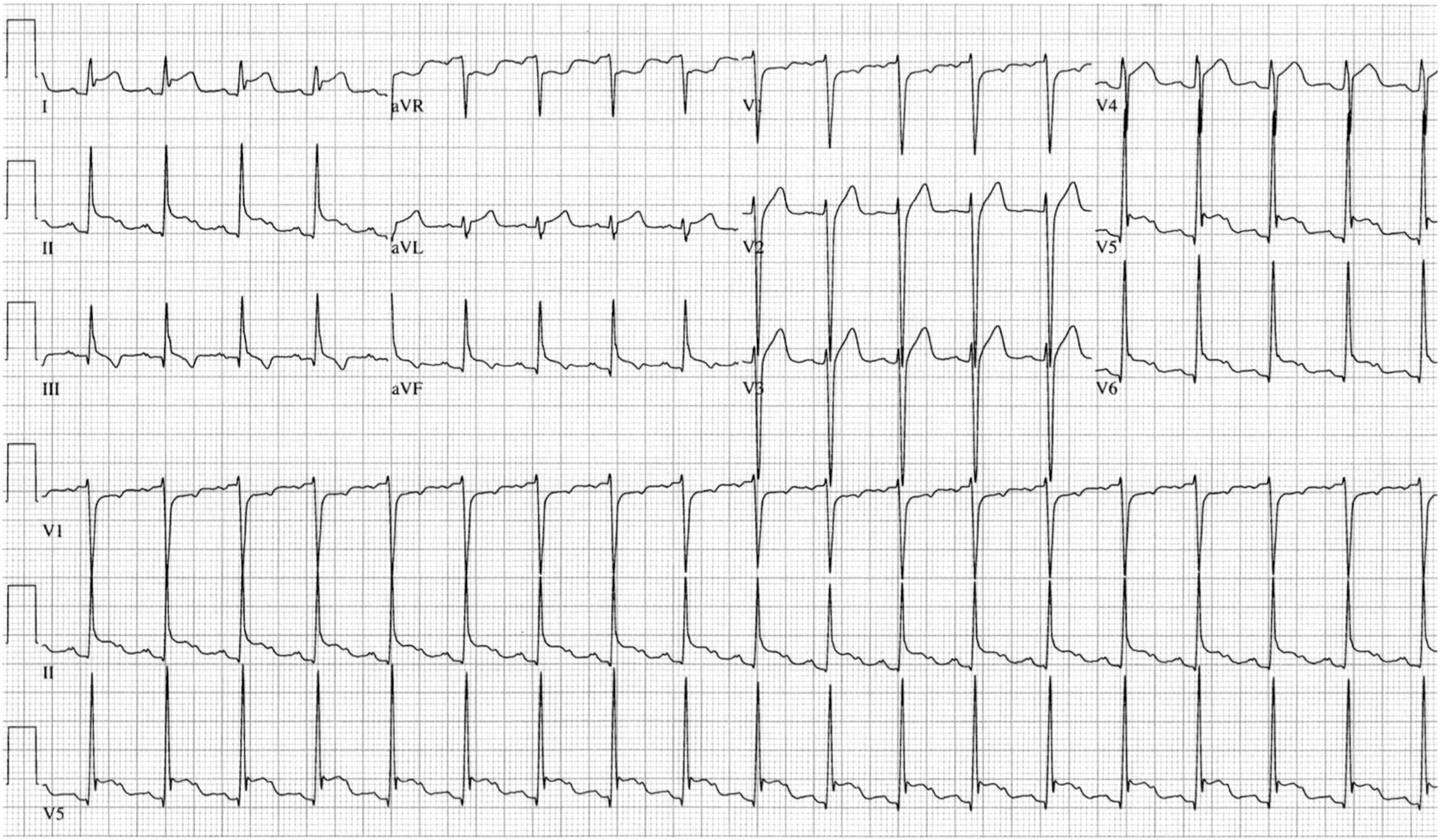

 笔记：

心电图解释

心电图示，心律规整，心房率＞100 次 / 分钟，为窦性心动过速。各导联 ST 段普遍抬高，aVR 导联示心房复极段显著抬高，符合术后心包炎。注意下壁导联可见 ST-T 非特异性改变。

主要诊断

- 窦性心动过速
- 心包炎
- 非特异性 ST-T 改变

学习要点

- 心电图的这些表现不应与急性心肌损伤相混淆，因呈弥漫性改变，不能用哪支冠状动脉分布区域来解释。
- 心外科手术引起的心包炎是医院内常见的心包炎类型。

综合评述

本类心电图很有可能在考试中出现。诊断选项包括窦性心动过速和急性心包炎。也可见 ST-T 改变，系继发于心包炎。有人可能会选择 ST 和 / 或 T 波异常提示心肌损伤。心包炎可致心外膜损伤，因此不应选择心肌损伤伴 ST-T 改变。图中未见电交替证据，因此不作选择。心包积液为临床诊断，如无临床病史支持或者心电图上无电交替的证据，也不应选择。

心电图案例 #136

临床病史

男性，20 岁，怀疑病毒性心肌炎导致严重左心室收缩功能不全，因心悸和晕厥反复发作就诊。

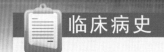

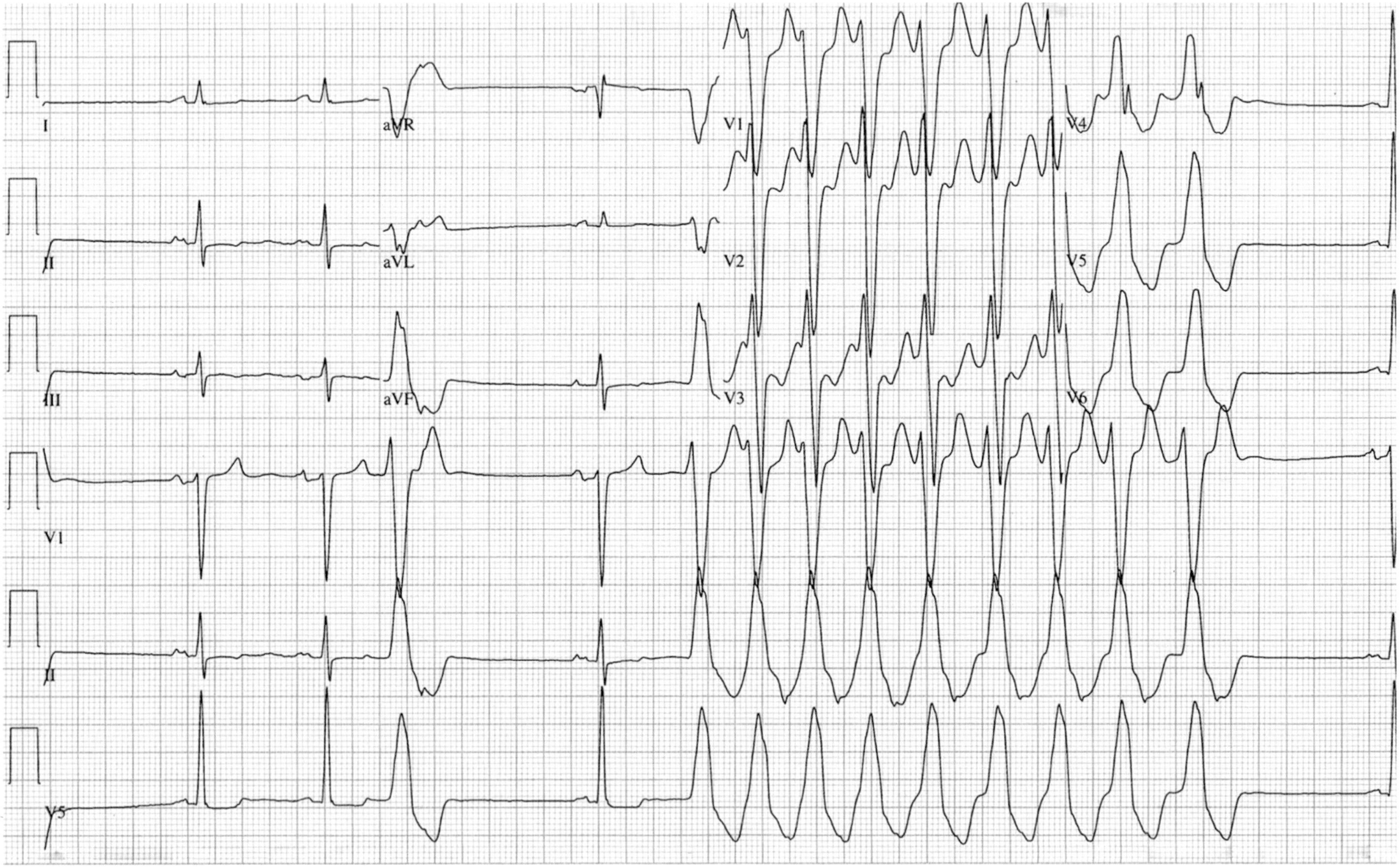

 笔记：

心电图解释

心电图示，起始的两个 QRS 波群前可见 P 波，P 波电轴正常，PR 间期恒定，心房率为 65 次 / 分钟，为正常窦性心律。Ⅱ导联 P 波呈双峰状提示左心房异常。也可见非特异性 ST-T 改变。第 3 个 QRS 波群为室性早搏，可见逆行 P 波落在 ST 段的最低处。本图的右侧部分，可见与室性早搏形态相近的宽 QRS 波群心动过速，系阵发性室性心动过速。室性心动过速之后可见窦性停搏。

主要诊断

- 正常窦性心律
- 室性早搏
- 左心房异常
- 非特异性 ST-T 改变
- 室性心动过速
- 窦性停搏

学习要点

- 宽 QRS 波群心动过速的鉴别诊断包括室上性心动过速伴差异传导和室性心动过速。
- 心电图上出现室性早搏，紧接着出现一阵形态相似的非持续性或持续性室性心动过速时，可对上述两种心律失常提供有价值的鉴别诊断线索。

综合评述

这份心电图诊断选项包括正常窦性心律、室性早搏、室性心动过速（3 个或 3 个以上连续的 QRS 波群）、左心房异常 / 扩大、窦性停搏和非特异性 ST 和 / 或 T 波异常。QRS 波群时限轻度延长，但总时限仍＜ 100 毫秒。

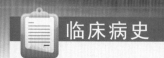

心电图案例 #137

临床病史

男性，60 岁，因严重胸部不适 1 小时急诊入院。

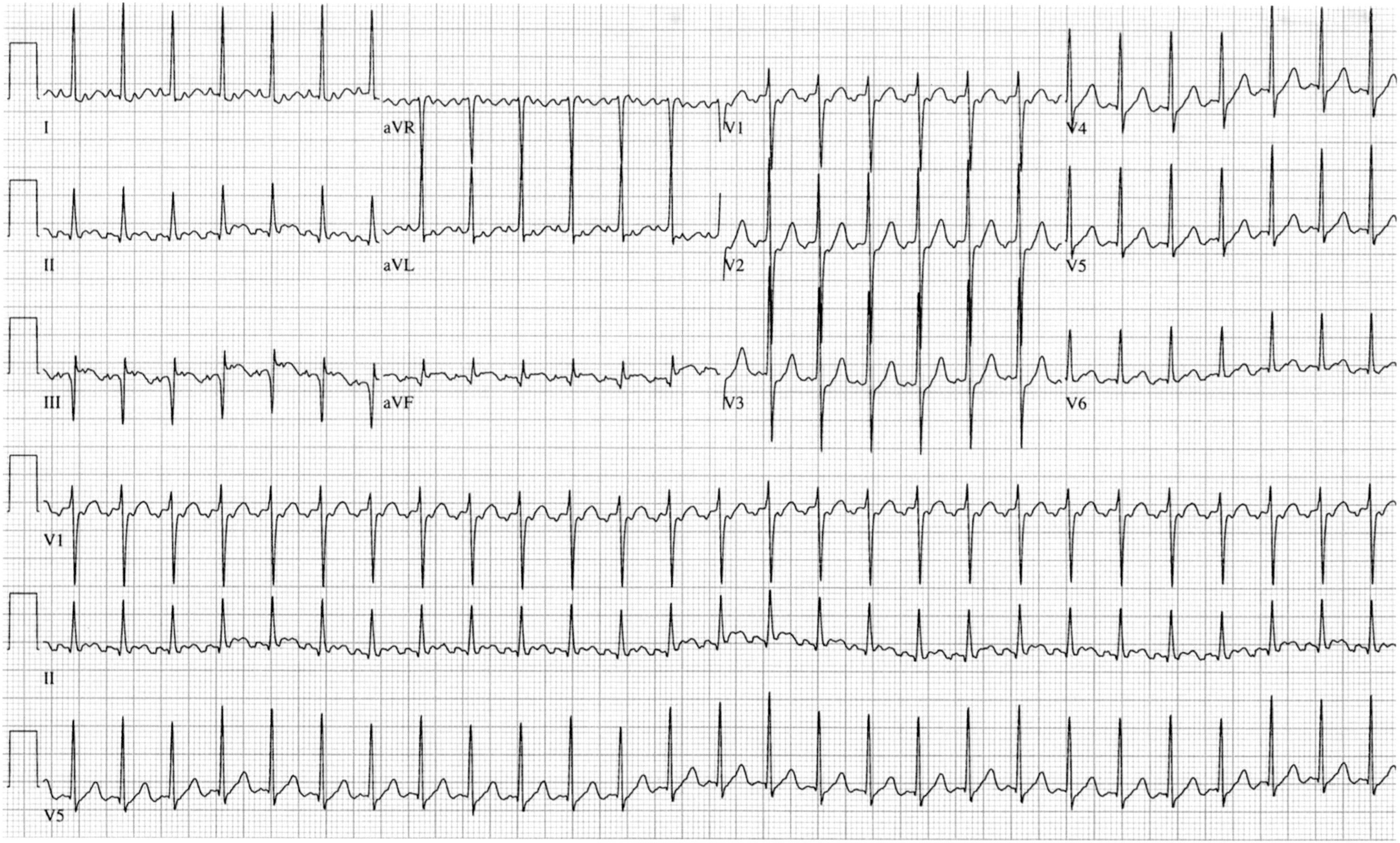

 笔记：

心电图解释

心电图示，未见清晰可辨的 P 波。V1 导联长条图上，每个 QRS 波群前均可见负向曲折，每个 QRS 波群后 ST 段近端也可见负向曲折，心房率略＞ 300 次 / 分钟，系心房扑动。每一 QRS 波群可见两个心房扑动波，为 2:1 房室传导。III和 aVF 导联可见 Q 波时限达 40 毫秒，并伴 ST 段抬高 1 ～ 1.5 毫米，此为急性下壁心肌梗死伴急性心肌损伤。

主要诊断

- 心房扑动
- 2:1 房室传导
- 急性下壁心肌梗死
- 急性心肌损伤

学习要点

■ 房性心律失常继发于急性心肌损伤，需要高度重视，因为心率加快会引起心肌需氧量的增加。

■ 这一房性心律失常说明心房缺血和 / 或梗死，提示预后不良。

综合评述

预计考试中这一房性心律失常可能较少出现。房性心律失常合并其他异常表现（如缺血性心脏病），可能会在考试中出现。该病例显示典型室上性起源的窄 QRS 波群心动过速。每一 QRS 波群可见两个心房曲折，心房除极频率略＞ 300 次 / 分钟。诊断选项包括心房扑动和 2:1 房室传导。此外，还应包括急性下壁心肌梗死及 ST 和 / 或 T 波异常提示心肌损伤。

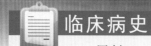

心电图案例 #138

临床病史

男性，47 岁，有短阵房性心律失常病史，近期曾行射频消融术。

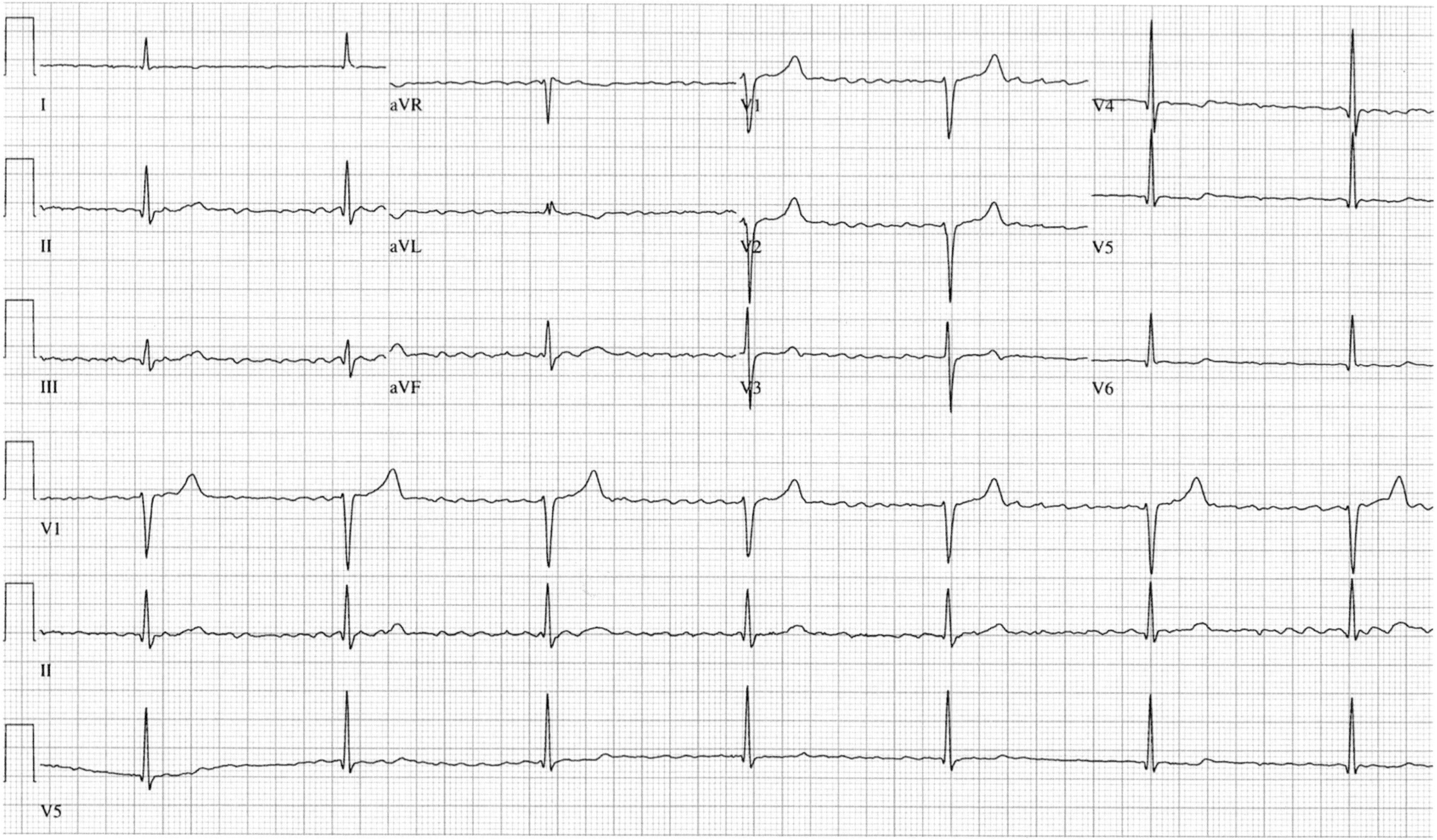

 笔记：

心电图案例 #138

心电图解释

心电图显示基线呈波浪状，无清晰可辨的心房活动，系心房颤动。心室律缓慢且规整，这一表现在心房颤动时并不多见。心室率约 40 次 / 分钟，为窄 QRS 波群，符合交界性心动过缓，或交界性逸搏心律。心房颤动时，出现交界性逸搏心律为异常表现，应该存在完全性心脏阻滞。可见普遍非特异性 ST-T 改变。

主要诊断

- 心房颤动
- 交界性逸搏心律
- 完全性心脏阻滞
- 非特异性 ST-T 改变

学习要点

- 心房颤动时，评价 R-R 间期甚为重要。在心房颤动和房室传导正常条件下，R-R 间期绝对不等。当 R-R 间期恒定时，提示并存有另一种心律。
- 因 QRS 波群时限正常，并不支持室性逸搏心律。

综合评述

本图再次说明鉴别心房颤动和心房扑动甚为重要。心房除极形态不一，尽管心室律规整，也应选择心房颤动。诊断选项包括心房颤动、房室交界性心律、完全性心脏阻滞和非特异性 ST 和 / 或 T 波异常。由于存在房室交界性心动过缓，本图更倾向于选择完全性心脏阻滞，而非（干扰所致的）房室分离。

心电图案例 #139

临床病史

男性，68 岁，有严重慢性阻塞性肺疾病、慢性肾功能不全和高血压病史。因严重乏力及活动后呼吸困难就诊。

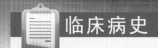

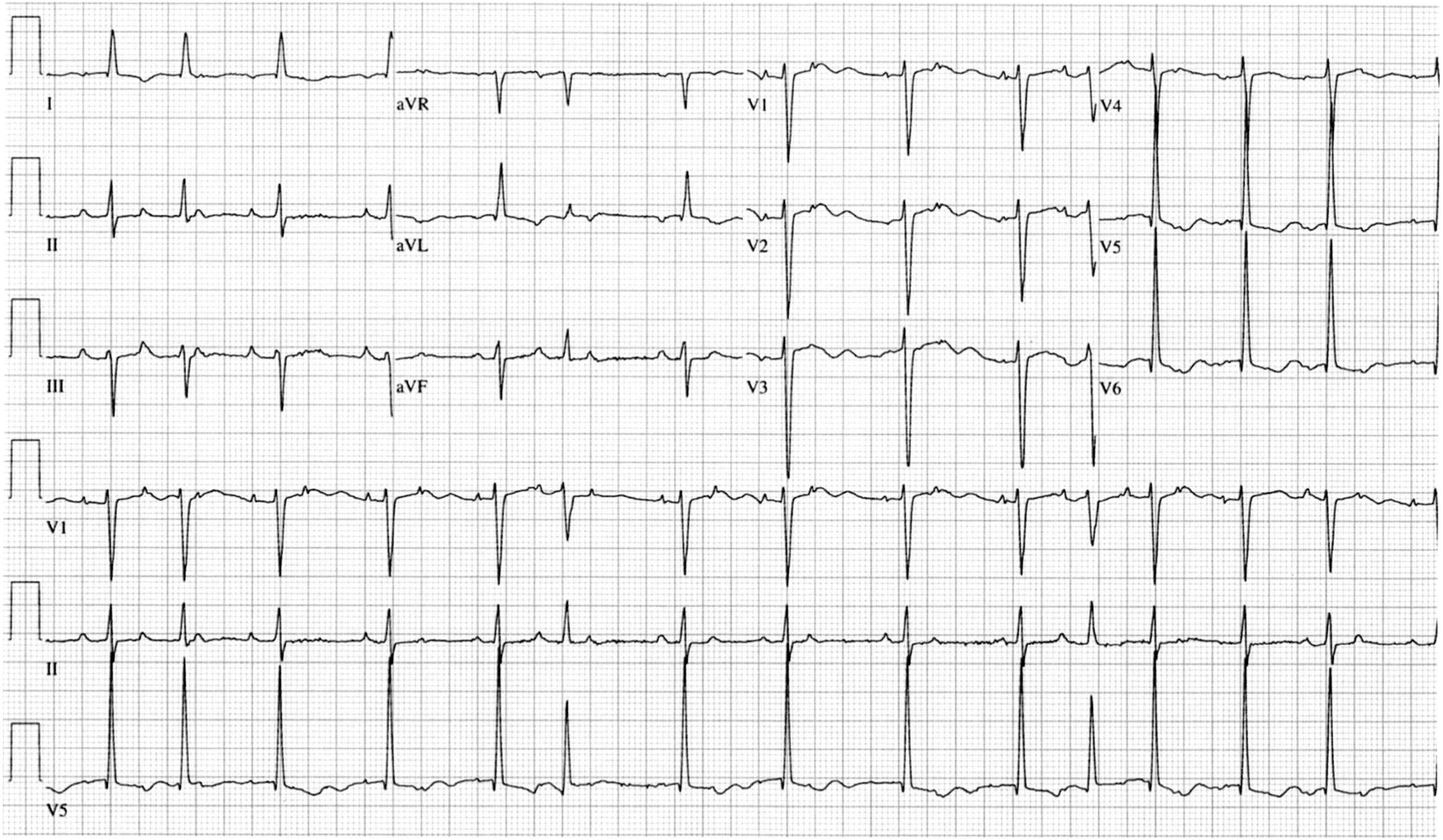

 笔记：

心电图解释

V1 导联长条图最适合评价心房节律。全图中，提前出现的 P 波形态各异，且无规律性。有的 P 波可传导至心室；而有的 P 波出现过早，正处于传导系统的不应期而未能下传。本图为不同房室传导比例的多源性房性心动过速。第 6 个 QRS 波群为差异传导。图中尚可见左心室肥厚伴继发性 ST-T 改变。

主要诊断

■ 多源性房性心动过速

■ 不同房室传导比例

■ 差异传导

■ 左心室肥厚伴继发性 ST-T 改变

学习要点

■ 与心房颤动不同，多源性房性心动过速可见心房活动，且至少有 3 种不同形态的 P 波。这一心律失常最常见于严重慢性肺疾病患者。

■ 这一心律失常最好的治疗方法是，积极治疗基础肺部疾病。

综合评述

该图为多源性房性心动过速的实例。图中 P 波清晰可见，可与心房颤动进行鉴别。多源性房性心动过速也要与下传和未下传的房性早搏相鉴别。该病例诊断选项包括多源性房性心动过速、差异传导、左心室肥厚和继发性 ST-T 和 / 或 T 波异常，以及临床诊断选项慢性肺疾病。

心电图案例 #140

临床病史

女性，20 岁，最近行阑尾切除术。手术中出现氧合困难，追问病史，患者曾有活动时口唇发绀。

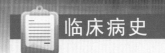

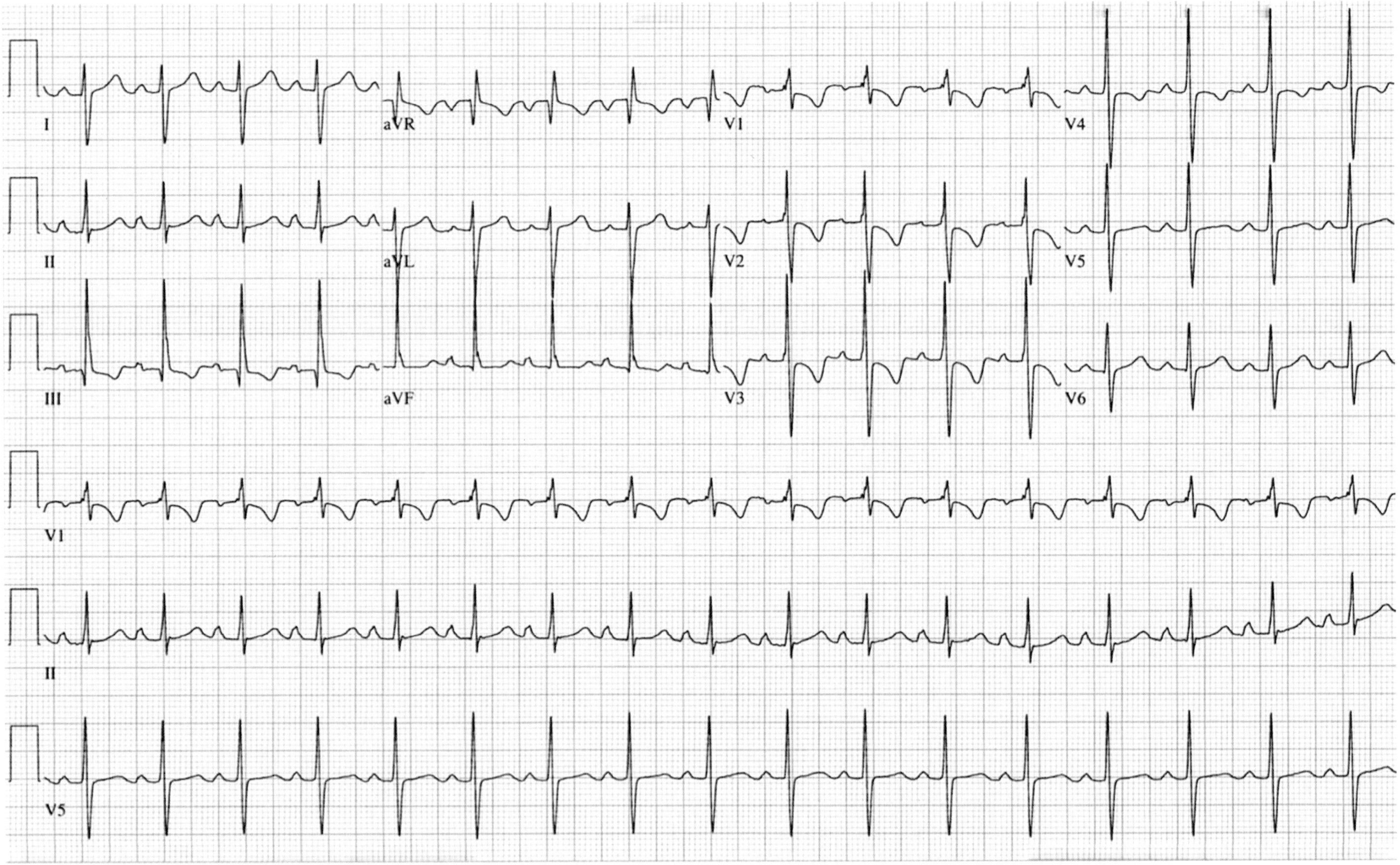

 笔记：

心电图解释

心电图示，可见窦性心动过速，P 波电轴正常，P 波与 QRS 波群顺序发生，PR 间期正常，心房率略 > 100 次 / 分钟。QRS 波群额面电轴右偏，I 导联 QRS 波群向量呈负向，下壁导联呈正向。V1、V2 导联可见明显的 R 波、 ST 段压低及 T 波非对称性倒置，结合 QRS 波群额面电轴右偏，反映右心室肥厚伴继发性 ST-T 改变。

主要诊断

- 窦性心动过速
- QRS 波群电轴右偏
- 右心室肥厚伴继发性 ST-T 改变

学习要点

■ V1 导联 QRS 波群可见显著增大 R 波，额面电轴右偏，V1、V2 导联 T 波呈非对称性倒置，提示右心室肥厚和压力负荷过重，符合肺动脉高压特点。

■ 进一步支持该诊断的是（尽管为非结论性），II 导联上 P 波高尖约 0.2 毫伏，虽未达诊断标准，但提示右心房异常。

综合评述

诊断选项包括窦性心动过速、电轴右偏（> +100°）、右心室肥厚及继发性 ST 和 / 或 T 波异常。无右心房异常 / 扩大的确切证据。

心电图案例 #141

临床病史

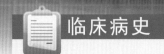

男性，55 岁，有肝硬化病史。因腹围增加，可疑腹水转诊入院。

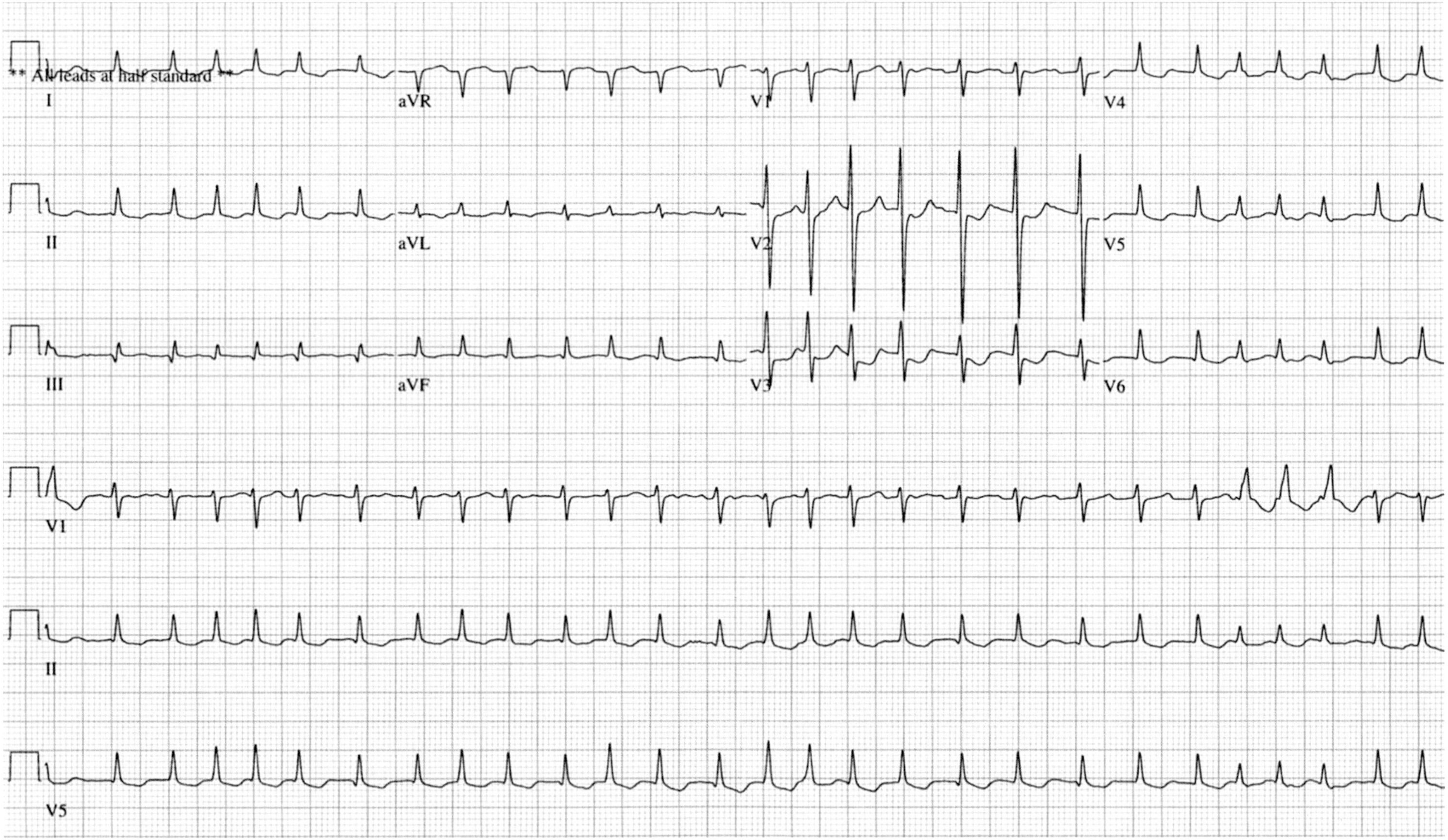

 笔记：

心电图解释

本图以半标准电压记录。QRS 波群频率极快且不规整，无清晰明确的心房除极，支持心房颤动伴快速心室反应。可见广泛非特异性 ST-T 改变。本图右侧部分，3 个 QRS 波群呈不完全性右束支阻滞形态，提示阿斯曼（Ashman）现象及间歇性不完全性右束支阻滞。电压达到左心室肥厚标准。

主要诊断

- 半标准电压
- 心房颤动
- 快速心室反应
- 阿斯曼（Ashman）现象
- 非特异性 ST-T 改变
- 左心室肥厚

学习要点

■ 心房颤动伴快速心室反应时，常可见 Ashman 现象伴右束支阻滞型差异传导。为正常心脏生理现象，是右束支不应期对快速心率的表现。

■ 区分 Ashman 现象和室性早搏极为重要。图中波形既不是右心室起源的室性早搏，也不是非持续性室性心动过速。

综合评述

诊断考试选项包括心房颤动、差异传导、非特异性 ST 和 / 或 T 波异常及左心室肥厚。评价 QRS 波群电压时，切记本图为半标准电压记录。如果忽略这一点，就会遗漏左心室肥厚的诊断。

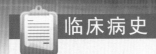

心电图案例 #142

临床病史

男性，73 岁，有冠心病史，2 年前行多支冠状动脉旁路移植手术。

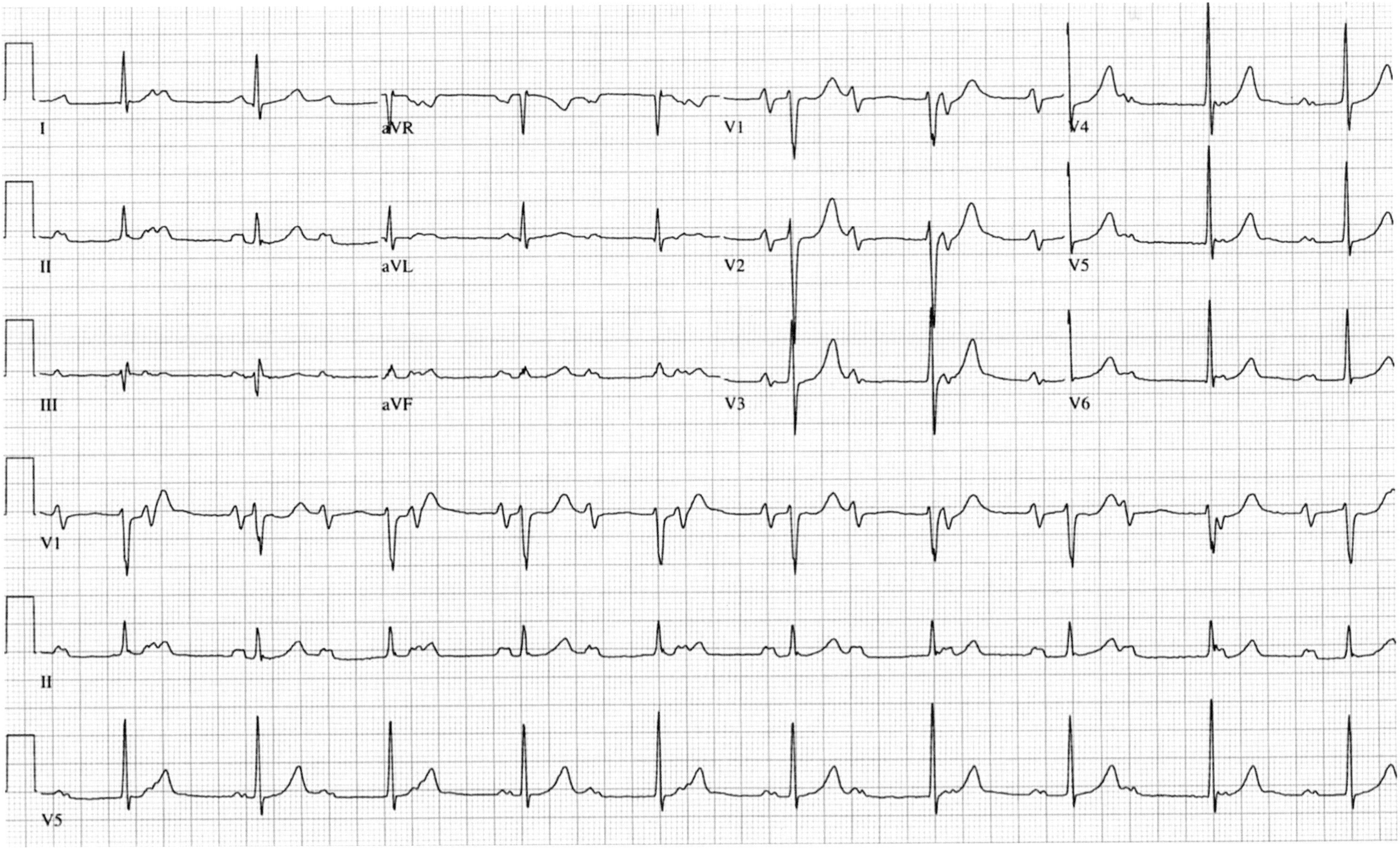

 笔记：

心电图解释

P 波规律发生，P-P 间期固定，P 波电轴正常，心房率约 90 次 / 分钟，为正常窦性心律。Ⅱ导联 P 波呈双峰状，V1 导联 P 波终末段为显著负向，支持左心房异常。QRS 波群规律出现，频率略 > 60 次 / 分钟。V1 导联中，P 波与 QRS 波群互不相关，PR 间期不固定，且 QRS 波群时限正常，支持完全性心脏阻滞及加速性交界性心律。

主要诊断

- 正常窦性心律
- 加速性交界性心律
- 完全性心脏阻滞
- 左心房异常

学习要点

- 加速性交界性心律足以维持血流动力学稳定，患者无乏力及脑低灌注症状，未置入永久性心脏起搏器。

综合评述

这一心电图极有可能出现在考试中。考试诊断选项包括正常窦性心律、左心房异常 / 扩大、房室交界性心律及完全性心脏阻滞。窄 QRS 波群提示起源于房室交界区。未见明确的 ST-T 改变及 Q 波。

心电图案例 #143

临床病史

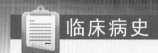

男性，44 岁，因双下肢水肿加重入院。既往心脏病史，包括严重主动脉瓣关闭不全，行主动脉瓣置换术和冠状动脉旁路移植术。

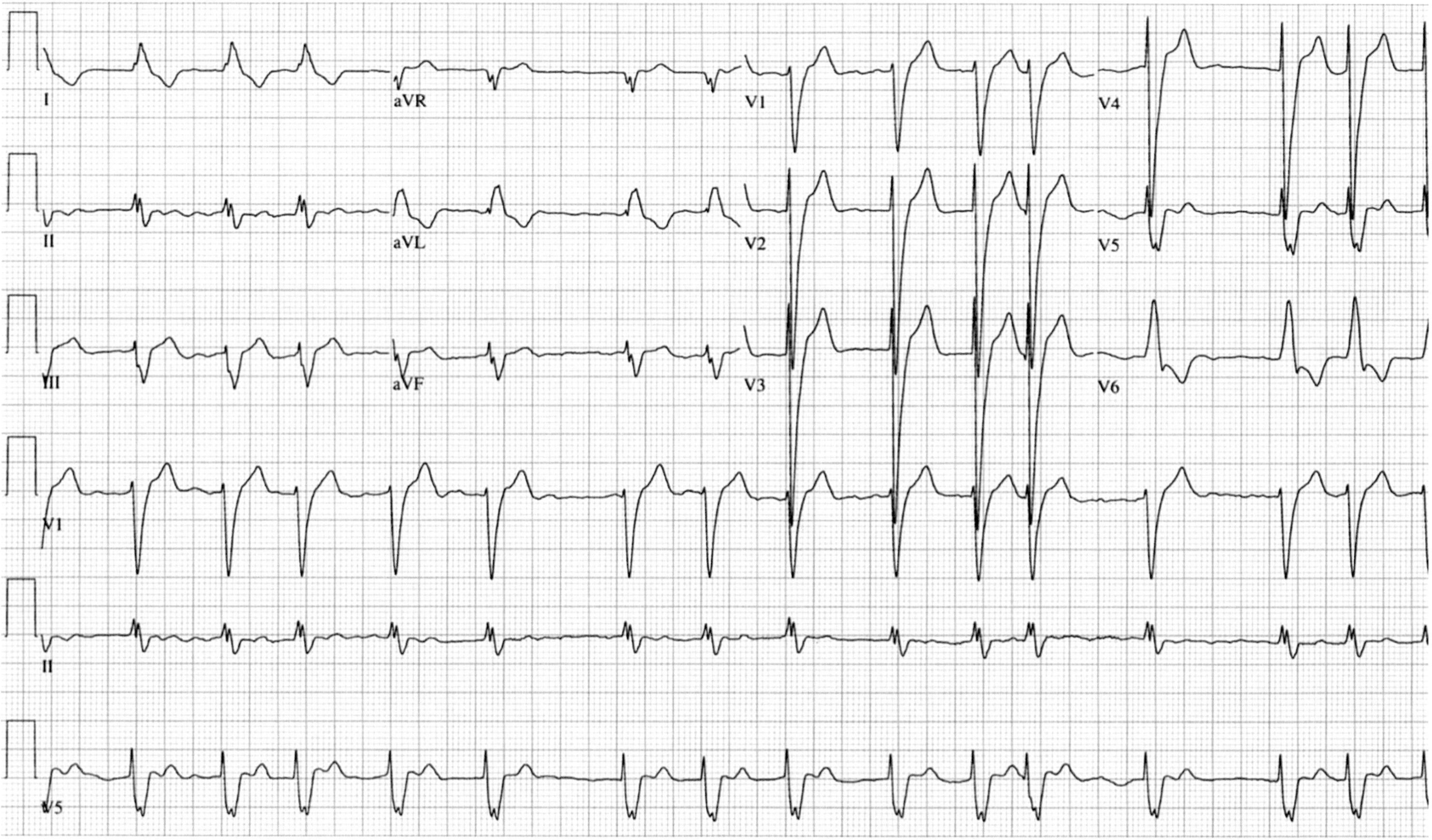

 笔记：

心电图解释

图中无清晰可见的心房活动，提示心房颤动。QRS 波群增宽> 120 毫秒，提示完全性左束支阻滞。

学习要点

■ 完全性左束支阻滞为异常表现，反映有潜在的心脏病变。本例继发于慢性主动脉瓣关闭不全、冠心病及左心室收缩功能不全。

■ 完全性左束支阻滞有可能在主动脉瓣置换术后即刻出现，因为术野接近左束支。

■ 心房颤动与左心室收缩功能不全相似，最有可能与长期心脏瓣膜病有关。

主要诊断

■ 心房颤动

■ 完全性左束支阻滞

综合评述

考试的诊断选项包括心房颤动和完全性左束支阻滞。另一个选项要考虑心室起搏。图中无证据支持心室起搏。考试时，当见到 QRS 波群增宽时，须仔细检查每个 QRS 波群，注意有无心室起搏信号。

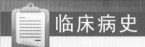

心电图案例 #144

临床病史

女性，29 岁，妊娠 37 周，因妊娠高血压综合征入院观察。

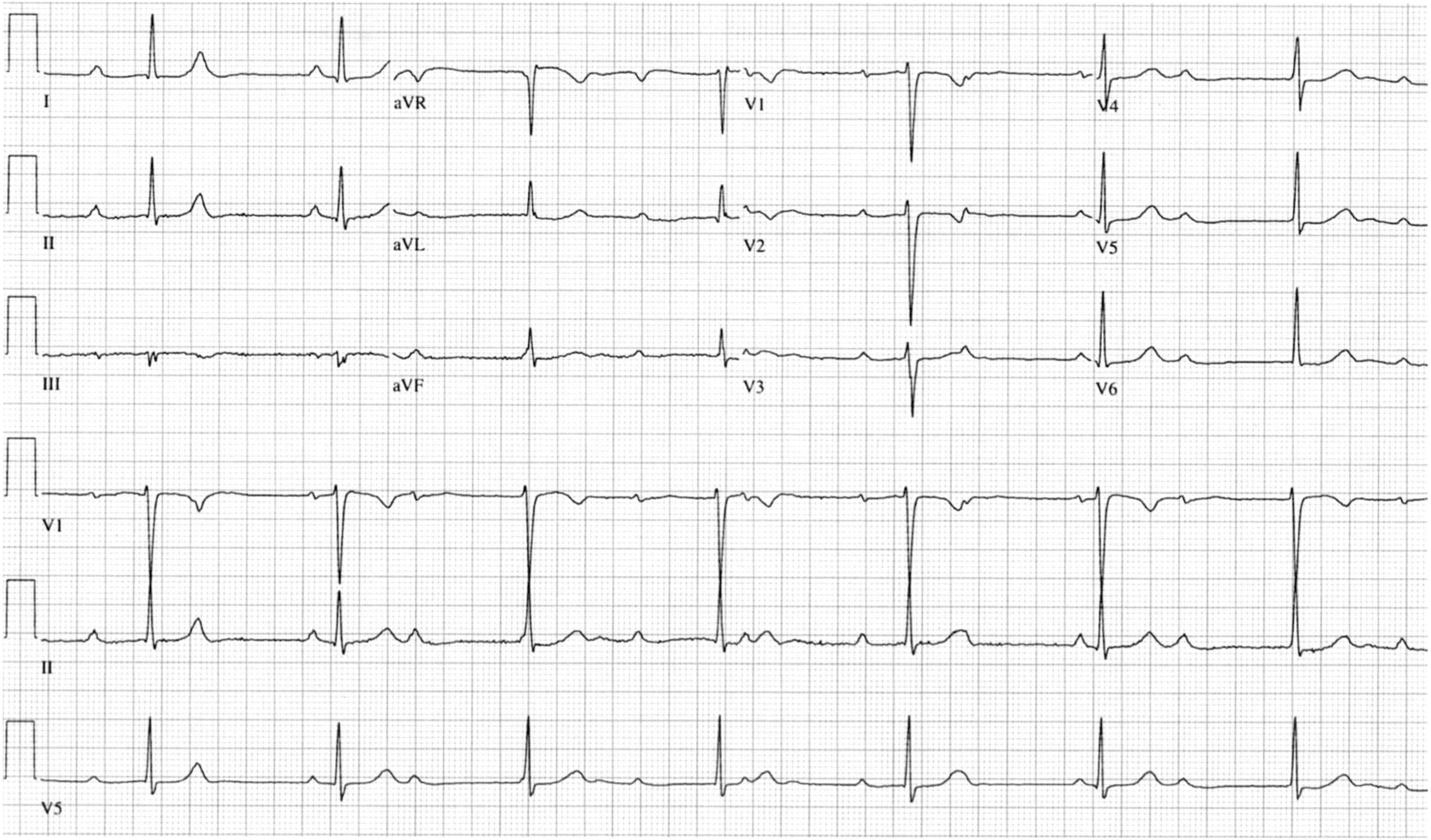

 笔记：

心电图解释

心电图示，心脏节律在V1导联上最易分辨。P波规律发生，心房率约85次/分钟。Ⅰ、Ⅱ及aVF导联P波直立，电轴正常，提示正常窦性心律。PR间期多变，说明P波和QRS波群无关。QRS波群时限正常，规律出现，心室率约 45次/分钟。这些表现支持正常窦性心律、交界性心动过缓和完全性心脏阻滞。

主要诊断

- 正常窦性心律
- 交界性心动过缓
- 完全性心脏阻滞

学习要点

■ 完全性心脏阻滞必须有两种独立的心脏节律，房室间互不相关，非竞争性心室节律慢于心房节律。

综合评述

这是另一幅严重房室传导系统病变的心电图。诊断选项包括正常窦性心律、房室交界性心律及完全性心脏阻滞。Ⅱ导联P波可能提示右心房异常/扩大，但不够明确，而不予选择。

心电图案例 #145

临床病史

女性，66 岁，心导管检查示冠状动脉三支血管严重阻塞性病变，当日入院。

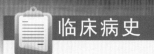

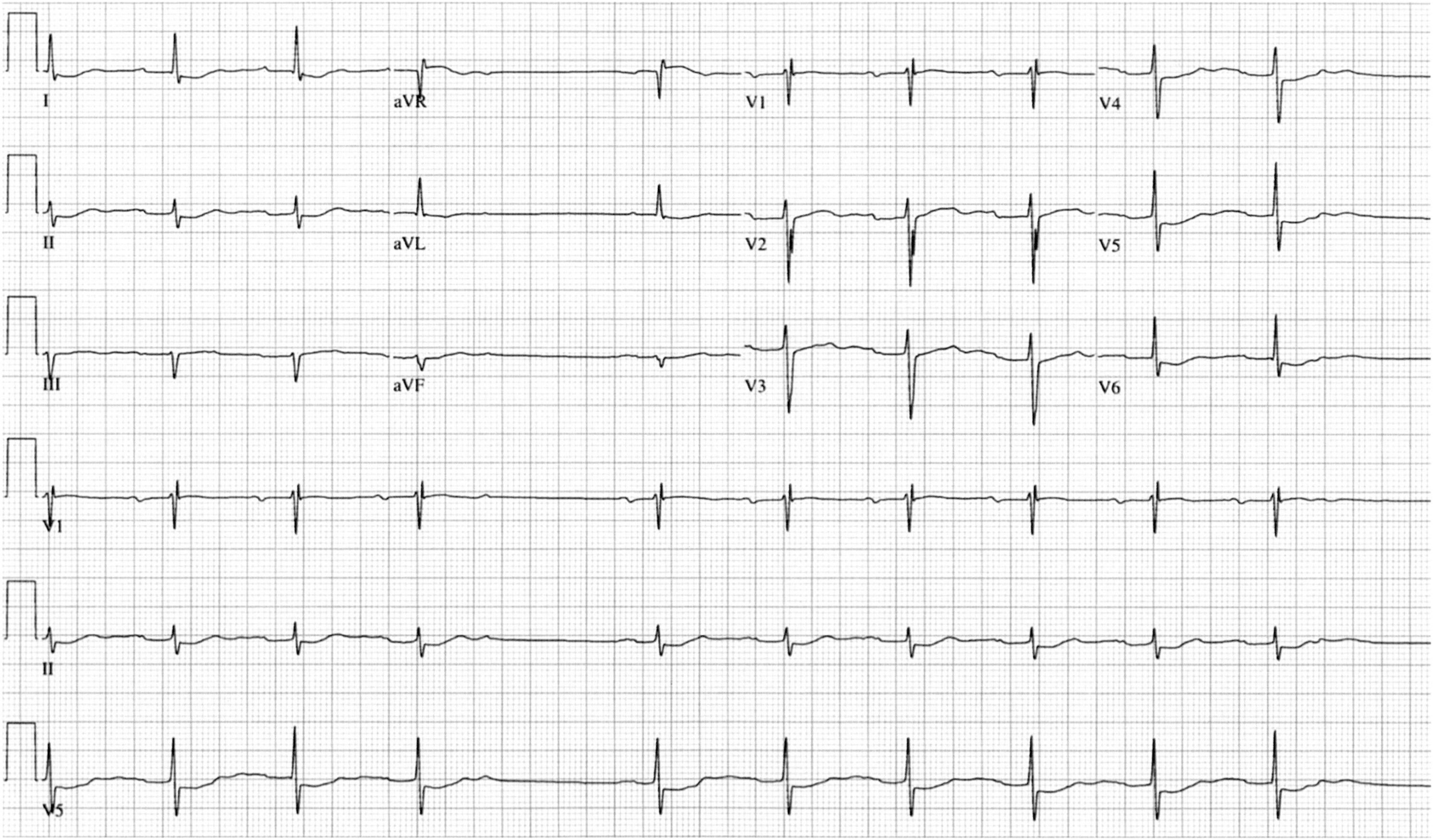

 笔记：

心电图解释

心电图显示正常窦性心律，一度房室阻滞。图中左侧部分，可见一个明显的间歇。V1 导联长条图第 4 个 QRS 波群后可见向上的曲折，为房性早搏未下传，引发一段明显的间歇，且在心电图结束时重复出现。可见普遍非特异性 ST-T 改变和明显正向 U 波，提示低钾血症可能，但需要进一步结合临床相关资料，否则很难解释正向 U 波。部分原因可能是血清钾水平偏低，血清钾为 3.7mmol/L。

主要诊断

- 正常窦性心律
- 一度房室阻滞
- 房性早搏未下传
- 非特异性 ST-T 改变
- 正向 U 波

学习要点

■ 房性早搏未下传是心电图间歇的一个重要原因。评价房性早搏未下传很重要，其常是心电图出现间歇的良性原因，除非极为频发且有症状，一般不需要特殊处理。

综合评述

本图强调考试中重要的鉴别诊断选项。诊断选项包括正常窦性心律、一度房室阻滞、房性早搏、非特异性 ST 和 / 或 T 波异常及显著 U 波。另一个重要的诊断选项要考虑房室阻滞，如二度莫氏 I 型（文氏型）房室阻滞。房性早搏未下传后，PR 间期轻微缩短，反应其前的 RP 间期较长，并不支持严重的心脏传导阻滞，比如莫氏 I 型（文氏型）房室阻滞。此外，由于房性早搏未下传并不是窦房结病变，所以不应选择窦性停博或病态窦房结综合征。未见 QT 间期延长，而 QT-U 间期延长，因此不应选择 QT 间期延长。

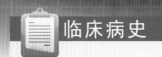

心电图案例 #146

临床病史

男性，72 岁，因自觉心跳加快和严重头晕急诊入院。

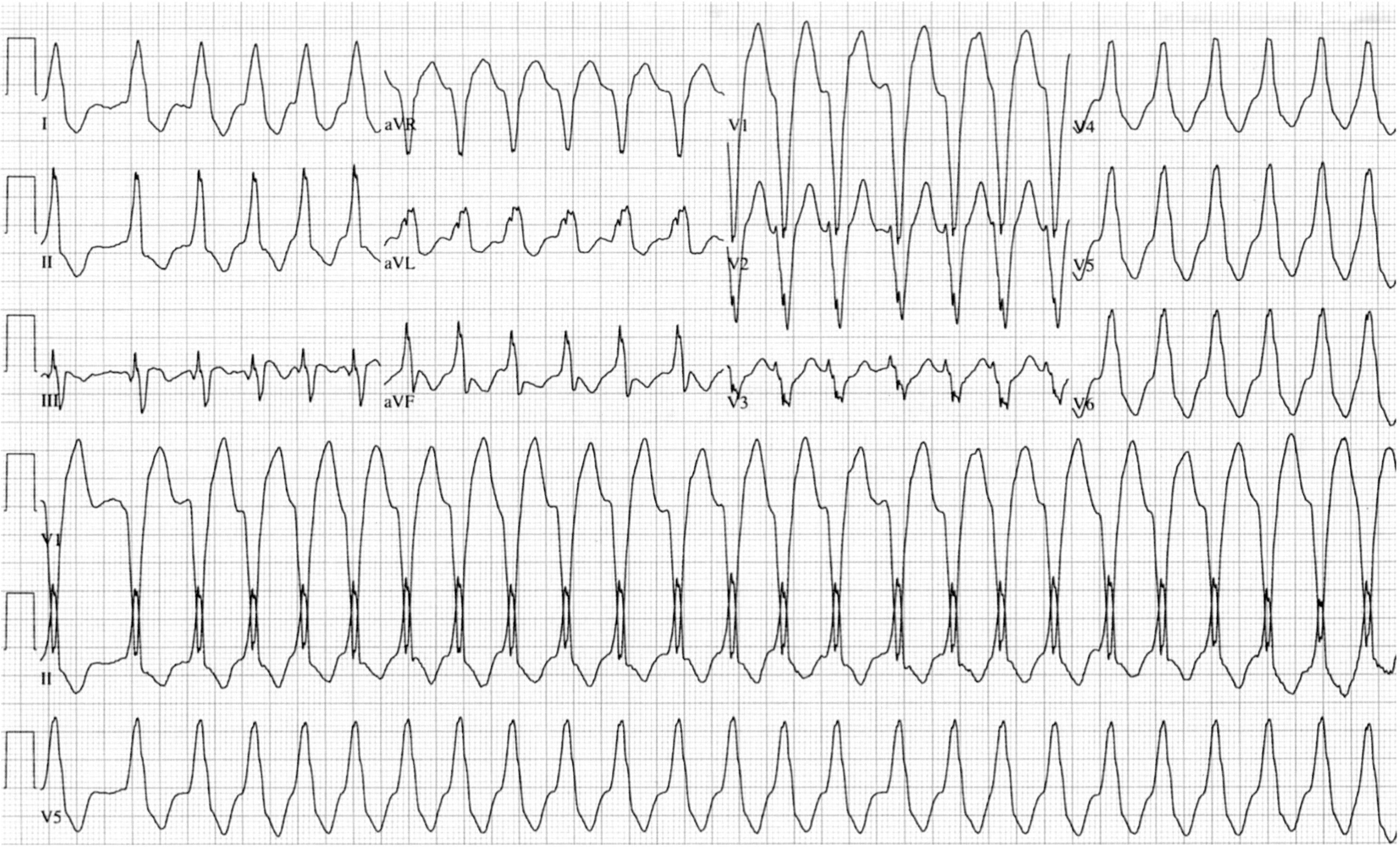

 笔记：

心电图解释

心电图上可见宽 QRS 波群心动过速，心室律绝对不齐。根据 V1 导联长条图分析，未见明确的心房活动，提示心房颤动伴有快速心室反应及完全性左束支阻滞。

主要诊断

- 心房颤动
- 完全性左束支阻滞
- 快速心室反应

学习要点

■ 该图的诊断应想到室性心动过速。而本图与室性心动过速区别的关键在于，心室反应极不规整。只有在仔细评估连续 R-R 间期后才可得出结论。

■ 与以前的心电图比较会有所帮助。本图中，因 QRS 波群形态相似而考虑完全性左束支阻滞。

综合评述

该心电图介绍了考试中的一个重要概念，即初步评价完全性左束支阻滞图形与宽 QRS 波群心动过速的鉴别。心电图最左侧部分，基线极不规则，为心房颤动。考试诊断选项包括心房颤动和完全性左束支阻滞。在此情况下，请勿选择室性心动过速。本图中，选择完全性左束支阻滞比较恰当。恢复正常窦性心律或减慢心室率，可揭示 QRS 波群增宽系功能性（频率依赖性）差异传导。如的确如此，可根据自身 QRS 波群形态进一步发现潜在的心脏病变。

心电图案例 #147

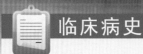

临床病史

女性，56 岁，有严重的缺血性左心室收缩功能不全病史，因近日气短入院。血清心肌生物标记物阴性，检查排除了急性心肌损伤。

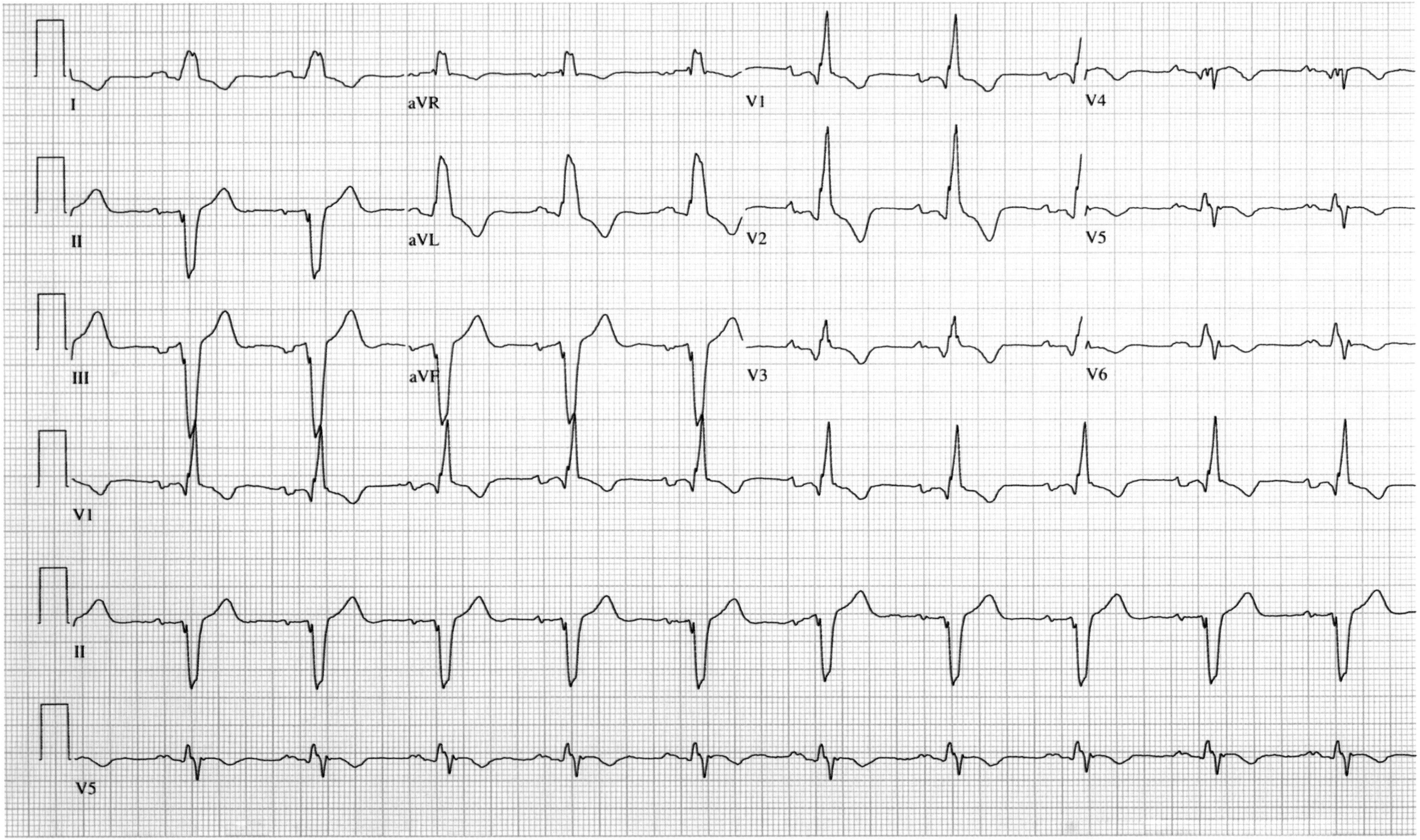

 笔记：

心电图解释

心房节律规整，P 波电轴异常，III、aVF 导联 P 波向量呈负向，频率略＞60 次 / 分钟，支持异位房性心律。QRS 波群时限显著延长＞120 毫秒，肢体导联显示为完全性左束支阻滞图形。QRS 波群电轴左偏。胸前导联 QRS 波群具有完全性右束支阻滞形态。此最好定义为伪装性束支阻滞(masquerading bundle-branch block)，典型表现如本图，肢体导联为完全性左束支阻滞图形，而胸前导联为完全性右束支阻滞图形。总之，这些表现与严重的左心室收缩功能不全有关。V1-V4 导联可见 Q 波，诊断为时间不确定的前壁心肌梗死。根据这一表现，推测严重的左心室收缩功能不全源自心肌缺血。

主要诊断

- 异位房性心律
- 伪装性束支阻滞
- 时间不确定的前壁心肌梗死
- 左心室室壁瘤
- QRS 波群电轴左偏

学习要点

■ 伪装性束支阻滞表现提示严重左心室收缩功能不全。不能鉴别是原发性心肌病，还是缺血性左心室收缩功能不全，除非见到特异性心电图表现，如病理性 Q 波。

■ V3、V4 导联可见 ST 段抬高，未见相关临床资料，本图提示为急性心肌损伤表现。记录本图时，该患者无明显的症状。图中可见 ST 段持续抬高和 Q 波形成，支持患者有左心室室壁瘤。

综合评述

考试中并无异位房性心律选项，这份心电图选择正常窦性心律、非特异性室内传导障碍、电轴左偏（＞ -30°）及时间不确定的前壁心肌梗死。考试中无左心室室壁瘤选项。

心电图案例 #148

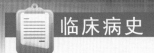

临床病史

男性，35 岁，有缺血性左心室收缩功能不全，最近因晕厥拟置入心脏复律除颤器。

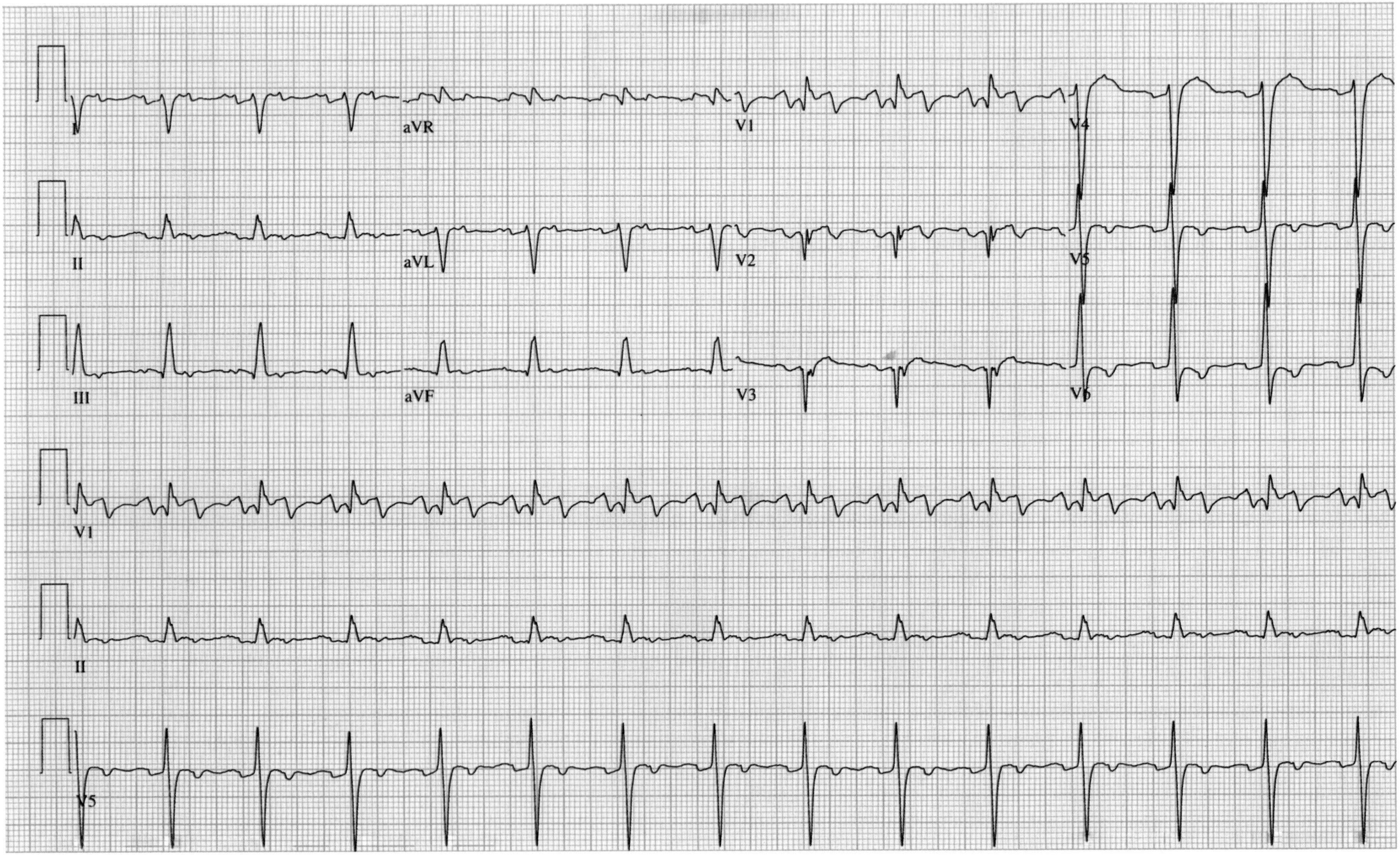

 笔记：

心电图解释

P 波规律出现，以 I 导联最为清晰，心房率约 170 次 / 分钟，为异位房性心动过速。每一 QRS 波群前可见两个 P 波出现，为 2:1 房室传导。QRS 波群额面电轴右偏，I 导联 QRS 波群向量为负向，Ⅱ、Ⅲ和 aVF 导联为正向。QRS 波群时限延长约 100 毫秒，V1 导联 QRS 波群呈 rsR′ 型，提示为不完全性右束支阻滞。V2、V3 导联可见 Q 波，系时间不确定的前间壁心肌梗死。

学习要点

- 左心室收缩功能不全时，不论何种原因，均常见房性心律失常。
- 结合病史该患者冠状动脉正常，且无既往心肌梗死临床证据，考虑心电图为假性心肌梗死图形（译者注：根据病史及心电图表现可考虑心肌梗死）。

主要诊断

- 异位房性心动过速
- 2:1 房室传导
- QRS 波群电轴右偏
- 时间不确定的前间壁心肌梗死
- 假性心肌梗死
- 不完全性右束支阻滞

综合评述

考试诊断选项包括房性心动过速、2:1 房室阻滞、电轴右偏（> +100°）、不完全性右束支阻滞和时间不确定的前间壁心肌梗死。根据临床病史，无选择急性心肌损伤的指征。ST-T 异常，合理选项为非特异性 ST 和 / 或 T 波异常。V1、V2 导联中 ST 段显著抬高，系与异位心房除极重叠所致。

心电图案例 #149

临床病史

女性，35 岁，因原发性肺动脉高压，呼吸困难加重入院。

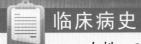

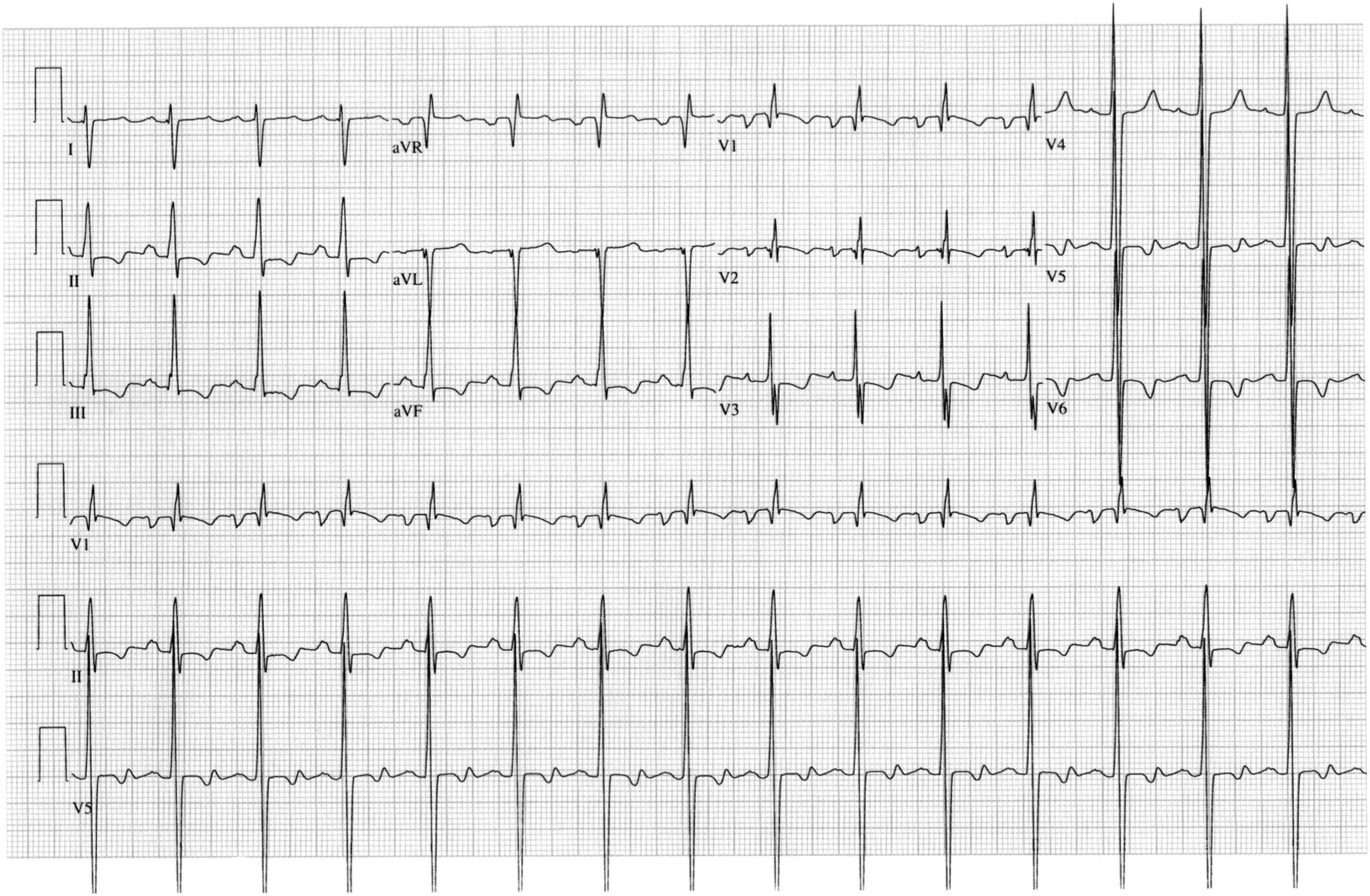

 笔记：

心电图解释

心电图示正常窦性心律。QRS 波群额面电轴右偏，Ⅰ导联 QRS 波群向量为负向，Ⅱ、Ⅲ及 aVF 导联为正向。V1 导联 QRS 波群呈 qR 型，结合 QRS 波群电轴右轴，考虑右心室肥厚伴继发性 ST-T 改变。胸前导联 QRS 波群电压升高及非对称性 T 波倒置，满足左心室肥厚伴继发性 ST-T 改变的诊断标准。本图满足双心室肥厚伴继发性 ST-T 改变的诊断标准。V1 导联 P 波终末段为负向，Ⅱ导联 P 波时限延长，支持左心房异常。

主要诊断

- 正常窦性心律
- 左心房异常
- 左心室肥厚伴继发性 ST-T 改变
- 右心室肥厚伴继发性 ST-T 改变
- 双心室肥厚伴继发性 ST-T 改变
- QRS 波群电轴右偏
- 原发性肺动脉高压

学习要点

- 心电图中，右心室肥厚是继发于原发性肺动脉高压。
- 左心室肥厚是继发于已知的右向左分流，导致左心房和左心室容量负荷过重，QRS 波群电压增高。
- 检查时患者发绀，为严重的肺动脉高压和心房水平右向左分流所致。

综合评述

心电图表现符合严重肺动脉高压。考试诊断选项包括正常窦性心律、左心房异常 / 扩大、电轴右偏（> +100°）、右心室肥厚、继发于肥厚的 ST 和 / 或 T 波异常。一般情况下，右心室传导延迟图形并非考试选项。右心房异常 / 扩大并不明确，因此不予选择。考试时，若右心室肥厚，要确认有无右心房扩大。

心电图案例 #150

临床病史

男性，72 岁，因严重胸骨后压迫感 3 小时急诊入院。

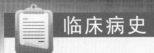

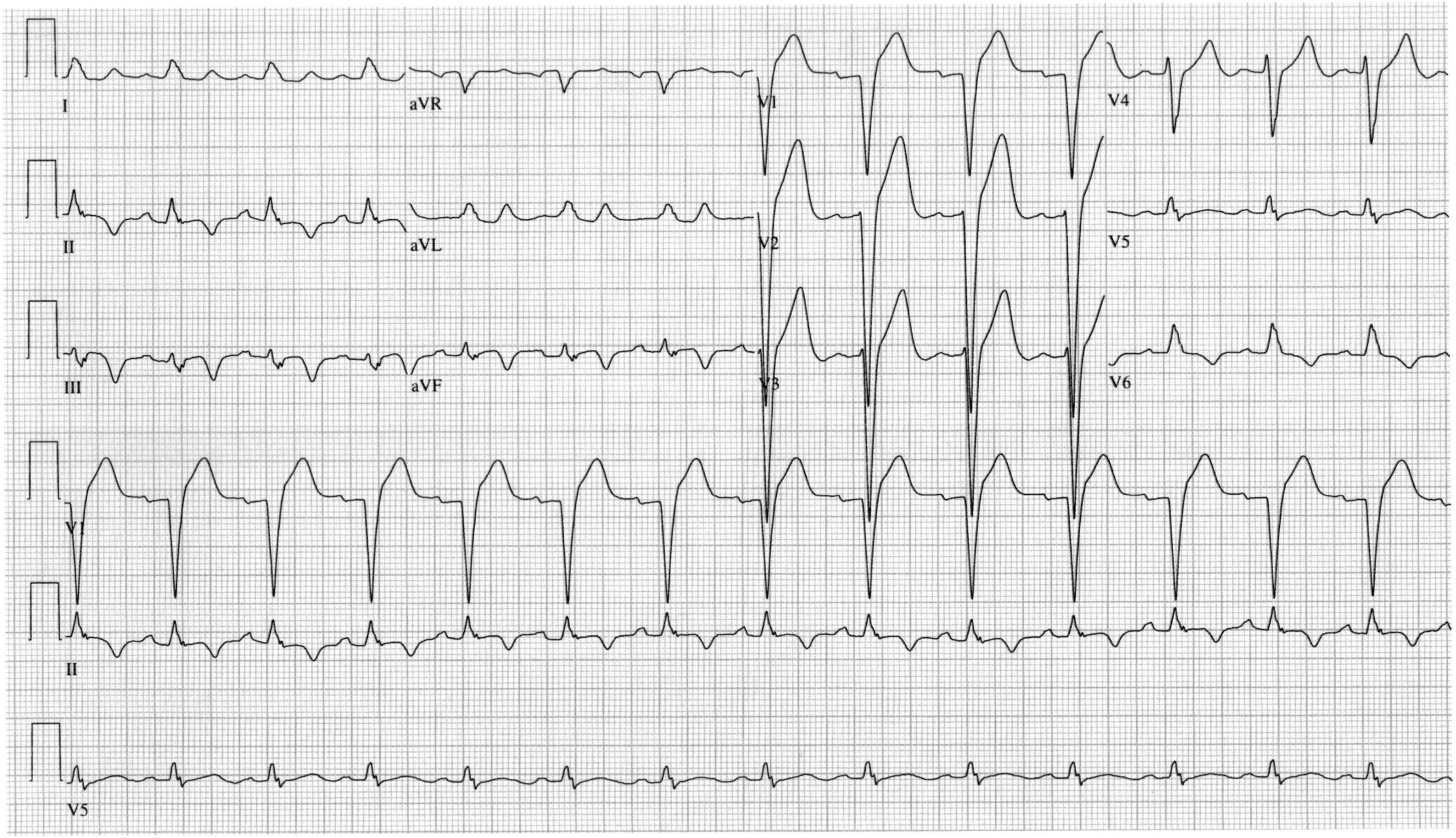

 笔记：

心电图案例 #150

心电图解释

心律为正常窦性心律，心率约 85 次 / 分钟。QRS 波群增宽＞ 120 毫秒，为完全性左束支阻滞图形。II 、III和 aVF 导联 ST 段轻微抬高，T 波终末段明显倒置，aVL 导联 ST 段相应压低，支持完全性左束支阻滞伴急性下壁心肌损伤。

主要诊断

- 正常窦性心律
- 完全性左束支阻滞
- 急性心肌损伤

学习要点

- 完全性左束支阻滞时，ST 段偏移和 T 波倒置极易识别和解释。心电图上急性心肌损伤仅局限于下壁导联，可能为右冠状动脉分布区域。

综合评述

考试诊断选项包括正常窦性心律、完全性左束支阻滞及 ST 和 / 或 T 波异常提示心肌损伤。要切记，完全性左束支阻滞时，请勿诊断心肌梗死。PR 间期测量恰好为 200 毫秒，因此，不应选择一度房室阻滞。

美国内科学委员会（ABIM）
心血管内科学心电图证书
心电图分科目

心电图是患者日常诊疗中的一项重要检查，也是美国内科学委员会心血管内科证书考试的基本内容。按照目前考试架构，要通过这一考试，关键是需要通过下列两项考试：一项为全面考试，另一项为心电图分科目考试。

要通过美国内科学委员会心电图分科目考试，对心电图必须要全面了解。毕竟，达到及格分数等于获得心血管内科行医证书。因此，获得所需证书，即认为是这一领域的专家。从考试者的角度来看，心电图分科目是区分专业人员与非专业人员的关键。因此，这就是为什么应当慎重严肃对待这一考试的关键。

最佳备考要求是：

1. 全面了解 12 导联心电图。
2. 十分熟悉美国内科学委员会心血管内科证书考试心电图考试计分表及结构。
3. 深入了解每份心电图 ABIM 诊断选项，能识别并诊断 12 导联心电图上每项异常表现。

要能达到彻底了解 12 导联心电图，需要实践及熟记。想必在住院医师及进修培训期间，心电图学习课程为结构性教学课程的一部分。此外，现在已有一些很好的书籍及交互 CD-ROM 教程，多附有心电图图谱。每个教程均会提供必要的 12 导联心电图图谱及相应解释。

在美国内科学委员会心内科证书考试之前，将会为每个参试者提供一份心电图计分表。在 ABIM WEB 在线也提供这一表格。浏览有关诊断在计分表上的位置，如何分组绝对十分重要。要记住，这一考试与其他内科学委员会考试相类似，均有时间限制。作为一个参试者，应尽量减少花在计分表上个别诊断的时间。应尽最大努力，几乎把所有时间应用在 12 导联心电图的解释上。底部为诊断选项答题计分表，要完全熟悉如何去组织，每个特别诊断位于何处。这是一项不可或缺的前期时间投资。

现在已经掌握了 12 导联心电图，并完全熟悉了诊断选项计分表。下一步，最好是将 12 导联心电图知识与答题计分表上的所列诊断进行相互交叉检查。确保熟悉了每项诊断标准，并明确 12 导联心电图每一表现。对于特殊临床诊断，如左心室肥厚，重要的是自己必须熟悉满足这一诊断的相关标准。有些临床诊断，如继发孔房间隔缺损，或右位心，需要了解相应的心电图特点，如 V1 导联右室传导延迟，从 V1-V6 导联 QRS 波群 R 波振幅递减。对于这些图例，只有通过大量阅读心电图图谱才可从中获益。

参试者要知道，心电图包括简单心电图及 12 导联复杂心电图。对于每幅 12 导联心电图，至少需要有心律诊断。许多心电图需要 3 个甚至更多诊断才能获得满分。对于 12 导联复杂心电图，最好的解读方法是每份 12 导联心电图首先以心率开始，然后为心律，计算 P 波电轴及 QRS 波群电轴，评价心脏各个间期。下一步，评价 P 波，QRS 波群，ST 段和 T 波形态。按照这一结构性方法，很少能忽略异常表现，保证每幅 12 导联心电图均可得到全面解释。

此外，许多 12 导联心电图附有临床病史。仔细分析临床病史，常可对心电图解释提供有价值的线索，尤其是可能的临床诊断会隐含于病史之中。例如，肾衰竭患者可能更易有左心房异常/扩大、左心室肥厚、高钾血症和低钙血症。换句话说，甚至在你开始解释心电图之前，临床病史可自动将一组可能的诊断选项置于“解释屏幕”之上。作为心电图解释的一部分，你的任务是确认或排除你的最初诊断，保持足够的伸缩性，以剔除无用选项。

可登录 ABIM 网站，下载心血管内科执业考试诊断选项计分表（有兴趣者可从中国心血管病网专业版下载：http://www.gxyb.cn/pro/Readnews.asp?NewsID=845）。

下面示计分表中所列诊断及其分组标题。

美国内科学委员会心血管内科执业考试 12 导联心电图检查计分表分列如下：

一般特点

- 正常心电图（ECG）
- 正常变异
- 电极错接
- 伪差

P 波异常

- 右心房异常 / 扩大
- 左心房异常 / 扩大

房性心律

- 窦性心律
- 窦性心律不齐
- 窦性心动过缓（< 60 次 / 分钟）
- 窦性心动过速（> 100 次 / 分钟）
- 窦性停搏或窦性静止
- 窦房传导阻滞
- 房性早搏
- 房性心动过速
- 多源性房性心动过速
- 室上性心动过速
- 心房扑动
- 心房颤动

交界性心律

- 房室交界性早搏
- 房室交界性逸搏
- 房室交界区心律 / 心动过速

室性心律

- 室性早搏（多发）
- 室性并行心律
- 室性心动过速（3 个或 3 个以上连续异位室性波群）
- 加速性室性自主心律
- 室性逸搏或室性逸搏心律
- 心室颤动

房室传导

- 一度房室阻滞
- 二度房室阻滞 - 莫氏 I 型（文氏型）
- 二度房室阻滞 - 莫氏 II 型
- 2:1 房室阻滞
- 三度房室阻滞

- W-P-W 综合征
- 房室分离

QRS 波群电压或电轴异常

- 肢体导联低电压
- 胸前导联低电压
- 电轴左偏（> -30°）
- 电轴右偏（> +100°）
- 电交替

心室肥厚

- 左心室肥厚
- 右心室肥厚
- 双心室肥厚

室内传导

- 完全性右束支阻滞（RBBB）
- 不完全性右束支阻滞
- 左前分支阻滞
- 左后分支阻滞
- 完全性左束支阻滞（LBBB）
- 不完全性左束支阻滞
- 差异传导（包括频率依赖性）
- 非特异性室内传导障碍

Q 波心肌梗死

- 前外侧壁心肌梗死——近期，或可能急性
- 前外侧壁心肌梗死——时间不确定，或可能陈旧性
- 前或前间壁心肌梗死——近期，或可能急性
- 前壁或前间壁心肌梗死——时间不确定，或可能陈旧性
- 侧壁心肌梗死——近期，或可能急性
- 侧壁心肌梗死——时间不确定，或可能陈旧性
- 下壁心肌梗死——近期，或可能急性
- 下壁心肌梗死——时间不确定，或可能陈旧性
- 后壁心肌梗死——近期，或可能急性
- 后壁心肌梗死——时间不确定，或可能陈旧性

ST、T 和 U 波异常

- 正常变异，过早复极
- 正常变异，幼稚型 T 波
- 非特异性 ST 和 / 或 T 波异常
- ST 和 / 或 T 波异常提示心肌缺血
- ST 和 / 或 T 波异常提示心肌损伤
- ST 和 / 或 T 波异常提示电解质紊乱
- ST 和 / 或 T 波异常继发于（心室）肥厚
- QT 间期延长
- 显著 U 波

临床疾病

- Brugada 综合征
- 洋地黄中毒
- 尖端扭转型室性心动过速
- 高钾血症
- 低钾血症
- 高钙血症
- 低钙血症

- ■ 镜像右位心
- ■ 急性肺心病，包括肺动脉栓塞
- ■ 心包积液
- ■ 急性心包炎
- ■ 肥厚型心肌病
- ■ 中枢神经系统疾病
- ■ 低体温

起搏器功能

- ■ 心房或冠状静脉窦起搏
- ■ 心室按需起搏器（VVI），功能正常
- ■ 双腔起搏器（DDD），功能正常
- ■ 起搏器功能障碍，起搏不良（心房或心室）
- ■ 起搏器功能障碍，感知不良（心房或心室）
- ■ 起搏形态符合双心室起搏或心脏再同步化治疗

美国内科学委员会（ABIM）
心血管内科学心电图证书
心电图分科目

下面介绍使用计分表诊断选项的特别技巧。读图时，要注意哪些诊断可以分作一组，如左心房异常 / 扩大可与左心室肥厚分为一组。一旦确定这些可能的组合后，可统一考虑解释每幅考试心电图。

■ 如果是一幅正常心电图，尤为重要的是选择正常心电图选项。这一点常被忽视。

■ 一幅为正常变异的心电图，诊断选项可能包括有幼稚型 T 波，或过早复极。

■ 导联错接，可能包括肢体导联、胸前导联，或两者均有。对于肢体导联，最常见的错误是左右上肢反接，导致 I 和 aVL 导联中 P 波向量为负向。这一点对于区分左右肢体导联错接和右位心十分重要。与右位心相反，肢体导联错接时， V1-V6 胸前导联 R 波则呈正常递增。

■ 伪差可有多种形式，如基线起伏不定（可因患者活动所致），或频率更快的规则曲线则为 60 赫兹交流电干扰。

■ 切记，每幅心电图至少有一种心脏节律，应予选择。有的患者房室分离或完全性心脏阻滞，典型者可有两种心脏节律，房性心律和室性心律两个选项。心室起搏同样适用。有心室起搏时，如果房性心律清晰可辨，也应予以选择。

■ 窦性停搏或窦性静止，反映窦房结活动停止，长间期不是正常 P-P 间期的整倍数，这是病态窦房结综合征的表现，这些诊断均应一起选择。如果停搏时间较长，临床病史中可有晕厥前兆或晕厥，可提供有用线索。

■ 窦房传导阻滞，往往也是病态窦房结综合征的表现，因此也应同时考虑这些选项。二度窦房阻滞分为 I 型和 II 型。I 型时，P-P 间期逐渐缩短，直至一个 P 波脱落；II 型时，可见 P 波脱落，P-P 间期为窦性周期的整倍数，如此循环。对于考试，窦房阻滞类型并不十分重要。

■ 要鉴别伴有规律或多变传导阻滞的房性心动过速与频率缓慢的心房扑动极为困难。房性心动过速常可显示清晰心房除极；而心房扑动时心房除极波形呈锯齿状。房性心动过速也可伴二度房室阻滞，二度莫氏 I 型（文氏型）。如有时，应另予选择。如果房性心动过速伴规律传导阻滞，应考虑洋地黄中毒，临床病史有助于选择这一选项。

■ 多源性房性心动过速和心房颤动极易混淆。关键在于评价房性心律，勿被心室不规则反应所影响。多源性房性心动过速，与心房颤动不同，可见清晰心房除极，可与心房颤动相鉴别。如证实为多源性房性心动过速，要考虑选择慢性肺部疾病，这是最常见的临床情况。

■ 加速性室性自主心律在心电图上常为短暂记录，常见于急性心肌损伤，这有助于与加速性交界区心律伴束支阻滞鉴别。一定还要选择心房节律。如可见 Q 波，则选择 Q 波心肌梗死。如有 ST 段和 / 或 T 波异常时，应选择 ST 段和 / 或 T 波异常提示急性心肌损伤。

■ 在有严重的房室阻滞时，一度房室阻滞，通常不作选择。例如，如有二度房室阻滞莫氏Ⅰ型（文氏型），则应予以选择。即使PR间期延长，一度房室阻滞也不予选择。

■ W-P-W综合征时，PR间期正常或延长。后者可见于已经有心房传导缓慢患者，如左侧旁路时，心房内传导时间可有延长。要确保选择房性节律，而不必选择非特异性室内传导障碍。也不必确定旁路部位在前壁，后壁，室间隔，侧壁，左或右心室。

■ 房室分离和三度房室阻滞，难以鉴别。如果有疑问，尤其是当第二主导心脏节律较快时，有利于选择房室分离。在这两种情况下，要确保选择心房节律和心室节律。如果为窄QRS波群的交界性心律，选择时须参考QRS波群时限及形态。如可见诊断性Q波，复极异常等，均应选择。

■ 如果肢体导联QRS波群电压≤0.5毫伏，应选择肢体导联QRS波群低电压。

■ 如果胸前导联QRS波群电压≤1毫伏，应选择胸前导联QRS波群低电压。当选择QRS波群低电压时，考试计分表上应考虑选择临床诊断心包积液。

■ 电轴左偏与左前分支阻滞难以区分。若QRS波群宽大，时限＞100毫秒，电轴＞-30º，则选择电轴左偏。若为窄QRS波群，时限＜100毫秒，电轴-30º～-45º，选择电轴左偏。若为窄QRS波群，时限＜100毫秒，电轴＞-45º，则选择左前分支阻滞。

■ 左心室、右心室肥厚时，继发于心室肥厚的ST和/或T波异常可有可无。当伴有ST和/或T波异常时，请勿漏选。此外，当QRS波群电轴偏移时，也常见左和/或右心房异常/扩大。要留意上述多项伴随表现。

■ 双心室肥厚时， QRS波群额面电轴通常正常，系左心室、右心室肥厚相互“平衡”，使电轴处于正常范围。同样，与QRS波群电轴偏移及ST-T改变一样，也常见左心房和/或右心房异常/扩大。要留意上述多项伴随表现。

■ 完全性右束支阻滞时，要求V1导联呈RSR'型，QRS波群时限达到120毫秒或以上。完全性右束支阻滞，在正常情况下，V1、V2导联T波倒置。如呈直立状态，则考虑为原发性T波改变。如V1和V2导联R波高大或Q波，支持下壁或侧壁心肌梗死。原发性T波改变提示后壁心肌梗死。

■ 不完全性右束支阻滞，V1导联R'波（QRS波群终末部分正向曲折）时限≥30毫秒。

■ 左后分支阻滞是一项复杂诊断。肺动脉高压及右心衰竭等结构性心脏疾病也可出现类似图形。这一诊断不可能作为考试选项，除非提供同一个患者短时间内两份连续心电图：一份显示QRS波群电轴正常，而另一份显示QRS波群电轴右偏而无急性右心劳损的临床表现。

■ 完全性左束支阻滞，QRS波群时限须＞120毫秒，V5、V6、Ⅰ和aVL导联无室间隔q波(无完整的左至右室间隔除极表现)。更重要的是，当有完全性左束支阻滞时，须考虑有无基础结构性心脏疾病,特别是可使左心室质量增加的疾病,如高血压性心脏病、心脏瓣膜病，或伴缺血性左室收缩功能不全的冠心病。应仔细评估V1和Ⅱ导联P波形态，寻找左心房异常/扩大的证据。此外，完全性左束支阻滞时出现ST和/或T波改变，提示心肌损伤，也可能作为心电图考试选项。应熟悉这一类心电图特点。

■ 不完全性左束支阻滞，与非特异性室内传导障碍难以分辨。如果QRS波群呈完全性左束支阻滞的图形，但QRS波群时限＜120毫秒，则应选择不完全性左束支阻滞。如果QRS波群呈非特异性形态，而非束支阻滞特点，QRS波群时限＞100毫秒时，选择非特异性室内传导障碍。若Ⅰ、aVL、V5和V6导联可见显著的室间隔q波，可选择非特异性室内传导障碍，支持从室间隔左至右完整除极。左束支传导异常时几乎观察不到这一现象。

■ 房性早搏和交界性早搏时可以见到差异传导（包括频率依

赖性），无早搏时，心率略增加（心率加快依赖性）或减少（心率减慢依赖性）时也可出现差异传导。一旦差异传导终止，则相关心电图表现即可显露出来，如Q波心肌梗死及ST-T异常，应选择该诊断选项。如确实为频率依赖性差异传导，则不应选择完全性左或右束支阻滞。如果将功能性差异传导误作完全性束支阻滞，则会造成将功能性差异传导误认为永久性传导异常。

■ 非特异性室内传导障碍适用于QRS波群时限＞100毫秒，且无典型形态特征支持左或右束支阻滞传导延迟。

■ 对于Q波心肌梗死，区分真正的心肌梗死还是假性心肌梗死非常重要。引起假性心肌梗死的主要原因包括W-P-W综合征和肥厚型心肌病。此外，容量负荷过重致左心室肥厚时，如主动脉瓣及二尖瓣关闭不全，也可在V5和V6导联见到反映室间隔除极的典型的窄而深Q波。一旦确定Q波心肌梗死，下一步就是要确定心肌梗死波及的范围。一定要注意心肌梗死波及的相邻部位。例如，下壁Q波心肌梗死也可能波及后壁（V1导联显示高大R波＞S波）和侧壁。在此情况下，3个选项应分别选择。前壁或前间壁Q波心肌梗死时可表现在V2、V3导联（前间壁），并可波及V4导联（前壁）；Q波心肌梗死已涉及V4导联（前壁），如延伸到V5 或 V6导联（侧壁），应确定为前侧壁心肌梗死。侧壁Q波心肌梗死可波及V5、V6和／或Ⅰ和aVL导联。重要的是，仅在V1和V2导联出现孤立Q波，则不应选择Q波心肌梗死，因为正常情况下这些导联也经常出现Q波。

接下来，需要区分“近期，或可能急性”“时间不确定，或可能陈旧性”。在这种情况下，重要的是要评估J点、ST段及T波。在“近期，或可能急性”Q波心肌梗死，J点可能抬高，ST段呈弓背向上抬高。T波终末段倒置，即双相T波，ST段从其顶峰可略有下降。在“时间不确定，或可能陈旧性”Q波心肌梗死，ST段正常，T波可能倒置，或者低平，甚至正常。

■ 正常变异，过早复极——为重要选项，应与心包炎相鉴别。与心包炎不同，过早复极最突出表现在侧壁胸前导联V4、V5及V6。两种情况均可见J点抬高。过早复极时，aVR导联正常，而心包炎时可见PR段抬高。此外，过早复极最常见于较轻年龄组。如要将二者区分开来，应特别注意临床病史和广泛J点抬高，后者有助于心包炎的诊断。

■ 幼稚型T波，不应与非特异性ST和／或T波或心肌缺血相混淆。这一选项应结合临床病史，最常见于年龄＜25岁人群，表现为V1、V2 ，可能V3导联T波倒置。如果患者无症状、年轻、心电图如上述形态，则选择正常变异，幼稚型T波。

■ 非特异性ST和／或T波异常，该选项用于出现ST和／或T波异常，而无其他可解释的原因，只有在除外心肌缺血、心肌损伤、电解质紊乱和心室肥厚之后才可选择。

■ ST和／或T波异常提示心肌缺血，选择这一选项时最好有临床病史支持。在静息心电图上出现运动试验阳性图形，在一个或多个冠状动脉解剖分布区域的导联上，出现ST段呈水平或下斜型压低，强烈支持心肌缺血或非ST段抬高心肌梗死（NSTEMI）。由于无NSTEMI选项，最好选择ST和／或T波异常提示心肌缺血。

■ ST和／或T波异常提示心肌损伤，是一项重要选项。在急性Q波心肌梗死时，合理选项是心肌损伤，而不选ST和／或T波异常。有急性心肌损伤而无可识别Q波时，最好仅选急性心肌损伤。Q波未达到诊断时限时，应选择无Q波心肌梗死。急性心包炎时，常有心外膜心肌损伤，最好选择急性心肌损伤，但从心肌功能的角度来看，这种损伤临床意义不大，除非伴有心肌炎。

■ ST和／或T波异常提示电解质紊乱，还应选择特定的“临床疾病”及血清钾或血清钙水平升高或降低。请务必记住，考试时二者均应选择，不得遗漏。

■ ST和／或T波异常继发于心室肥厚，T波呈非对称性倒置（T波升支比降支陡峭），见于左心室及右心室肥厚压力负荷过重。这一情况下，还应同时选择左心室肥厚，右心室肥厚，或双心室肥厚。

■ QT 间期延长诊断比较困难，临床实践中须根据心率和性别进行调整。就考试而言，显著 QT 间期延长的常见情况有，中枢神经系统事件、严重电解质紊乱或抗心律失常药物所致的 Ron T 现象。一般来说，以 I 、II 和III导联最清晰。若 QT 间期＞ 50% R-R 间期，其延长与性别或心率无关。QT 间期延长常见于心动过缓，但并非总是如此。应根据临床病史和心电图表现，确保选择恰当的临床诊断。

■ 显著 U 波指的是，胸前导联 T 波后即刻出现的正向波形，以 V4 导联最明显，也可见于其他胸前导联。一般来说，心率越慢，正向 U 波越显著。正向 U 波多见于重症低钾血症患者，U 波和 T 波的高度与血清钾下降水平呈反比。

■ Brugada 综合征，最典型表现见于 V1 导联，出现右心室特征性传导延迟，QRS 波群终末段增宽，类似于右束支阻滞。与右束支传导延迟不同的是，Brugada 综合征心电图 QRS 波群终末部分延迟更明显，终末段略抬高。这一心电图较少见，考试中有可能见到，正确识别非常重要。

■ 洋地黄中毒，最常见心电图表现是心脏自律性增高及心内传导抑制。心电图上可见早搏、房性心动过速、心房传导性降低及 PR 间期延长或房室阻滞。严重洋地黄中毒时，可发生双向性室性心动过速。对于考试来说，洋地黄中毒时心律失常还包括房性心动过速伴房室阻滞，非阵发性房室交界区心动过速。

■ 抗心律失常药物对心电图的影响具有多变性。大多数情况下为传导减慢，表现为 PR 间期延长、非特异性 QRS 波群增宽及 QT 间期延长。这些表现可能不易发现，甚至可能认为属于正常范围，确诊时要与抗心律失常治疗前心电图进行比较。考试时，可能会提供患者的临床线索。

■ 尖端扭转型室性心动过速，通常见于严重电解质紊乱如低钾血症，或继发于抗心律失常药物引起的 QT 间期延长患者。其典型表现为心率极快，QRS 波群宽大，且正负方向多变的室性心动过速，即尖端扭转型室性心动过速。

■ 抗心律失常药物的毒性作用，可能会造成更严重的危险。对于考试来说，推测会有致心律失常作用的内容。QT 间期显著延长时，室性早搏引起的 Ron T 现象可诱发尖端扭转型室性心动过速。这一情况可能与严重低钾血症相混淆，临床病史有助于区分这两种情况。根据各心脏间期时限，可选择一度房室阻滞、非特异性室内传导障碍和 / 或 QT 间期延长。

■ 对于内科学委员会考试和临床工作来说，了解血清钾和血清钙异常的心电图表现甚为必要。

■ 高钾血症——关键是心内（包括心房和心室）传导减慢。早期血清钾升高时，T 波对称高尖，基底狭窄，胸前导联尤其明显。随着血清钾逐步增高，PR 间期延长，QRS 波群增宽及 QT 间期延长。严重高钾血症时，QRS 波群极度宽大，类似正弦波形，还常有心动过缓。高钾血症常见于肾衰竭。肾衰竭时，钙、磷代谢异常，低钙血症也很常见。

■ 低钾血症——这一电解质异常主要影响 QT 间期，尤其是 T 波。T 波增宽，但 ST 段无显著改变。随着血清钾水平进一步降低，T 波更低更宽，正向 U 波的振幅及时限均超过 T 波。重症患者 Q-T-U 间期明显延长，T 波几近消失，可见高大正向 U 波。由于 Q-T-U 间期明显延长，患者极易出现 Ron T 现象及室性心律失常，如尖端扭转型室性心动过速。

■ 高钙血症——在本书考虑的四个电解质异常中，高钙血症最常被忽略。血清钙增高时，T 波保持不变，ST 段缩短。血清钙极度升高时，ST 段“消失”，QRS 波群终末段紧接 T 波。这一异常极其细微，除非特别留意，可能会认为是正常心电图。这里再次强调一个重要概念，心电图解读必须坚持系统和细致的分析方法。

■ 低钙血症——类似高钙血症，主要影响 ST 段，很少影响 T 波。患者血清钙水平显著降低时，ST 段延长变直，心电图上 ST 段从左至右轻微向上的变化消失。常见于肾衰竭，且常伴高钾血症。

■ 镜像右位心，可能出现在考试中。关键是要确定 I 和 aVL 导联的倒置 P 波，然后观察心电图上 V1 到 V6 导联 R 波振幅呈递减的特点，如果两者都有，右位心可确认。要注意，切勿选择心肌梗死或 QRS 波群电轴异常。胸前导联 R 波递减，可除外肢体导联电极错接造成的 I 和 aVL 导联 P 波倒置。

■ 考试中，急性肺心病涉及急性肺栓塞。这一选项一定要结合临床病史。心电图表现可以支持，但不能确诊急性肺栓塞。心电图表现可能包括右心房异常 / 扩大、QRS 波群电轴右偏、右心室传导延迟（不完全性或完全性右束支阻滞）、V1 导联 ST 段轻微抬高提示急性右心室心肌损伤，以及所谓的 S Ⅰ QⅢ TⅢ QRS 波群形态（Ⅰ导联可见 S 波，Ⅲ导联可见 Q 波及 T 波倒置），这些特点可能是急性期表现。如果近期心电图并无这些特点，可参阅既往心电图。此时，要避免选择左后分支阻滞，因为这些心电图表现继发于急性肺心病，而非继发于传导阻滞。

■ 心包积液如其他一些诊断一样，可能包括几个潜在的考试选项。如果考试选择心包积液诊断选项时，还应考虑选择 QRS 波群低电压及电交替。如有 QRS 波群低电压，要注意勿选择 Q 波心肌梗死，除非 Q 波时限达到心肌梗死诊断标准。心包炎时可见到弥漫性 ST 段抬高。

■ 急性心包炎心电图表现为 J 点和 ST 段广泛抬高，通常并不局限于某一个心肌部位，且无相对应区域的 ST 段和 T 波改变。如可见相对应区域 ST 段和 T 波改变，则有助于诊断急性心肌损伤。常可见 aVR 导联 PR 段抬高，有助于确诊心包炎。也可见到窦性心动过速。如前所述，也可选择 ST 段和 / 或 T 波异常提示心肌损伤（在此情况下为心外膜心肌损伤）。

■ 肥厚型心肌病，常需根据临床病史诊断，如体格检查、原因不明的阵发性心悸、劳累时症状（如胸部不适、气短、头晕及原因不明的晕厥）。主要鉴别点是诊断性 Q 波可涉及多个冠状动脉分布区域，而非典型的 Q 波心肌梗死图形。也可见 ST 及 T 波复极明显变化。重要的是，不应选择 Q 波心肌梗死，因为这些表现反映的是心肌病变，而不是冠状动脉病变。ST 和 / 或 T 波异常是非特异性还是继发于心室肥厚，取决于电压标准是否达到心室肥厚的诊断标准。就肥厚型心肌病而言，也可能为双心室肥厚，也可能合并左心房及右心房异常 / 扩大，并应作为诊断选项。

■ 中枢神经系统疾病时，最常见的心电图表现为 QT 间期延长和 / 或对称性 T 波加深倒置，尤其见于 V2-V6 导联。临床病史具有重要价值。选择 QT 间期延长，中枢神经系统疾病，以及合适的心脏节律即可。不适合选择 ST 和 / 或 T 波异常。最接近的选项应是非特异性 ST 和 / 或 T 波异常，但实际上这些表现是真正的特异性表现。还可见心动过缓及交界区心律。这一点对于鉴别中枢神经系统疾病与心肌缺血十分重要，因为二者均可出现 T 波对称倒置加深，特别是严重低血压和多支冠状动脉病变引致的心肌缺血。再次强调临床病史对鉴别有极大帮助。

■ 低体温也为一项重要的心电图诊断内容。最好的学习方法是熟记其典型图形。低体温时可见特异性波形称为奥斯本（Osborne）波：QRS 波群终末部分传导延迟，终末部分与 ST 段起始的交界处，可见一明显曲折。切记勿与急性心肌损伤心电图相混淆。临床病史有助于鉴别诊断。此外，在显著低体温时，常见心动过缓，也应予以选择。

■ 考试中，对于起搏心律一般诊断选项比较简单。主要应识别哪个腔室（心房或心室）感知，或哪几个腔室（心房和心室）起搏，有 3 个独立选项：

■ 心房或冠状窦起搏——心房除极前可见清晰的心电图曲折（起搏信号），其后为 PR 间期及心室除极。

■ 心室按需起搏器（VVI），功能正常——心室除极之前可见清晰的心电图曲折（起搏信号）。其前可能有 P 波。如果可见 P 波，一定要选心房节律。其中可能包括心房节律异常，如房性心动过速、心房扑动或心房颤动。此外，心室起搏时，可见心脏阻滞，如二度莫氏 I 型（文氏型）房室阻滞，或完全性心脏阻滞。如存在时，应选择相应的心脏阻滞类型。

■ 双腔起搏器（DDD），功能正常——心房除极前可见清晰的心电图曲折（起搏信号），接着为预设的 PR 间期，随后心室除极前可见清晰的心电图曲折（起搏信号）。

■ 起搏器功能障碍，有两个独立的选项。包括下列内容：

■ 起搏器功能障碍，起搏不良（不能正常夺获）（心房或心室）－表现为心房或心室起搏器信号定时发放，但心房或心室未除极，除外起搏器信号处于心房或心室不应期。

■ 起搏器功能障碍，感知不良（不能正常感知）（心房或心室）－表现为心房或心室起搏器不能适时放电，心房或心室可除极或不除极，或取决于心房和心室的不应期。

■ 起搏形态符合双心室起搏或心脏再同步化治疗，房室顺序起搏，为窄 QRS 波群，提示左右心室同步除极。